U0325148

Ariadne M. Bach / Jingbo Zhang

Atlas of Genitourinary Oncological Imaging

泌尿生殖系统肿瘤
影像学图谱

主　编　〔美〕阿里亚德妮·M.巴赫
　　　　张静波

主　译　叶兆祥

天津出版传媒集团

天津科技翻译出版有限公司

著作权合同登记号：图字：02-2016-90

图书在版编目(CIP)数据

泌尿生殖系统肿瘤影像学图谱／（美）阿里亚德妮·
M.巴赫（Ariadne M. Bach），张静波主编；叶兆
祥主译.—天津：天津科技翻译出版有限公司,2020.10
书名原文:Atlas of Genitourinary Oncological
Imaging
ISBN 978-7-5433-4029-9

Ⅰ.①泌… Ⅱ.①阿… ②张… ③叶… Ⅲ.①泌尿生
殖系统-肿瘤-影像诊断-图谱 Ⅳ.①R737.04-64

中国版本图书馆 CIP 数据核字(2020)第 112074 号

Translation from the English language edition：
Atlas of Genitourinary Oncological Imaging
edited by Ariadne M. Bach and Jingbo Zhang
Copyright © Springer Science + Business Media New York 2013
Springer is part of Springer Science + Business Media.
All Rights Reserved.

中文简体字版权属天津科技翻译出版有限公司。

授权单位:Springer Science + Business Media,LLC
出　　版:天津科技翻译出版有限公司
出 版 人:刘子媛
地　　址:天津市南开区白堤路 244 号
邮政编码:300192
电　　话:(022)87894896
传　　真:(022)87895650
网　　址:www.tsttpc.com
印　　刷:山东临沂新华印刷物流集团有限责任公司
发　　行:全国新华书店
版本记录:889mm×1194mm　16 开本　21.75 印张　350 千字
　　　　　2020 年 10 月第 1 版　2020 年 10 月第 1 次印刷
　　　　　定价:198.00 元

(如发现印装问题,可与出版社调换)

译者名单

主　译　叶兆祥

副主译　赵金坤　陈　薇

译　者　(按姓氏汉语拼音排序)
白　旭　陈　薇　李　弋　李燕菊
李之珺　马　悦　叶兆祥　尹　璐
翟晶晶　张宇威　赵金坤　赵颖如

编者名单

Sara J. Abramson, M.D., FACR Department of Radiology,
Memorial Sloan-Kettering Cancer Center, New York, NY, USA

Asim A. Afaq, M.B.B.S., FRCR Department of Radiology,
Memorial Sloan-Kettering Cancer Center, New York, NY, USA

Oguz Akin, M.D. Department of Radiology,
Memorial Sloan-Kettering Cancer Center, New York, NY, USA

Ariadne M. Bach, M.D. Department of Radiology,
Memorial Sloan-Kettering Cancer Center, New York, NY, USA

Vandan Caur, M.D. Wirral University Teaching Hospitals NHS Foundation Trust,
Wirral, UK

Joshua Chaim, D.O. Department of Radiology,
Memorial Sloan-Kettering Cancer Center, New York, NY, USA

Mark Dunphy, D.O. Department of Radiology,
Memorial Sloan-Kettering Cancer Center, New York, NY, USA

Scott Gerst, M.D. Department of Radiology,
Memorial Sloan-Kettering Cancer Center, New York, NY, USA

Nathalie Ibrahim, M.D. Department of Radiology,
McGill University Health Center, Montreal, QC, Canada

Tunc A. Iyriboz, M.D. Department of Radiology,
Memorial Sloan-Kettering Cancer Center, New York, NY, USA

Yulia Lakhman, M.D. Department of Radiology,
Memorial Sloan-Kettering Cancer Center, New York, NY, USA

Robert A. Lefkowitz, M.D. Department of Radiology,
Memorial Sloan-Kettering Cancer Center, New York, NY, USA

Harpreet K. Pannu, M.D. Department of Radiology,
Memorial Sloan-Kettering Cancer Center, New York, NY, USA

Anita P. Price, M.D. Department of Radiology,
Memorial Sloan-Kettering Cancer Center, New York, NY, USA

Bradley B. Pua, M.D. Department of Interventional Radiology,
New York—Presbyterian Hospital/Weill Cornell Medical Center,
New York, NY, USA

Michael J. Sohn Department of Radiology,
Breast and Imaging Center, Memorial Sloan-Kettering Cancer Center,
New York, NY, USA

Stephen B. Solomon, M.D. Department of Radiology,
Memorial Sloan-Kettering Cancer Center, New York, NY, USA

Jerrold B. Teitcher, M.D. Department of Radiology,
Memorial Sloan-Kettering Cancer Center, New York, NY, USA

Jean M. Torrisi, M.D. Department of Radiology,
Memorial Sloan Kettering Cancer Center, Basking Ridge, NJ, USA

Hebert Alberto Vargas, M.D. Department of Radiology,
Memorial Sloan-Kettering Cancer Center, New York, NY, USA

Han Xiao, M.D. Department of Medicine,
Memorial Sloan-Kettering Cancer Center at Basking Ridge, Basking Ridge, NJ, USA

Jingbo Zhang, M.D. Department of Radiology,
Memorial Sloan-Kettering Cancer Center, New York, NY, USA

中文版前言

泌尿与男性生殖系统是体部常见的肿瘤好发部位，其中前列腺癌是男性中最常见的致死性恶性肿瘤之一，特别是随着人民生活水平的提高，泌尿与男性生殖系统肿瘤的发病率及死亡率呈不断上升的趋势。影像学检查在肿瘤诊断、分期及治疗后随访过程中发挥着重要作用，是临床不可或缺的诊断工具。随着成像技术日新月异的发展，以 CT、MRI 为代表的影像学设备不仅可以提供精准的形态学信息，还可以定量评估被检部位的生理功能；同时以 PET/CT 及 SPECT 为代表的核医学设备可以通过放射性元素标记的探针对肿瘤及正常器官的功能进行分子水平的评估，对于影像医师及临床医师来说，综合掌握上述成像模态提供的海量信息是合理、科学地诊治泌尿与男性生殖系统肿瘤的重要前提。

以 Ariadne M. Bach 和 Jingbo Zhang 为主编的团队针对泌尿与男性生殖系统肿瘤复杂多样的影像学表现，结合大量的实际临床影像资料，编纂了本书。全书以解剖部位为主线，总结了完整的成人及儿童泌尿与男性生殖系统肿瘤的影像学表现，并给出了诊断及鉴别诊断的关键要点，同时单独论述了介入放射学、核医学在泌尿及男性生殖系统肿瘤诊治中的应用。此外，本书还介绍了抗肿瘤化疗药物的常见药物毒性在泌尿系统的影像学表现，为肿瘤疗效评估及用药不良反应的监测提供了宝贵依据。

基于力争保持与原著论述一致的原则，我们组织了在泌尿与男性生殖系统肿瘤诊治方面具有丰富经验的医师对原版书进行了翻译，以供国内影像、临床及相关领域的同道作为参考。在本书翻译过程中，译者团队进行了大量的文献阅读及讨论研究，力求如实反映原著行文风格及理论依据。尽管我们的团队均为一线医师，但在翻译中仍可能存在很多不足乃至偏颇之处，敬请各位读者同道不吝赐教！

天津医科大学肿瘤医院放射科

2020 年 6 月于天津

前　言

　　《泌尿生殖系统肿瘤影像学图谱》通过大量放射学图像和插图全面呈现了泌尿生殖系统正常结构和肿瘤性疾病的表现。本书同时展示了现代影像技术并讨论了影像学在肿瘤治疗前分期和治疗后随访方面的作用。该图谱系纪念斯隆–凯特琳癌症中心放射学家们共同努力的成果。大多数作者隶属于泌尿生殖系统疾病管理小组,尽心竭力为患者服务。纪念斯隆–凯特琳癌症中心是全球领先的癌症中心,拥有前沿的技术和医疗水平。该疾病管理小组包括从事泌尿生殖系统恶性疾病诊治的放射诊断学家、外科医生、肿瘤学家和肿瘤放射治疗专家。小组成员能为患者提供个性化诊治服务。本书的编者均为该领域的翘楚。

　　本书讨论的疾病涉及肾脏、肾上腺、上尿路、膀胱、前列腺、睾丸和儿科恶性疾病。核医学和介入医学另分章节讨论。关于化疗毒性的章节讨论了针对泌尿生殖系统治疗的药物反应。全书包括正常解剖结构、成像技术和各类肿瘤病理学。对不同类型恶性肿瘤分期和放射学诊断报告中需要包含的内容也进行了讨论。该书也包含了术后及治疗后预期的和复杂的影像表现及复发所见。

　　本书为放射科和泌尿科实习医生提供了一部基础知识的综合专著,亦可作为放射科实习医生在日常临床实践遇到疑难病例时查阅的工具书。

致 谢

Ariadne M. Bach 谨向本书的作者及其同事们在本书编纂过程中分享的专业知识及所做出的贡献致以诚挚的感谢。

谨以此书献给我的丈夫 Mark 以及我的孩子们 Christina 和 Matthew，感谢他们一直以来的爱与奉献。感谢他们教会我的一切，使我成为更好的医生，成为更好的人。感谢我的父母对我的教导。

Ariadne M. Bach

目 录

读者交流群使用说明

建议配合二维码使用本书

【本书特配线上资源】

读者群：加入读者交流群，同本书读者交流阅读心得，分享泌尿生殖系统肿瘤影像学相关知识，开拓视野，提升诊治水平。

【入群步骤】

▶ 微信扫描本页二维码

▶ 根据提示，加入交流群

▶ 群内回复关键词**"读书心得"**，分享读书体验

微信扫描二维码
加入读者交流群

第 1 章 肾实质肿瘤

Robert A. Lefkowitz, Jingbo Zhang

肾脏属腹膜后器官,被肾周脂肪和肾筋膜(Gerota)包绕。大多数肾肿瘤起源于肾实质(肾细胞癌、肾皮质肿瘤或肾实质肿瘤),仅少数起源于肾盂的尿路上皮(尿路上皮癌或移行细胞癌)或间叶细胞(如血管平滑肌脂肪瘤、平滑肌瘤、脂肪肉瘤)。

组织学上,恶性肾细胞肿瘤又统称为肾细胞癌(RCC)。依照 Heidelberg 分类,恶性肾实质肿瘤被进一步分类为透明细胞型(约占外科手术肾脏肿瘤的75%);乳头状型(约占 10%);嫌色细胞型(约占 5%);集合管(Bellini 管)癌(约占 1%)和一小部分未分类肿瘤[1]。肾脏髓样癌为集合管癌的一个变体,最初在镰状细胞性状阳性的患者中被描述。良性肾实质肿瘤包括肾嗜酸细胞瘤(约占 5%)和更为罕见的后肾腺瘤、后肾腺纤维瘤和乳头状肾细胞腺瘤。

现在已经明确肾细胞肿瘤不同亚型与不同的疾病进程和转移的潜能有关。例如,乳头状癌和嫌色细胞癌(80%~90%)的 5 年总生存率远高于传统 RCC(50%~60%)。在这 3 种最常见的恶性肾皮质肿瘤中,嫌色细胞癌的转移可能最低,预后最好。

本章着重介绍肾实质肿瘤,并简要讨论肾脏间叶性肿瘤。肾脏尿路上皮癌在下一章讨论。

R.A. Lefkowitz, M.D. (✉) • J. Zhang, M.D.
Department of Radiology, Memorial Sloan-Kettering Cancer Center,
1275 York Avenue, New York, NY, 10065, USA
e-mail: lefkowir@mskcc.org; zhangj12@mskcc.org

成像方法

最常用于评价肾实质肿瘤的成像方法包括计算机断层扫描(CT)、磁共振(MR)和超声检查(US)。在这些诊断工具中,CT 被认为是肾皮质肿瘤检查、诊断和分期的首选,MR 和 US 常作为解决问题的工具或用于对 CT 碘对比剂有禁忌的患者。

病理学

在应用 CT 评价潜在肾脏囊性病变时,一个重要概念是 CT 值(亨氏单位)的假性评估,由两种不同原因导致:容积效应和假强化。容积效应是指当病灶近似或小于扫描层的厚度时,测得的 CT 值受周围组织的影响,不能代表病变真正的 CT 值。而假强化与强化的肾实质内极高密度的对比剂造成的射线束硬化伪影有关。CT 机通过一种算法来补偿这些射线束硬化效应,造成测得的 CT 值增加 1~33HU,导致阅片者得出病灶出现强化这一错误结论,实则不然——“假强化”这一术语便由此而来[10]。假强化可见于单纯囊肿(<20HU)和高密度囊肿(>20HU),且在下述情况中更显著:小病灶;肾实质内病变;病灶周围肾实质强化明显;使用大量探测器的多排 CT[11,12]。

分期

目前,最常用的分期系统为美国癌症联合委员会

（AJCC）的 TNM（肿瘤、淋巴结、转移）分期系统（表2.1）。放射诊断报告应包含相关的分期信息，如肿瘤大小，是否侵犯肾上腺、肾筋膜和血管等邻近结构，以及有无淋巴结肿大或转移性疾病（最常转移至肺、骨、脑、肝脏和纵隔）。

治疗后影像学随访

多年来，根治性肾切除术（切除全部肾脏、肾上腺和淋巴结）是外科可切除的肾皮质肿瘤的标准治疗方法。最近，为了最大限度保留肾功能，部分肾切除术（仅切除一部分肾脏）成为某些肾脏恶性肿瘤的治疗选择。部分肾切除术最初用于肾功能低下、孤立肾（先天

性或由于既往肾切除术）或双侧肾肿瘤的患者，现在是早期肿瘤的治疗选择[75]。最适合部分肾切除术的肿瘤包括直径小于 4cm，位置在外周，不累及肾窦脂肪或肾集合系统，未侵犯肾静脉或下腔静脉的病变[75,76]。最新的报道显示部分肾切除术可安全地实施于最大直径至 7cm 的肿瘤。

CT 是治疗后患者随访的首选方法。CT 可检出手术后并发症，最常见的并发症为血肿、尿性囊肿或尿瘘、假性动脉瘤、动脉血栓形成和脓肿。CT 也可用于手术后和（或）化疗后患者的再分期及检测局部复发或远处转移。对于有碘对比剂禁忌证的患者，MRI 可替代 CT 用于影像学随访。

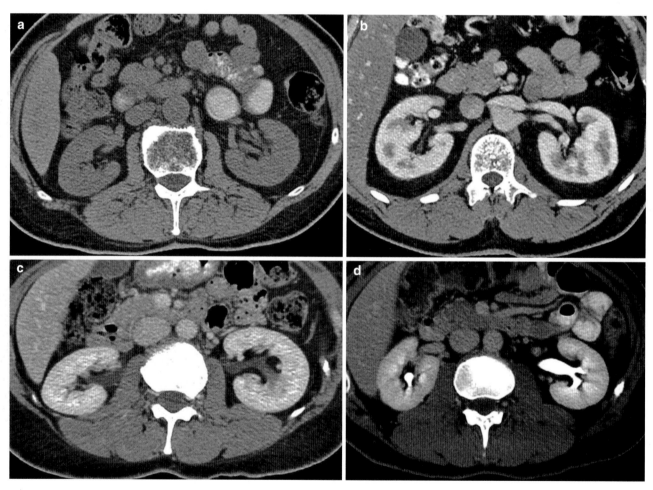

图 1.1　应用 CT 对肾脏肿块进行评价，为达到最优化效果，规范的影像检查流程必不可少。在我院，专用于评价肾脏肿块的 CT 扫描通常包括三期成像，扫描在屏气时完成：强化前，皮髓质期，肾实质晚期/排泄早期。(a)平扫图像在评价是否存在钙化和（或）出血性成分方面是必要的。这些图像还为评价囊性或实性肾脏肿块有无强化，以及强化方式、程度等提供基线密度值。(b)皮髓质期图像（通常在注射 25~30s 后扫描）在病变描述及解剖评估方面表现更优。(c)肾实质期（注射后约 90s）有助于肾脏肿块的检查，特别是较小的病灶呈现与肾脏等密度影像时。(d)此外，排泄期图像（通常延迟 3min 扫描）有助于描述肾脏集合系统的轮廓。有报道指出，应用合适的技术，可使肾脏肿块的检出达到高准确性（敏感性高达 100%；特异性高达 95%）。

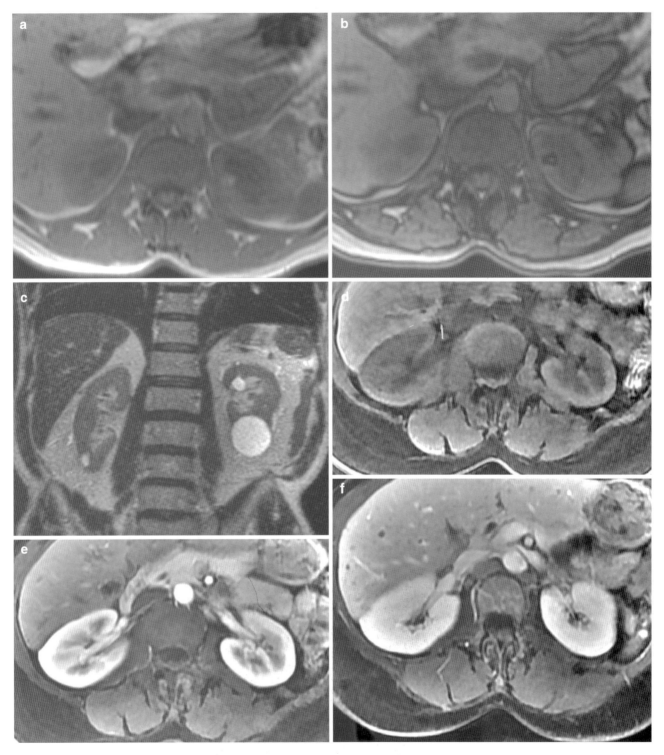

图 1.2　MR 成像的优势包括其固有的软组织高对比、直接多维成像能力及无辐射暴露。肾脏肿物的 MR 成像通常包括以下序列，均在屏气时完成：(1)轴位 T1 加权像(T1WI)同相(a)和反相(b)梯度回波序列，有助于识别肾肿瘤内肉眼及镜下所见的脂肪成分；(2)T2 加权半傅里叶采集单次激发快速自旋回波序列的轴位和(或)冠状位(c)，有助于评估整体的解剖学、肾脏集合系统，以及复杂性肾脏囊性病变；(3)动态对比增强 T1 加权脂肪抑制序列。对于动态对比增强图像，通常在对比剂注射前(d)和注射后动脉期，皮髓质期(e)，肾实质期(f)和排泄期行 3D 快速扰相梯度回波序列以评估肾脏肿块内是否出现强化以及强化方式。必要时，行多维重建以便更好地描述肾脏肿物和邻近解剖结构的位置关系，也可在动脉期行专用的磁共振血管造影(MRA)序列扫描以更好地呈现副肾脏血管及简化手术计划制订。冠状位图像可于加用利尿剂的排泄期获得，通过冠状位图像可获得最大密度投影(MIP)图像，从而进一步获得类似静脉内肾盂造影(IVP)的图像。

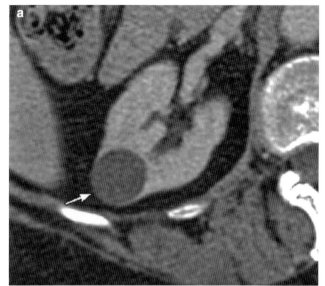

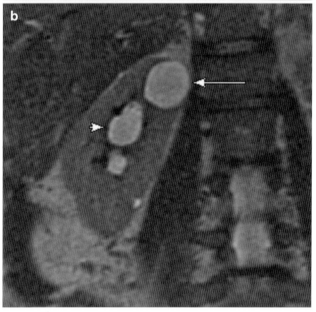

图 1.3　单纯性肾囊肿。使用横断面图像评价肾脏肿物最基本的原则之一是判断该病灶为囊性还是实性,若为囊性,该病灶表现为良性囊性病变(非手术病灶),还是潜在的恶性病变(手术病灶)。(a)该对比增强 CT 图像示一由薄壁包裹的液性密度病变(箭头所示),起源于右肾,符合单纯性囊肿。单纯性囊肿定义为等密度病变,CT 值为−20~20HU(在平扫和增强序列中)且包含一薄壁,无分隔或钙化。单纯性囊肿与邻近肾实质分界清楚[2]。(b)此冠状位 T2WI 示一极高 T2 信号的病灶,壁菲薄(长箭头),起源于右肾上极,符合单纯性囊肿。同时可见部分肾积水表现(短箭头)。在 MRI 上,单纯性囊肿的信号强度在全部序列都等同于液体(极高的 T2 信号,低 T1 信号无强化),信号均匀,无分隔或壁增厚。

图 1.4　(a)多囊肾病成人患者的左肾对比增强 CT 显示:多发的单纯性肾囊肿,和位于后方的另一处病灶(箭头),密度明显高于液体,CT 值为 65HU(未显示)。单纯依据这一个序列,应当考虑该处病灶为实性强化肿块的可能性。(b)然而,对该病例也进行了平扫扫描,图像显示该处病灶(箭头)的密度明显高于邻近实性的肾实质,实际 CT 值为 62HU(未显示)。鉴于强化前后图像的密度值差小于 10HU,该病灶符合高密度囊肿而非强化的新生物。含有大量血性或蛋白质成分的囊肿的 CT 值在平扫和对比增强的图像上均高于 20HU,因而不能被称作单纯性囊肿。如果增强前后的图像都可用,且病灶在两个序列的密度值差小于 10HU(若要考虑某处病灶存在"强化",则密度值差至少需要达到 10HU),则该病灶符合高密度囊肿。强化前(c)和肾实质期(d)的 T1 加权 MR 图像都显示一起源于左肾的高信号病灶(箭头)。(e)减影图像(强化前图像 c 从强化后图像 d 中减去)示病灶(箭头)现在是暗的,因而没有强化,这也证实了出血性或蛋白质性囊肿的诊断。在 CT 和 MRI 上,这些不太复杂的囊肿均显示缺乏强化;出现强化是实性病灶的特点。注意(e)图中表面强化的小的焦点(三角箭头),实际上代表了错误配准伪影和不强化(减去的剩余囊肿上的箭提示缺乏强化)。蛋白质和高铁血红蛋白,后者出现在出血性囊肿中(高铁血红蛋白由氧化血红蛋白组成且呈顺磁性),引起 T1 缩短,导致 T1WI 上的高信号强度[3]。(f)同一个患者的 T2WI 示出血性囊肿呈低信号强度(箭头)。出血性囊肿可在 T2WI 上有高或低信号强度,取决于年龄和各种血液成分的浓度。

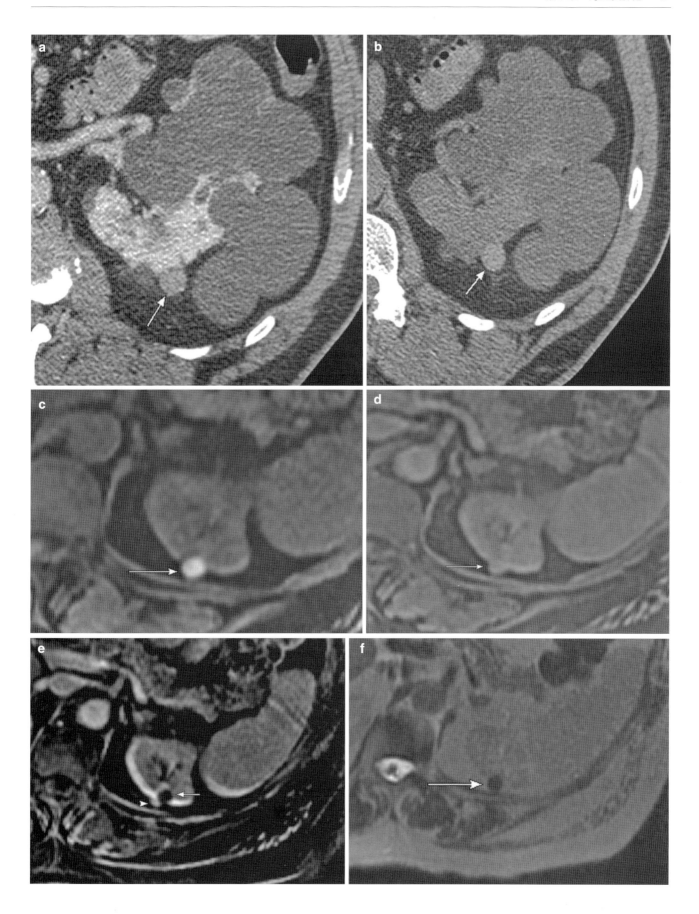

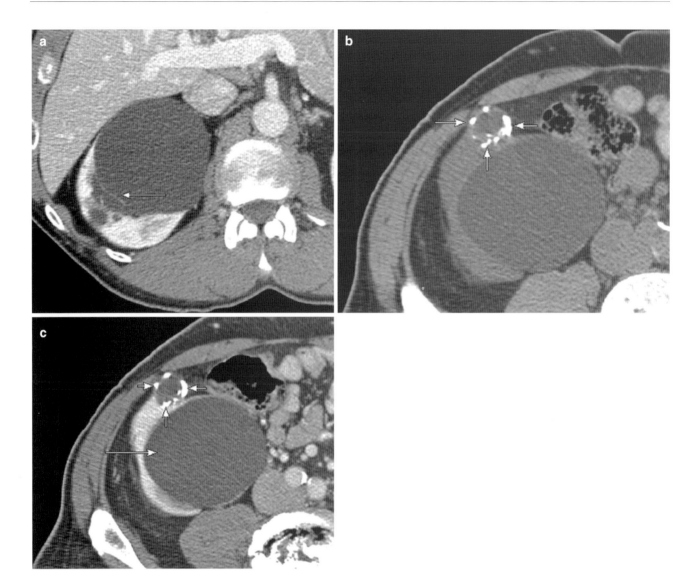

图 1.5 肾囊性病变：分隔，钙化，壁结节。(a)对比增强 CT 示右肾上极一大的囊肿，包含一薄约 1mm 的强化分隔(箭头)。该囊肿已维持稳定状态至少 9 年。(b,c)相同层面增强前后的 CT 图像，示右肾下极同一水平一复杂肾囊肿。(b)囊肿壁可见厚的钙化(箭头)，但无证据提示任何实性强化的壁结节。该病变随后维持稳定状态至少 8 年。偶然发现由于输尿管肾盂连接处长期梗阻造成的肾积水(图 c 长箭头)。影像学显示的良性的复杂肾囊肿可包含多达数个厚度 1mm 或更薄的分隔和(或)壁结节。薄分隔在 MRI 和超声上的显示优于 CT，但钙化在平扫 CT 上最易评估。然而，增厚的强化的分隔或强化的实性结节的出现提示潜在恶性病变，通常需外科处置。在 CT 应用早期，囊肿中出现厚的或不规则的钙化提示是具有手术指征的病变，这是因为这类病变有时存在恶性可能[2,4]。然而，随着 CT 成像技术的进展，人们随后发现单独钙化的出现，即便是厚的或不规则的钙化，若未出现增厚的或结节增强的分隔或囊肿壁，也不提示恶性[5]。良性钙化通常由囊内的陈旧性出血或感染引起[6]。这类病变在 Bosniak 肾囊肿分类系统中被归类为 2F 病变[6]，需要影像学随访；如果强化的软组织在随访 CT 上变得明显，则病变成为潜在的外科处置病变(Bosniak Ⅲ)。随诊影像(通常最初每 3~6 个月随访一次，随后每年随访，连续数年[7])应当针对归为"2F"类别的全部复杂性囊肿，包括有数个薄分隔的囊肿，有增厚的分隔但无结节状态的囊肿，以及 3cm 以上的高密度囊肿[8]。鉴于 MRI 的对比分辨率较高，MRI 在探测少量强化的软组织方面优于 CT，尤其当使用减影技术时(见图 1.4e)，特别是在有钙化的囊性病变中(钙化在 MR 上远不如在 CT 上明显，因而有可能显示 CT 上被遮蔽的强化灶)[7]。

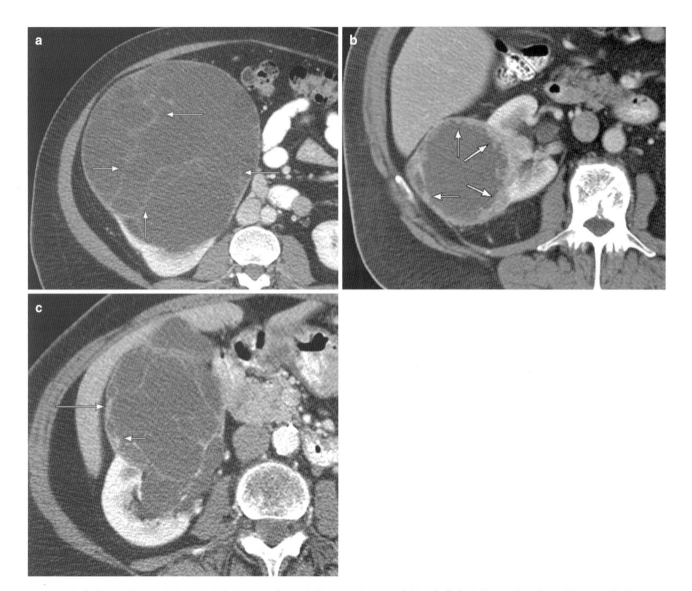

图 1.6　多房囊性肿物。(a)中年女性患者,对比强化 CT 扫描示:一个 16cm 囊性肿物伴多个薄的强化的分隔(箭头)。尽管分隔相对较薄且无实性结节,分隔的多重性提示须行外科切除。病理学示该肿物为囊性肾瘤(又称为多房性囊性肾瘤),为一多房的囊性肿物伴大量纤维中隔,好发于中年女性。大多数此类病变为良性(一种影像学上不能区分的病变,被称为囊性肾胚细胞瘤,通常见于 2 岁及以下的男性患儿)[9]。(b)对比增强 CT 示一大的囊性肿物伴强化的厚壁和多个强化的壁结节(箭头)(平扫图像未显示),符合囊性肾肿瘤。病理学示该病变为透明细胞癌伴显著的囊性改变。囊性肿瘤和 RCC 是成人多房性囊肿最常见的两个成因。这些病变难以相互区分,但不同于囊性肿瘤,RCC 可包含血性成分,有相对较大的实性成分,并且证实有其他的恶性征象,如肾动脉侵袭[7]。(c)该右肾多房性囊性肿物的 CT 扫描示:多个薄的强化分隔伴壁增厚区(长箭头)和沿分隔分布的数个强化结节(其中一个已显示,如短箭头所示)。该病灶随后被切除并证实为囊性肾细胞癌。

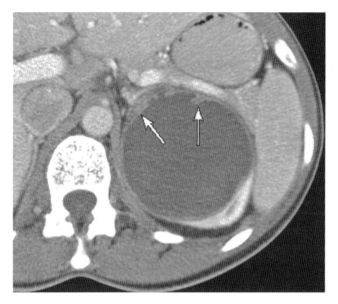

图 1.7　对比增强 CT 示：左肾囊性肿物伴囊壁增厚和壁性结节(箭头)，怀疑为囊性肾肿瘤。然而，病理学示该病灶为慢性炎性囊肿，此前并未有此怀疑是因为患者并未出现感染体征。由于肉芽形成而造成的索壁增厚伴强化可见于感染、出血性囊肿、脓肿和机化性血肿，因而，这些病变通常很难从影像学上与囊性 RCC 进行区分。尽管临床症状有时提示良性病变，但通常会为了诊断目的而对这类病变行外科切除[7]。如果术前怀疑为肾脓肿，在尝试切除该病变前应先行活检，如发现脓液则应引流[6]。

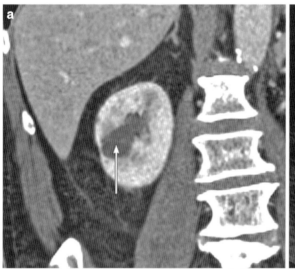

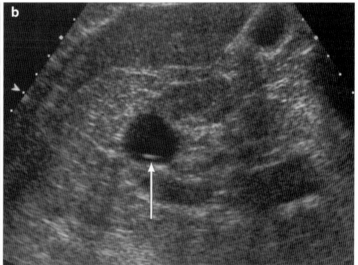

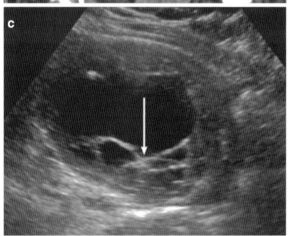

图 1.8　肾囊性病变的超声评估。(a)对比增强 CT 示右肾囊肿包含一非常薄的强化分隔(箭头)。(b)右肾超声检查示图 a 所见的相同肿物。注意同样的分隔(箭头)在超声检查中较 CT 中更容易鉴别。(c)右肾超声检查示多房性囊性肿物伴增厚的分隔和至少一处实性结节(箭头)。组织学证实该病变为囊性 RCC。超声检查经常用于区分囊性或实性肾脏病变，进一步评价其他影像学检查中发现的复杂性囊肿，对已知的复杂性囊性病变进行随访。与 CT 相比，超声检查性价比更高，不产生电离辐射，不需要静脉注射对比剂。在超声检查中，单纯性肾囊肿为球形或卵圆形无回声结构；囊壁光滑锐利、菲薄；后壁回声增强[7]。如囊肿为出血性或蛋白性，低回声或分层回声可见于囊肿内[7]。囊肿内分隔在囊内会产生回声伪影；因此，分隔在超声上远比在 CT 上明显[7]。由于存在阴影和空气混响伪影，囊肿壁或分隔上的钙化显示为回波性的焦点，会引发后方声影。囊肿内的钙化在平扫 CT 上显示更佳。囊性肾肿瘤中的实性成分通常为回波性的且无法显示后方回声增强。由于囊液声窗的存在，囊肿内即便很小的结节在超声检查中也很明显[7]。多普勒成像通常能显示这些实性成分中的流动[7]。

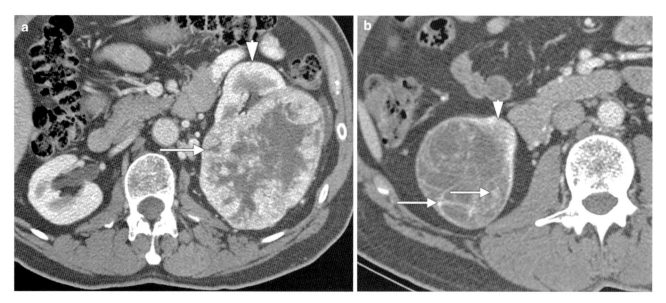

图 1.9　透明细胞癌：CT。(a)对比增强 CT 示一大的富血供的左肾肿块伴中央区域(箭头所示)囊性改变或坏死。注意富血供的外周区(箭头)强化程度接近邻近肾皮质(短箭头)。透明细胞癌是恶性肾皮质肿瘤中最富血供的，注射对比剂后会显示最明显的增强，通常接近或稍低于邻近肾皮质[13-15]。此外，透明细胞癌通常含有显著的囊性变化和(或)坏死的区域，表现为 CT 上的低密度区域。在 Zhang 等人的一项研究中[15]，富血供伴明显的囊性改变/坏死区域这种混合模式为透明细胞癌中最具预测性的征象。癌周富血供，或在受累的肾脏周围出现明显的，通常为不规则的侧支供血动脉和引流静脉，边界局限在肾周筋膜内，相比其他类型的肾肿瘤，在透明细胞癌中更为多见，且在病灶较大的肿瘤中更为常见。这些侧支供血动脉和引流静脉更多见于病灶较大的肿瘤[16]。在本例中，注意左肾周围小的血管结构(箭头)，这在右侧并没有出现。(b)另一例患者的右肾下极肿物，也是透明细胞癌，表现为大范围的囊性改变，肿物内多个小区域(箭头)仍出现类似邻近肾皮质的强化(短箭头)，提示该肿物的富血供特性。

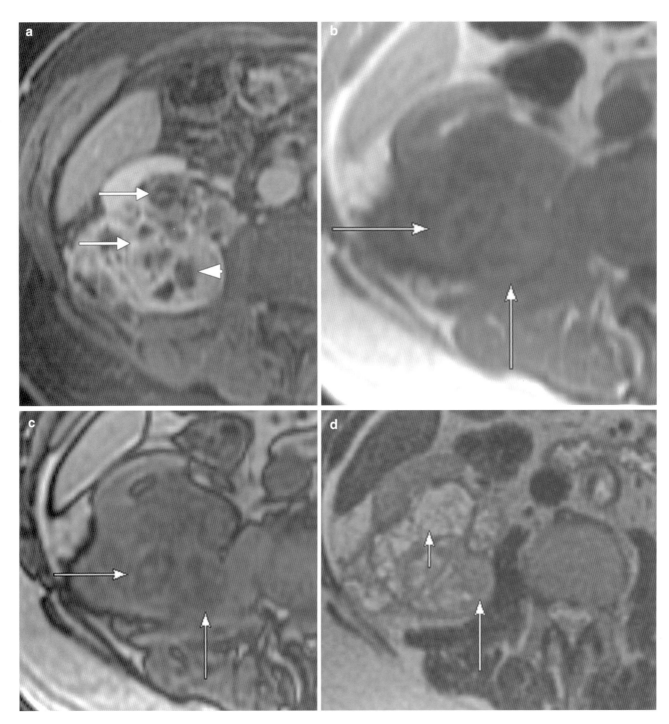

图 1.10 透明细胞癌:MRI。(a)透明细胞癌增强后肾实质期图像示一不均质的富血供肿物侵入肾窦(上方箭头)。这是透明细胞癌在增强后 MR 图像上的典型表现,在 CT 上表现为,由富血供(下方箭头)和乏血供的坏死或囊性改变区域(三角箭头)组成的混合模式[15]。(b)一些透明细胞癌含有少量的细胞内脂肪,该成分在 T1 同相图像上呈高信号(箭头)。(c)相同区域在反相图像上呈信号缺失(箭头),提示细胞内脂质的存在[17,18]。肾脏肿物内存在显微镜下脂肪并不一定提示血管平滑肌脂肪瘤,后者通常含有肉眼可见的脂肪(见图 1.16 至图 1.18,图 1.21 至图 1.23)[18]。(d)同一病灶的 T2WI 影像示肿瘤的实性部分为轻度 T2 高信号(长箭头),而囊性成分为明显的 T2 高信号(短箭头)。透明细胞癌通常在 T1WI 呈与正常肾实质等信号,T2WI 上呈等信号至高信号。中央坏死的不均匀区域常见于透明细胞癌,显示为更高的 T2 高信号和低于肿瘤相邻实性区域的 T1 低信号;与肿瘤的其余部分相比,中央坏死/囊性区域无强化[19]。透明细胞癌可包含肿瘤内出血,表现为亚急性至慢性期高 T1 和 T2 信号,长期慢性期呈低 T1 和 T2 信号,这是由于含铁血黄素的优势作用[19,20]。

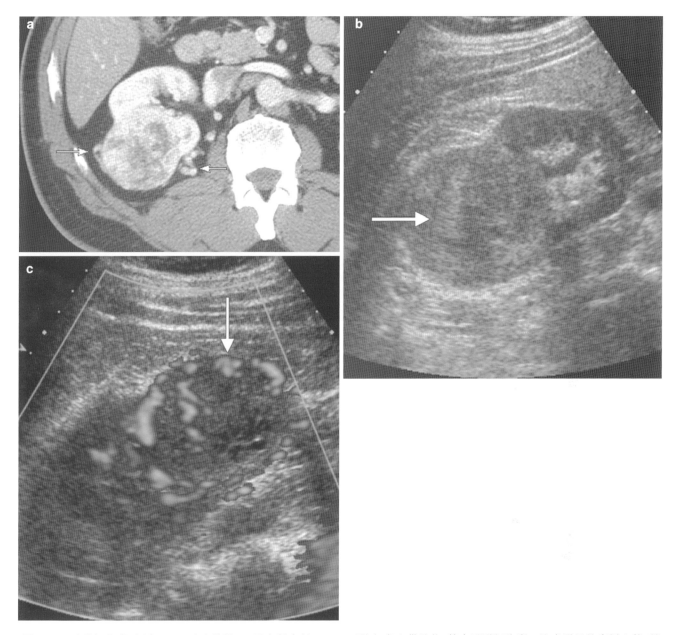

图 1.11　透明细胞癌：超声。(a)对比增强 CT 示右肾中极一 7cm 不均匀富血供肿物,符合透明细胞癌。注意明显的癌周血管(箭头)。(b)同一患者的纵向超声示该肿物(箭头)为实性且与邻近肾实质相比呈轻度强回声。该肿物累及肾窦脂肪。(c)能量多普勒成像示明显的血管化,特别是肿物边缘(箭头),符合肾皮质肿瘤。超声检查的发现与 CT 的发现(有明显癌周血管的肿物伴部分区域中央坏死)相一致。肾癌,包括透明细胞癌,在超声上的表现是可变的,且与肾实质相比可能呈低回声、等回声或强回声[21]。然而,多普勒成像上明显的血管有助于提示透明细胞癌的诊断。Raj 等人的研究显示[22],血管化与透明细胞癌的关系较肾皮质肿瘤的其他亚型更紧密,尽管与其他亚型存在重叠。(图 c 见彩图)

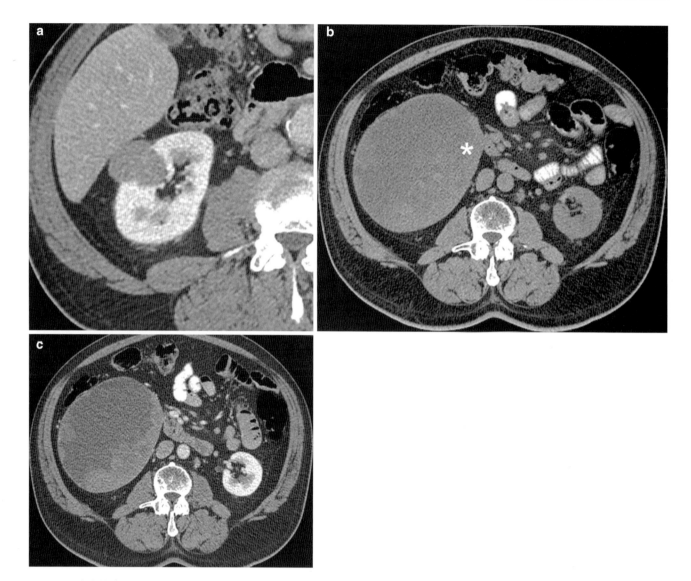

图 1.12 乳头状癌:CT。(a)对比增强 CT 示右肾一非常均匀的肿物,强化明显低于邻近肾实质;这些影像学特征最符合肾癌中的乳头状亚型。肾乳头状癌通常为低度恶性肿瘤,预后良好。在 CT 上,与肾实质相比,这类肿瘤相对乏血管性,病灶较小时(<3cm)通常均质且常出现钙化[15,23]。与一般肾脏肿瘤相比,更易出现多发和累及双肾,且可具有遗传性[23]。(b)另一例乳头状肾癌患者的平扫 CT 示右肾一大的肿物伴周边实性组织(星号),中央较低密度区符合囊性改变(CT 值<20HU)。(c)静脉注射对比剂后,实性的外周区轻度强化,而中央区仍呈液性衰减。此为大的乳头状癌典型影像学表现。尽管病灶较小时呈均匀性,病灶大于 3cm 时乳头状癌可由于出血或坏死而表现出异质性[21,23,24]。有些乳头状癌可表现为囊性肿物伴壁结节或外周强化如(b 和 c)所示。这些肿瘤可由固有的囊性或由于囊性变和坏死所致[21]。囊性变在乳头状 RCC 中几乎和在透明细胞 RCC 中一样常见[25]。然而,这些肿瘤通常可通过分析实性成分加以区分,透明细胞癌中血管成分更多[15,21]。此外,乳头状 RCC 中囊性成分通常为单房的,而透明细胞 RCC 中通常为多房的[21]。应注意到乳头状癌进一步分为 1 型和 2 型;前者更常见且生物学行为更为惰性,而后者更具侵袭性且预后更差[26,27]。两种肿瘤的影像学特征表现出大量的重叠,包括相似的强化程度(均为乏血管性);然而,2 型肿瘤更易出现模糊的边缘,浸润性的生长模式,不均匀的衰减,且诊断时分期为晚期(包括肾静脉侵犯),所有这些都反映出该肿瘤更具侵袭性的特性[27]。

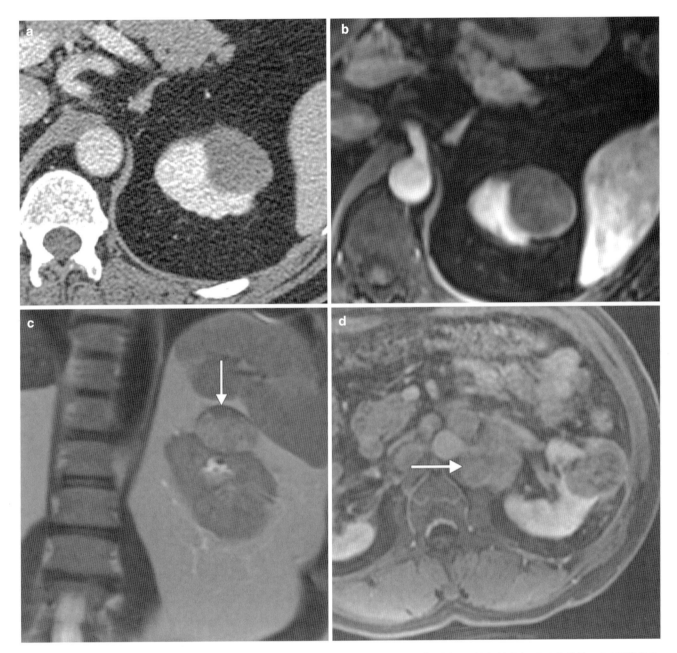

图 1.13　乳头状癌：MRI 。(a)对比增强 CT 示乳头状癌伴小乳头状肿瘤的典型影像学表现：均匀性和相对乏血管性。**(b)**脂肪饱和 T1WI 皮髓质增强后期显示与 CT 相同的特征：均匀性和乏血管性。与 CT 一样，须对比增强前和增强后的图像以确定病灶是否强化，以与复杂性囊肿加以区分。尽管不能像 CT(>20 HU)使用绝对数值来增强定量，但减影图像有助于主观判断是否出现了强化（增强前后的图像必须有相同的校准）[21]。**(c)**冠状位单次激发快速自旋回波(SSFSE)图像示左肾上极肿物，同时包含 T2 高信号和 T2 低信号。注意低 T2 信号的假包膜（箭头），这是常见于乳头状癌的特征[21,28]。**(d)**另一例乳头状癌患者的肾实质期图像示病灶轻度增强，伴侵袭性乳头状癌不常见的腹膜后淋巴结转移（箭头）。（待续）

图 1.13(续)　(e)同一例患者的 SSFSE 序列示一与邻近肾实质(短箭头)相比极低 T2 信号的肿物(长箭头)。腹膜后淋巴结病变也为 T2 低信号(三角箭头)。乳头状 RCC 在 T1 和 T2WI 上呈典型低信号,这主要是由于含铁血黄素的存在。其他因素包括乳头状结构内出现纤维束且程度较低或出现钙化[28-32]。(f)对比增强 CT 示一大的乳头状 RCC,肿物伴囊性变及外周软组织轻度强化,系此类肿瘤的典型表现。(g)同一肿物的 T1WI 示肿瘤中央囊性部分为极高信号,符合出血性坏死。(h)同一病灶的 SSFSE 序列示中央囊性部分为 T2 高信号,但实性部分为 T2 低信号。注意邻近肾实质中可见小囊肿(箭头)。

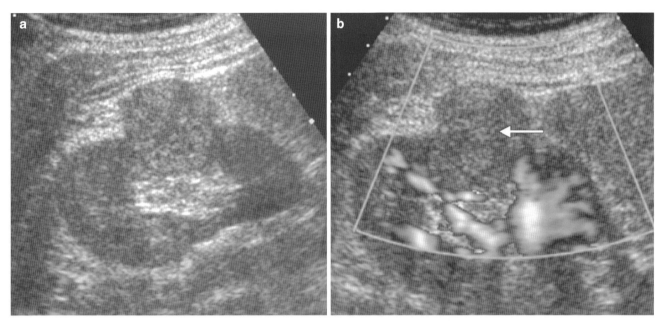

图 1.14　乳头状癌:超声。(a)图 1.12a 中乳头状癌患者的超声示轻度强回声,均匀,外生型肾脏肿物,未累及肾窦脂肪。目前尚无任何技术能精确地在超声上区分肾细胞癌亚型。此外,CT 和 MRI 已经基本取代超声成为肾癌诊断和分期的首选方法[21]。然而,超声在区分囊性或实性肿物方面,特别对于以乳头状癌为主的 CT 上仅边缘强化的病变,仍能起到很有价值的辅助作用[21]。在 CT 上,乏血管性病灶,特别是较小的病灶,在增强前后可表现非常小的密度值增加,很难与假强化和(或)部分容积效应区分(见图 1.7 后的讨论)。在这种情况下,超声在区分实性或囊性病灶方面更可靠。(b)能量多普勒成像示一乏血管性病灶(箭头),在 Raj 等人的一项研究中[22],乳头状癌是所有肾癌亚型中最不易显示血管的。因此,多普勒超声上显示的乏血管性肿物可以进一步支持乳头状癌的诊断,但特异性低。(图 b 见彩图)

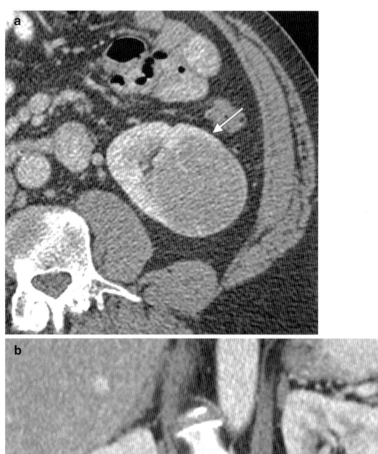

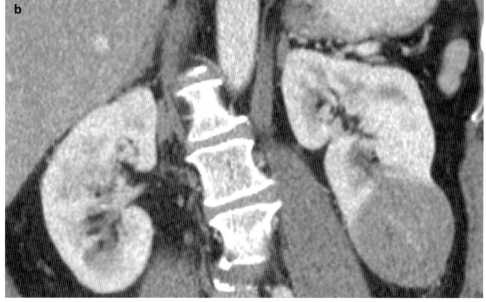

图 1.15　嫌色细胞癌：CT。对比增强轴位(**a**)和(**b**)冠状位肾实质期 CT 图像示左肾下极一均匀、中度血管化的肿物。病理证实为嫌色细胞癌。相比透明细胞癌和大嗜酸性粒细胞瘤，嫌色细胞癌的血管普遍较少，但较乳头状癌血管丰富[15]。此类肿瘤趋向于均匀，没有透明细胞癌中高度坏死和囊性变的特征。即便病灶较大，嫌色细胞癌也趋向于不发生囊性变，这一点不同于乳头状癌，当病灶>3cm 时后者通常具有异质性[14]。

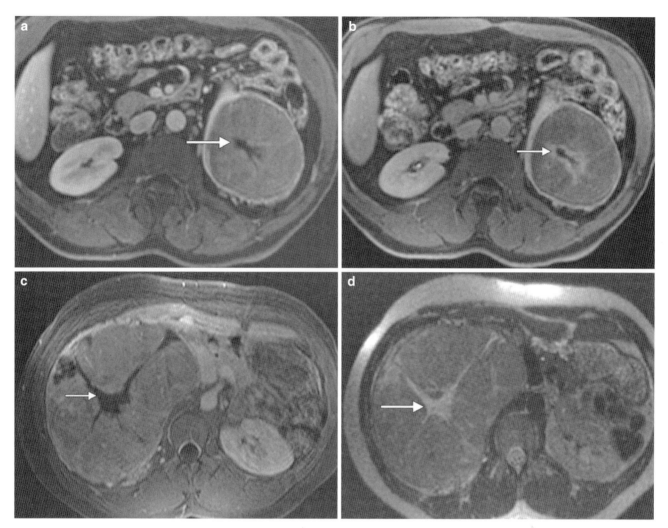

图 1.16 嫌色细胞癌：MRI。(a)肾实质期的对比增强 MR 图像示左肾下极嫌色细胞癌，信号相对均匀，除了中央的瘢痕(箭头)，该处在这一期相对乏血管性。如 CT 所示，嫌色细胞癌在皮髓质期和肾实质期都表现为中等程度的强化，强于乳头状癌但弱于透明细胞癌[33]。Cochand-Priollet 等人[34]观察到，在组织学分析中，中央的纤维瘢痕可见于 23%的嫌色细胞癌病例中(该研究也指出中央瘢痕可见于 45%的大嗜酸性粒细胞瘤中，强调了它们相似的形态学、组织学、免疫组化和超微结构特点)[34,35]。(b)同一位置的排泄期图像示中央瘢痕区相对肿瘤的其余部分富血供(箭头)，其余部分表现为肾实质期的排空。Kim 等人[36]描述了大嗜酸性粒细胞瘤中见到部分强化倒转现象，即皮髓质期图像示病灶的外周部分富血供，中央部分相对乏血管性，而到了排泄早期，这种模式会发生逆转。Rosenkrantz 等人[35]在嫌色细胞癌中观察到了这一现象，出现频率同大嗜酸性粒细胞瘤。(c)另一例嫌色细胞癌患者的增强后 MRI 示中度血管化和大的中央乏血管性瘢痕(箭头)。(d)同一病灶的 SSFSE 图像示中等程度信号伴中央瘢痕高信号(箭头)。

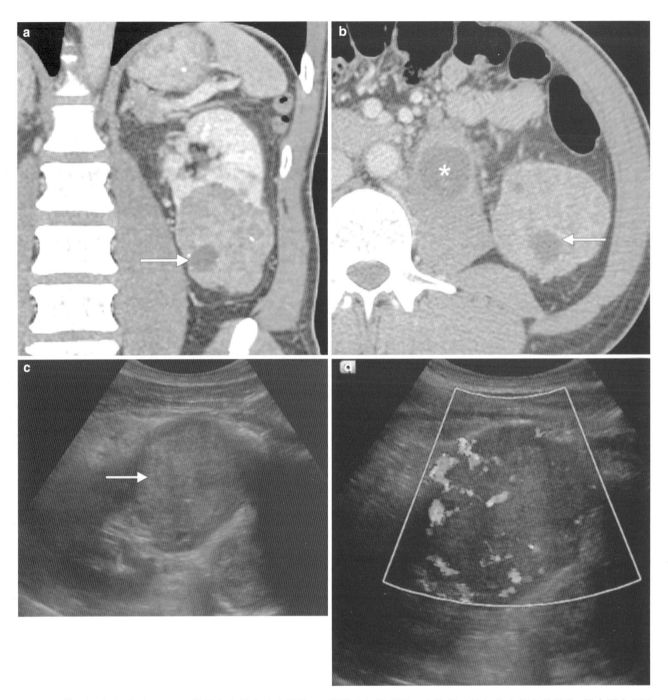

图 1.17 嫌色细胞癌:超声。(a,b)冠状位和轴位对比增强 CT 图像示左肾下极一大的相对均匀的中等血供肿物,符合嫌色细胞 RCC。该肿物包含一些点状钙化和小灶性囊变(箭头)。还应注意到转移的腹膜后淋巴结病变(b 图星号)。(c)同一病灶的超声示一均匀的、相对增色性的实性肿物(箭头)。(d)多普勒成像可见肿物内明显血管化。尽管本病例的超声描记图像特征并非嫌色细胞癌特有,但该病例的均匀外观和中等血管化与 CT 成像的特征相符。(图 d 见彩图)

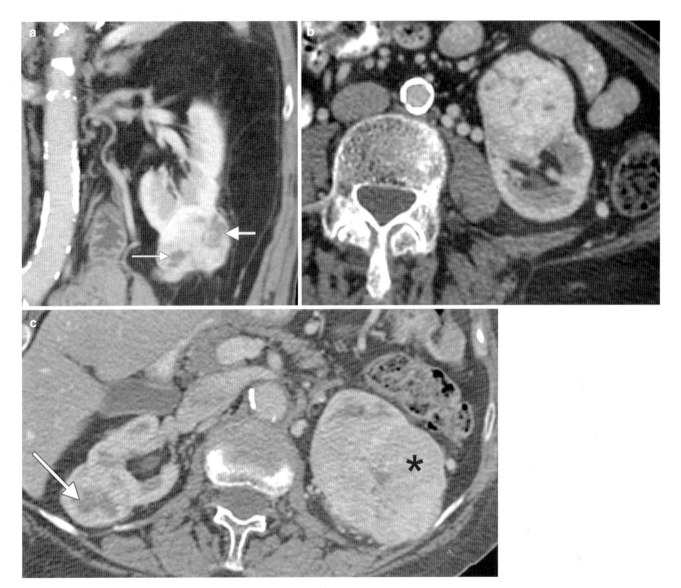

图 1.18　大嗜酸性粒细胞瘤：CT。(a)皮髓质晚期或肾实质早期冠状重建图像示一富血供肿物，密度值仅稍低于邻近肾皮质，外科切除术后证实为大嗜酸性粒细胞瘤。注意该病灶有一小的低密度区(箭头)，但肿瘤相对均匀。肾脏大嗜酸性粒细胞瘤为富血供肿瘤，与透明细胞癌强化程度相近，即在肾实质期图像上近似或稍低于邻近皮质[15]。总之，相比透明细胞癌，大嗜酸性粒细胞瘤的衰减趋向于更均匀，如前所述，后者典型表现为明显的囊性变和坏死。在一些大嗜酸性粒细胞瘤中，在余部均匀的肿瘤中可见边界清楚的中央星形瘢痕[37,38]。Kim 等人[36]的一项研究显示，在双相 CT 上，小的大嗜酸性粒细胞瘤中出现部分强化倒转，即肿瘤在皮髓质期较高密度区在肾实质期变得比邻近区域低了。在另一项 McGahan 等人的研究中[39]，双相 CT 上，大嗜酸性粒细胞瘤最常见的特征是肿物在皮髓质期轻度异质性，在肾实质期均质。然而，大嗜酸性粒细胞瘤和透明细胞癌的影像表现有明显的重合，因此在断层图像上无法可靠地区分[37,38]。(b,c)皮髓质期轴位 CT 图像示双肾多个大嗜酸性粒细胞瘤。(b)左肾肿物几乎完全均匀，与肾皮质等密度，仅见小的点状低密度灶。(c)另一水平面的图像示左肾一大的不均匀的富血供大嗜酸性粒细胞瘤(星号)和右肾一较小但更不均匀的富血供肿物，也符合大嗜酸性粒细胞瘤(箭头)。注意左肾肿物周围明显的血管包绕。明显的癌周血管常见于富血管性肾肿瘤，特别是大病灶[16]。

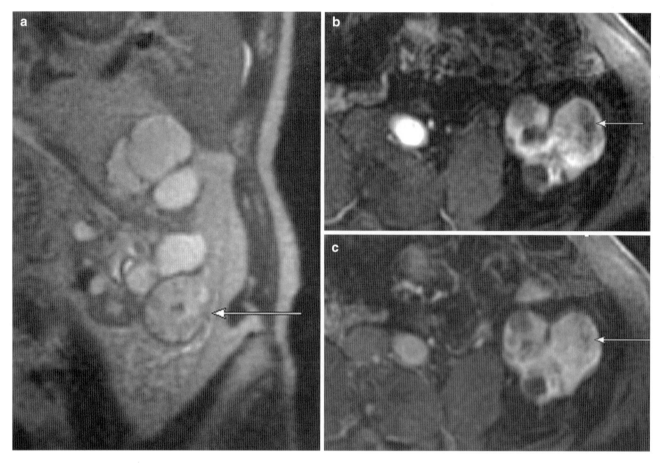

图 1.19　大嗜酸性粒细胞瘤；MRI。(a)左肾下极大嗜酸性粒细胞瘤，SSFSE 冠状序列示显著 T2 高信号肿块(箭头)。尽管肿物较肾实质信号更高，却明显低于该图像显示的多个肾囊肿的信号。(b)皮髓质期图像，同一肿物为富血供且较不均匀(箭头)。(c)肾实质期图像，该大嗜酸性粒细胞瘤几乎完全均值(箭头)，在 MRI 上，如同在 CT 上，大嗜酸性粒细胞瘤为富血供肿物，与透明细胞癌呈相似程度的强化。大嗜酸性粒细胞瘤通常为球形，边界清楚，相对均匀强化的病灶，通常在肾实质期比在皮髓质期更均匀。偶尔，中央瘢痕可表现延迟强化[19]。约 2/3 的大嗜酸性粒细胞瘤在 T1WI 上(相比肾实质)为低信号，而在 T2WI 上为高信号[19,40]。亚急性出血(高 T1 信号)，含铁血黄素(低 T1 和 T2 信号)和微观脂质(反相位图像上信号缺失)在大嗜酸性粒细胞瘤中非常少见，如若在富血供的肾脏肿物中见到，更支持透明细胞癌的诊断[34,35]。

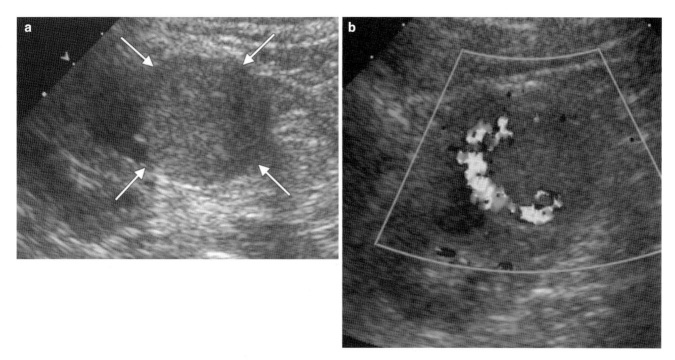

图 1.20　大嗜酸性粒细胞瘤：超声。(a,b)大嗜酸性粒细胞瘤的超声示一均匀的轻度强回声肿物(箭头)伴彩色多普勒成像上显著血管化。尽管影像特征不是大嗜酸性粒细胞瘤所特有的，但相比除透明细胞癌之外的其他肾皮质肿瘤，这类肿瘤还是更倾向于在多普勒成像中表现为血管供应[22]。此外，均匀的外观和明显的血管供应与大嗜酸性粒细胞瘤在 CT 和 MR 上的特征有很好的相关性。(图 b 见彩图)

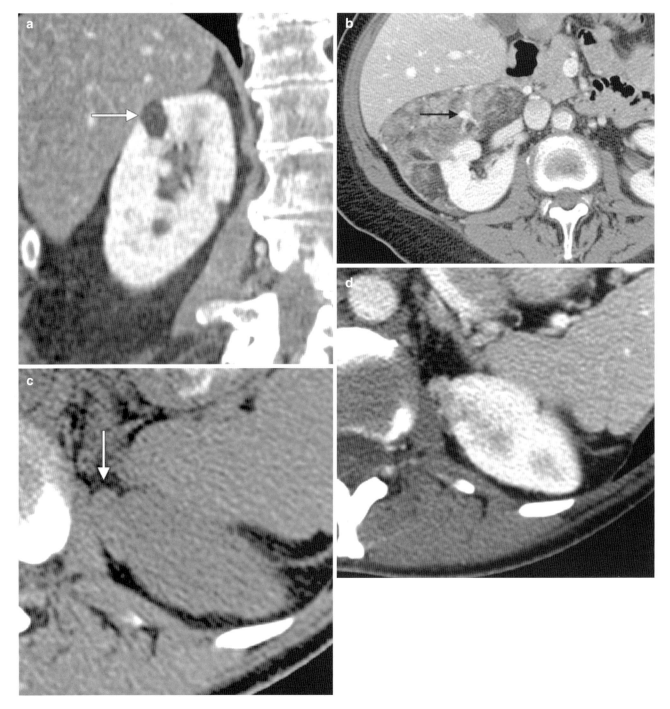

图 1.21　血管平滑肌脂肪瘤:CT。(a)冠状位对比增强 CT 示右肾上极一小病灶(箭头)。CT 值为−75HU,与邻近腹膜后脂肪衰减相似,因而诊断为肾血管平滑肌脂肪瘤(AML)。AML 为一类肾脏错构瘤,顾名思义,其包含不同含量的血管、平滑肌和脂肪[41]。本例病灶密度呈明显脂肪性质,此为小的 AML 的常见表现。(b)对比增强 CT 示一起源于右肾并部分包绕右肾的 10cm 肿物。该肿物包含肉眼可见的脂肪及异质性的软组织区和显著的不规则形血管(箭头),符合 AML。如本例所见,明显的肿瘤血管化为 AML 的常见特征。这些肿瘤血管呈特征性的弯曲状,缺乏正常血管尖端变细的形状,且由于管壁不完整的弹力层而倾向于发生血管瘤形成(箭头)和很小的甚至是无创伤诱发的出血[41]。(c,d)平扫和对比增强 CT 分别示一起源于左肾上极的小的外生型病灶(图 c 中箭头)。该病灶在强化图像上密度稍高于肾实质(病灶 CT 值为 45HU,肾实质 CT 值为 30HU),病灶内未发现肉眼可见的脂肪。之后行部分肾切除术,显示一主要为平滑肌成分的 AML 伴极少量脂肪。3%~4% 的 AML 所含脂肪不足以在断层图像上检出[42]。在一项研究中,约 7%的因可疑肾癌而行部分肾切除术的患者的病理结果为 AML[43]。Jinzaki 等人[44]的一项研究示主要由平滑肌组成,含极少量脂肪的AML 在 CT 平扫中趋向于高密度,常凸出于肾实质且不表现出"鸟嘴征"或"爪征"[病灶边缘肾实质呈锐角,常见于肾癌(图 1.10a 中箭头)]。部分 AML 未出现鸟嘴征,提示病灶起源于被膜或被膜下。

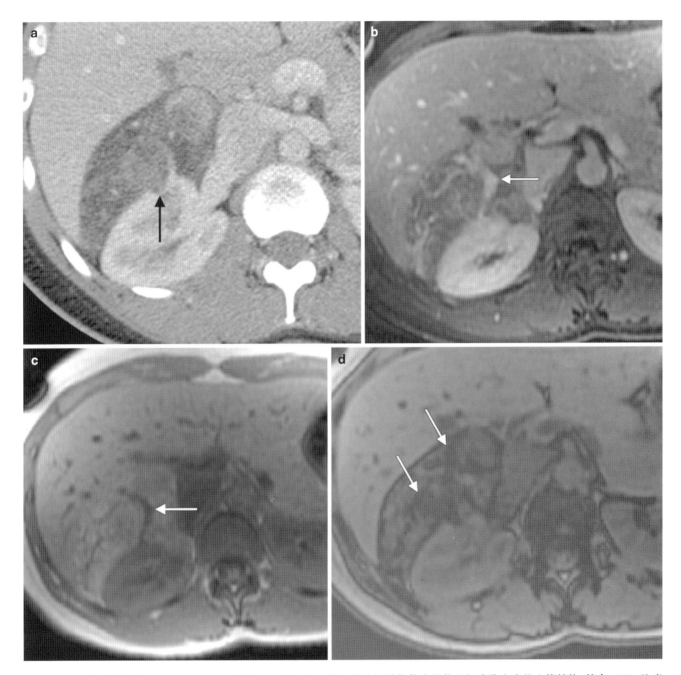

图 1.22 血管平滑肌脂肪瘤:MRI。(a)对比增强 CT 示右肾一明显脂肪性肿物伴小的软组织成分和小的血管结构,符合 AML。注意肾实质内的小缺损(箭头),提示肿瘤起源于肾实质。此类缺损的出现为区分大的外生型 AML 和腹膜后脂肪肉瘤的最重要特征。后者没有这样的凹陷,因为其并不起源于肾脏本身[45]。(b)图 a 患者的肾实质期脂肪预饱和 MR 图像示一明显脂肪性肿物(由于脂肪预饱和而呈低信号)伴大量小血管和一条大血管(箭头),突显了该肿瘤的血管特性。(c)T1 加权同相无脂肪饱和或对比增强图像示该病灶主要呈高信号(脂肪)伴显著的曲线形低信号灶(箭头),符合血管。(d)c 图同一位置的 T1 加权反相图像示病灶内包含脂质和水质子的体素中明显的信号缺失(箭头)。双回波化学位移图像能可靠地将含极少脂肪的 AML 与其他肾皮质肿瘤加以区分,这是由于即使 AML 中只存在少量的脂肪,与其他不含脂肪的皮质肿瘤相比,也已足够造成反相图像上的信号缺失[24]。(待续)

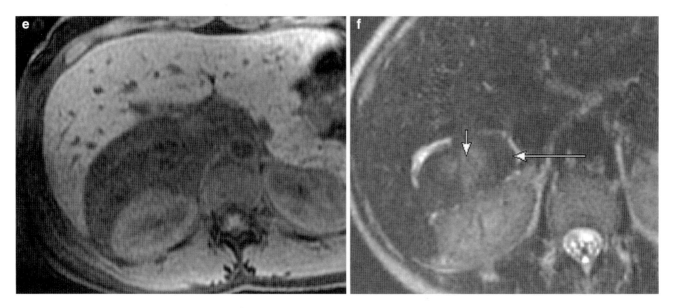

图 1.22(续) (e)同一患者平扫 T1 脂肪抑制序列示主要为脂肪的 AML 有明显的信号缺失。(f)另一例 AML 患者(图 1.24a CT 图像中同一患者)。T2WI 无脂肪预饱和图像示中央脂肪成分为高信号(短箭头)而脂肪含量稀少的部分则为弥漫的低信号(长箭头)。在 T2WI 图像上,含极少量脂肪的 AML 通常表现为均匀的比邻近肾实质更低的信号,反映了其平滑肌成分含量较高[17]。

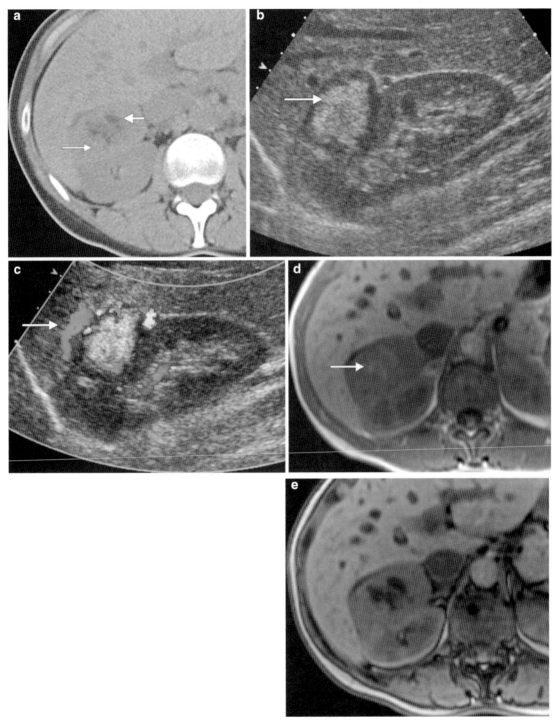

图 1.23　血管平滑肌脂肪瘤:超声。(a)平扫 CT 示右前肾脏肿物包含软组织(长箭头)和脂肪(短箭头),符合 AML。(b)该病灶的超声示肿块中央部分有明显的回声反射(箭头),这是由于存在肉眼可见的脂肪。AML 的主要部分相对邻近肾实质为强回声,大部分为明显的强回声,近似肾窦脂肪[46]。这些病灶的明显强回声主要由于存在大量脂肪,然而,即使 AML 包含少量或不含脂肪,也常为强回声性,提示其强回声反射性并不只是由于脂肪[20]。尽管多数强回声肾脏肿物,特别是呈均匀强回声的肿物,结果为 AML,还是有多达 12%的 RCC 和 33%的小于 3cm 的 RCC 被证实为强回声[46]。因而,超声上检出的非钙化强回声病灶应进行 CT 或 MR,以确认是否存在肉眼可见的脂肪。从另一方面来说,钙化的强回声实性肿物,即使无进一步检查,理论上具有手术指征,这是因为 AML 很少钙化[20]。(c)病灶的彩色多普勒图像示肿瘤外周富血供(箭头)。AML 常在多普勒超声上表现出血管化[22]。同一病灶的无脂肪预饱和 T1 加权 MR 图像(d)示中央高信号(箭头),在随后的脂肪预饱和 T1 加权图像上表现为信号缺失(e),符合大块脂肪。(图 c 见彩图)

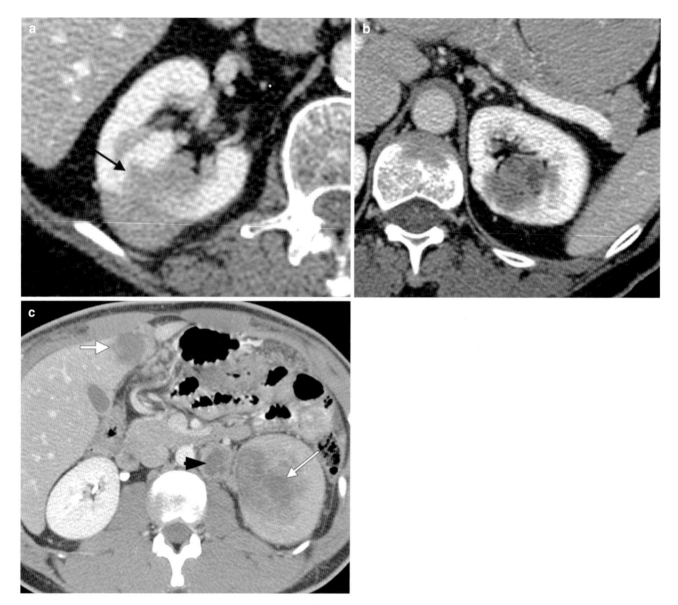

图 1.24　肾髓质恶性肿瘤：集合管癌和髓质癌。(a)对比增强 CT 示一轻度强化肿物，同时具有外生型和实质内成分。病灶中央成分累及延髓锥体，呈浸润性且边界不清(箭头)，这一点不同于前述更为常见的其他分化较好的肾实质肿瘤。病理证实为集合管癌。(b)另一例患者强化 CT 扫描示一位于中央的浸润性、轻度强化、侵入肾窦脂肪的肿瘤，病理也证实为集合管癌。集合管癌占成人全部恶性肾肿瘤的 1%[47]。集合管癌是一种非常有侵袭性的肿瘤：40%的患者在出现症状时发生转移；确诊后平均生存期为 12 个月[47,48]。在影像上，集合管癌典型表现为以髓质为中心，可以浸润性或膨胀性方式生长(或两者兼有)，乏血管性，增强后仅显示轻度强化。此外，25%的病例显示钙化，偶可见囊变[47,49]。在超声上，此类病灶既有可能表现为强回声也有可能为弱回声，而前者更具特征性，在 T2 加权 MR 图像常呈低信号[47,49]。(c)20 岁男性，镰状细胞贫血特性，增强 CT 示左肾一边界不清，具有浸润性，位于中央的部分坏死的肿物(长箭头)，符合髓质癌。由于存在尿路梗阻和肾盂肾炎(未显示)，左侧肾图异常。该图也显示了异质性左主动脉旁肿物，符合淋巴结病变(三角箭头)和肝左叶肿物，符合转移性病变(短箭头)。此外，患者还有肺转移(未显示)。髓质癌为一极具侵犯性的肿瘤，好发于男性，可见于有镰状细胞贫血的年轻患者(11~39 岁)[47-50]。预后极差，确诊后平均生存期为 15 周[47]。转移最常发生于淋巴结，其次为肺、肾上腺和肝脏[50]。断层图像示起源于髓质、侵犯肾窦、边界不清的浸润性肿物。典型发现为肾盂扩张，但并非盆腔和漏斗部水平梗阻所致[47,51]。

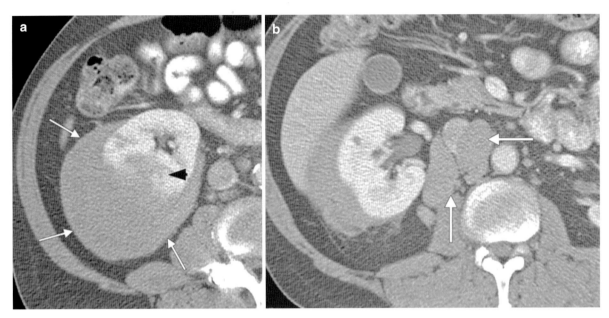

图 1.25　肾淋巴瘤。(a)增强 CT 示右肾一大而均匀的轻度强化肿物。与其他肾脏肿瘤相比,该肿物不典型,其围绕肾被膜呈新月形扩张(箭头),邻近肾实质如有肿物也仅有极少量。肾实质内的另一成分(三角箭头)边界不清,呈浸润性生长模式。这些为肾淋巴瘤特征性影像学表现,即典型的密度值十分均匀(即使病灶较大),强化远低于邻近肾实质。淋巴瘤趋向于在肾小囊、集合管或血管引起极小的占位效应[52-54]。断层图像上最常见的累及方式为单侧或双侧肾上多个软组织肿物。较少见的模式包括孤立肾肿物,肿物浸润肾周间隙而无明显的肾实质受累,由腹膜后腔直接侵犯肾窦和肾门,或弥漫浸润整个肾脏。肾淋巴瘤的一个特征为随着肿瘤增大,肾脏的肾形外观通常保留,即便是累及全肾[54-56]。(b)a 图中患者,图示颅侧数厘米。应注意,肿瘤浸润肾小囊周围,局限在吉氏筋膜内。此外,存在一明显的腹膜后淋巴结病变,同样呈均匀密度(箭头)。多数肾淋巴瘤患者有伴发的腹膜后淋巴结病变。淋巴瘤常可通过腹膜后淋巴结病变直接散播,继而累及肾脏[55]。实际上,均匀密度的腹膜后淋巴结病变的出现,以及均匀、浸润性、相对乏血管性的肾脏肿物均高度提示肾淋巴瘤。(待续)

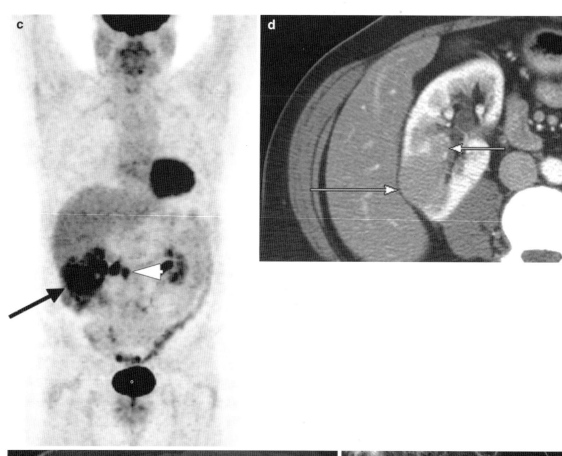

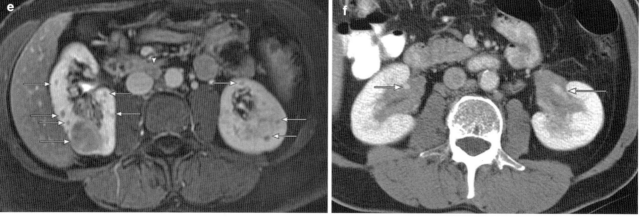

图 1.25(续)　(c)a,b 图中患者的 PET 最大密度投影(MIP)示右肾肿物(箭头)和腹膜后淋巴结病变(三角箭头)的强烈浓集。(d)另一患者,对比增强 CT 示至少两处相对乏血管性、均匀的肾脏肿物(箭头),符合肾淋巴瘤。(e)同一患者,肾实质期强化后 MR 序列示多个小的实性肾脏病灶(箭头),符合多灶性淋巴瘤。这些小病灶中有许多未在同一天的皮髓质期 CT 图像上显示。(f)另一双肾淋巴瘤患者的对比增强 CT 图像。注意肿瘤如何浸润肾窦,包绕血管(箭头)但未见狭窄,肾集合系统无相关的肾积水。肾淋巴瘤缺少癌症常见的结缔组织反应/纤维化,因而即使病灶较大,也通常不会造成梗阻(肠、肾或血管)[52-54]。

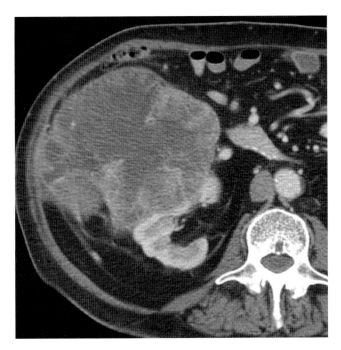

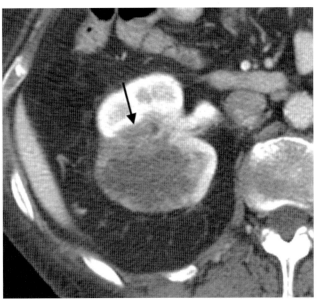

图 1.26　肾肉瘤。对比增强 CT 示一大的、异质的肾肿物，表现为起源于肾小囊的恶性纤维组织细胞瘤。注意肿瘤极度外生，明显压迫肾实质，但仅轻度侵犯。肾肉瘤为罕见肿瘤，占全部肾脏肿瘤的不到 1%。多数患者为 40~70 岁[57,58]。最常见的组织学类别为平滑肌肉瘤，其次为脂肪肉瘤和纤维肉瘤。较少见的包括恶性纤维组织细胞瘤，血管肉瘤，软骨肉瘤，骨肉瘤，横纹肌肉瘤，透明细胞肉瘤和恶性外周神经鞘瘤[57-59]。肾肉瘤通常起源于肾小囊或肾窦。所以这些肿瘤在横断面图像上倾向于极度外生，通常占位或压迫，而非侵犯肾实质[57-59]。在 CT 和 MR 图像上，它们通常为较大、异质的肿物伴坏死区。仅偶尔能通过影像特异诊断（例如，脂肪肉瘤中的脂肪，骨肉瘤中的骨样基质）[57]。

图 1.27　肾脏转移。对比增强 CT 示右肾一相对乏血管性的肿物，伴中央坏死，与正常、富血供的肾实质界面轻度不清（箭头）。尽管不常见，实性肿瘤有时的确会转移至肾脏，但这些患者通常也有其他部位的转移。对于有已知转移灶的患者，偶然检出的肾脏肿物是转移的可能性多过原发性肾肿瘤[54,60]。然而，无其他器官的转移时，偶然发现于有已知恶性疾病患者的孤立肾肿物更有可能是原发性肾肿瘤[61]。最常转移至肾脏的肿瘤来源于肺、乳腺、胃和对侧肾肿瘤[62,63]。肾脏转移常为多发和双侧的[60]。尽管影像特征不特异，但转移灶倾向于较原发性肾皮质肿瘤更具浸润性，血管更少，特别是相对透明细胞癌和大嗜酸性粒细胞瘤而言。然而，影像特征确有重叠，鉴于不同病种要行不同管理，常需活检以鉴别诊断[63]。

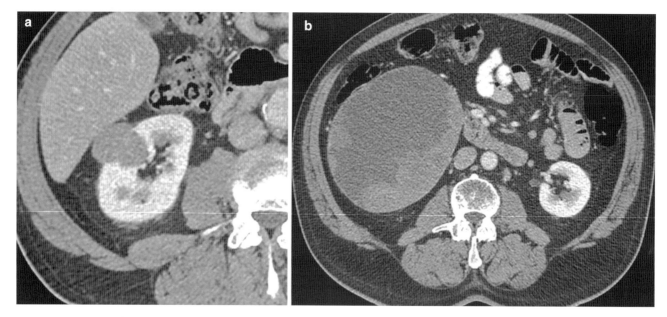

图 1.28　T1 和 T2 期肾癌。(a)CT 图像(同图 1.10a)示一 5cm 外生型右肾肿物,病理示 T1b(pT1b)期(>4cm,≤7cm,局限在肾脏)肾乳头状癌。该肿瘤大体局限在肾小囊内(图上不易见)且未延伸入肾窦脂肪。(b)CT 示一 17cm 乳头状癌,病理示 T2 分期,超过 7cm,局限在肾包膜内(未予显示)。通过包膜进入肾窦脂肪,亦称肾周侵及,而过低或过高分期是使用 CT 分期最常见的错误[64,66]。然而,将 T1、T2 期与 T3a 期肿瘤加以区分,在 CT 上并非至关重要,因为均须行根治性和部分肾切除术。关于其区别的确存在预后提示,但可在组织学分析中得到准确判断[64]。尽管在肾周脂肪发现单发的肿瘤结节为 T3 期特异性指征,但该征象的敏感性低[65,66]。肾周受累为检测 T3 期病变更敏感的征象,尽管其远非特异性指征,由于水肿、血管肿胀或既往炎症,其可见于半数 T1、T2 期肿瘤[64]。准确的分期对制订手术计划十分重要。保肾手术或部分肾切除术为现在常用的术式,传统应用于孤立肾、肾功能受损或多发双侧肿瘤的患者[64],现在广泛用于最大可能地保留肾功能,即使在孤立肿瘤、双侧肾功能都正常的患者中也如此。最适合行部分肾切除术的病变包括直径<4cm、位于皮层、远离肾门和集合管系统、在肾脏某一极的病灶[64]。

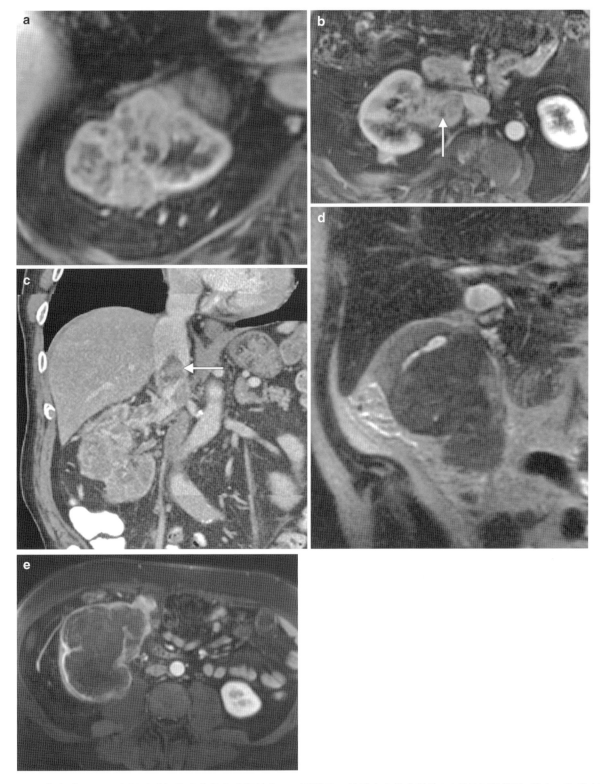

图1.29 T3期肾癌。(a,b)右肾透明细胞癌的肾实质期轴位MR图像示一异质富血供的肿物(a)延伸至肾静脉,符合T3b病变。(b)注意扩张的右肾静脉(箭头)以异于原发灶本身的方式强化。(c)另一患者的冠状位重建CT图像示透明细胞癌大范围累及右肾静脉及膈下下腔静脉(IVC)(箭头)。23%的透明细胞癌表现为肾静脉侵犯,4%~10%表现为IVC侵犯。由于右肾静脉较短,更常见于右侧肿瘤[67-69]。发生肾静脉和IVC扩张的患者如栓子不侵犯血管壁,则可被完全切除,因而预后较好。鉴别肿瘤在IVC内的侵犯水平(肝下、肝内、膈上)是非常重要的,这是因为不同水平的手术方式不同[64]。单独肾静脉扩张不足以做出癌栓的诊断,这是由于肿瘤本身增加的血流也可导致肾静脉扩张[70]。血管内不均匀强化提示肿瘤新生血管,若邻近原发病变,则为癌栓更可信的指征[71]。(d,e)SSFSE和强化后MR图像示一大的肾肿物,大体范围侵入肾窦脂肪,符合T3a病变。

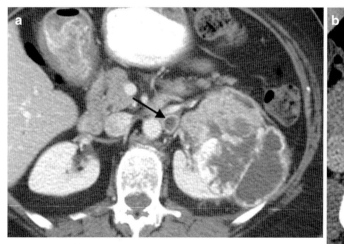
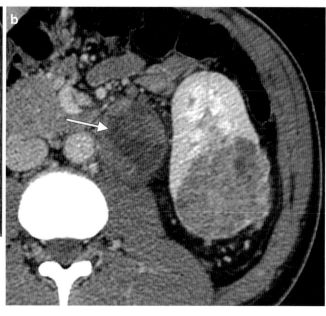

图 1.30　淋巴结转移。(a)肾实质期 CT 图像示透明细胞癌大范围累及左肾,包括肾窦。注意小的圆形囊性外周强化的病灶(箭头)刚好在主动脉左侧。该病灶与原发肿瘤的强化模式相同,符合主动脉旁淋巴结转移。(b)肾实质期 CT 图像示左肾后嫌色细胞癌。病变邻近主动脉(箭头)表现出与原发肿瘤近似的形态学,符合主动脉旁淋巴结转移。存在局部的(腹膜后)淋巴结转移对预后有不利影响,且促使 Ⅰ 或 Ⅱ 期的患者发展为 Ⅲ 期。将 1cm(短径)作为评定淋巴结病变的标准,敏感性为 83%,特异性为 88%[66]。反应性淋巴结更常见于坏死的肿瘤或累及肾静脉的肿瘤,可能导致阳性结果,而发生了微转移的正常大小的淋巴结则会导致假阴性[72]。如上述两个病例所示,转移性淋巴结的强化方式很有可能近似于原发肿瘤[64]。

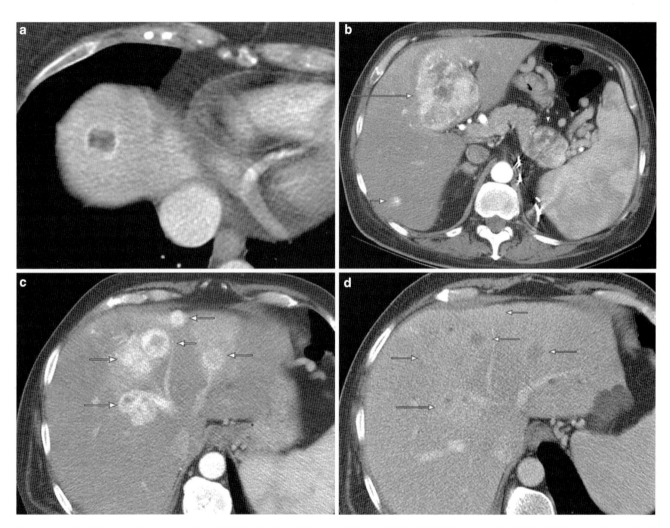

图 1.31　远处转移。(a)图 1.30a 中同一例透明细胞癌患者的对比增强 CT 图像示肝穹隆处一富血供、部分坏死的病变,符合远处转移。(b)另一例透明细胞癌患者的动脉晚期图像示肝左叶一大的富血供转移(长箭头)和右叶一非常小的富血供转移(短箭头);后者在门静脉期图像上无法识别(未显示),这是因为它与肝脏等密度。注意胰尾处还有一富血供转移。左侧肾切除术区可见手术夹。(c,d)同一患者,注意动脉期(c)肝脏更高水平的其他富血供转移(箭头)。在门静脉期(d),这些病变变得几乎和肝实质等密度,因而更难被发现(箭头)。(待续)

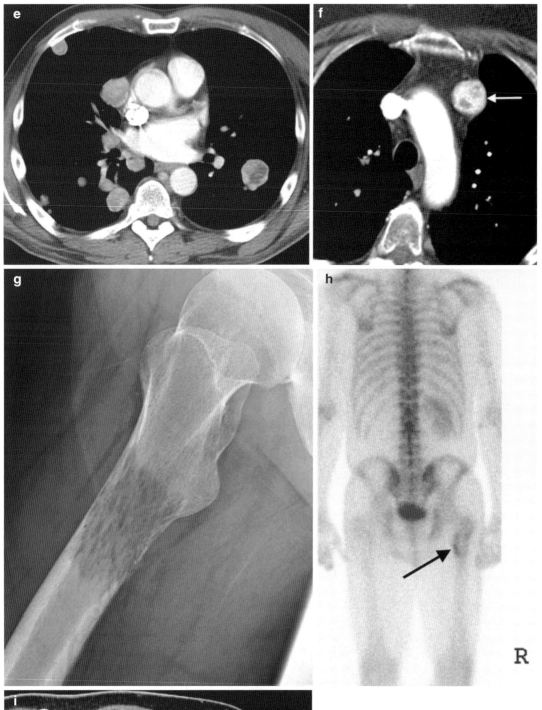

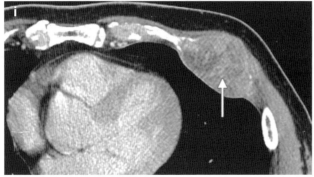

图 1.31(续)　(e)另一例透明细胞癌患者的对比增强 CT 示多处双侧富血供肺转移。(f)另一例透明细胞癌患者的 CT 图像示一富血供的纵隔淋巴结转移(箭头)。(g,h)平片(g)示右股骨转子下一单纯溶骨性转移,在骨扫描后位像中显示放射性浓集最强(箭头)。(i)CT 图像示一富血供的左前肋溶骨转移(箭头)。肾癌血行转移的最常见部位为肺,其次是纵隔、骨和肝脏;较少见于对侧肾脏、肾上腺、脑、胰腺、肠系膜和腹壁[73,74]。转移灶倾向于富血供,类似原发肿瘤(最常为透明细胞癌)。因此,肝转移在肝动脉期更易观察,这是由于病灶在门脉期可能和肝实质等密度(b,c)[64]。

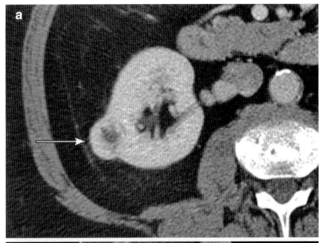

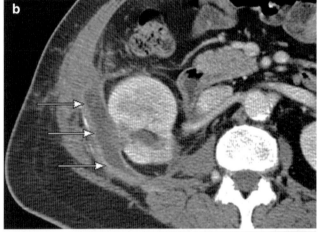

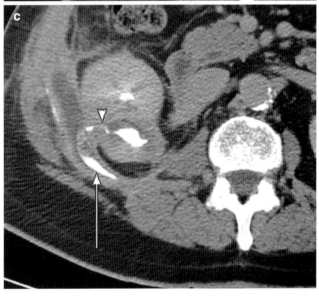

图 1.32　部分肾切除术并发症:尿性囊肿。(a)肾实质期 CT 图像示一富血供的右肾中级肿物,后被证实为透明细胞癌(箭头)。(a,b)部分肾切除术后 2 个月的肾实质期 CT 图像示在术区有一扁豆形的术后液性聚集(箭头),沿着肾旁后间隙延伸。(c)图 b 同次检查中 15 分钟延迟图像示静脉注射的对比剂进入液性区,证实了尿性囊肿(箭头)的存在。肾盏和液性区之间的连通部位在此图上可见(三角箭头)。在对深部肿瘤行部分肾切除术时,通常需要切除一小部分邻近的肾盏以确保切除了病灶的整个边界。如果肾盏的修复不是水密的,尿液有可能漏入术区[77]。通常在 CT(<20HU)或 MRI 上可以看到单纯的液体聚集,但有时这些液性区可能包含出血成分而表现得更为复杂[78]。如怀疑肾周液体集合来源于尿路,则应行延迟增强扫描(排泄期或更晚)。如果集合系统的对比剂在延迟图像上漏入液性集合区,则证实存在尿漏。手术后尿漏通常会自行修复或通过放置肾盂引流管或输尿管支架来解决[77]。然而,在少数病例中,尿漏持续存在,并成为尿性囊肿,定义为持续与尿路相交通的具有纤维性边界的液性集合。

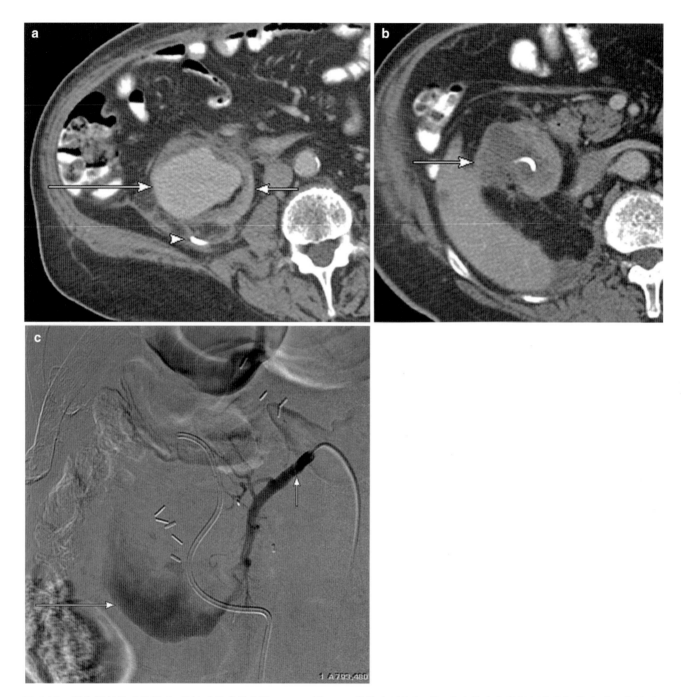

图 1.33 部分肾切除术并发症：假性动脉瘤伴血肿。(a)一例 19cm 的外生型右肾下极乳头状瘤患者行部分肾切除术后 1 个月，行对比增强 CT 检查。显示肾窦内一 7cm 的均匀的极高密度的病灶(长箭头)，怀疑大的假性动脉瘤。注意残部肾实质(短箭头)和输尿管支架(三角箭头)。(b)同次检查中更高部位显示轻度高密度(45HU)，大体局限在肾小囊内，液性集合边界模糊，符合包膜下血肿(箭头)。(c)通过注射(长箭头)入右肾动脉(短箭头)的血管造影示(a)图中的大空腔内蓄有对比剂，证实起源于肾动脉下极分支的假性动脉瘤的诊断。患者通过下极动脉分支的弹簧圈栓塞而得到成功的治疗。术中横断血管如果没有得到足够的缝合则可能引起大出血，此为部分肾切除术术后早期最常见的并发症，据报道，其发生率为 0~5.26%[77,79]。血管损伤常导致肾周血肿[79]。如出血流入肾实质，则少数动脉损伤可能导致假性动脉瘤。鉴于一般情况下假性动脉瘤比肾周血肿的位置更靠中心且压力更大，前者更易于损害肾集合系统(导致大量血尿)或侵入静脉伴发动静脉瘘[79,80]。在出血部位对供血动脉进行超选择经皮栓塞比外科修复更适合，后者常常需要全肾切除术[79]。

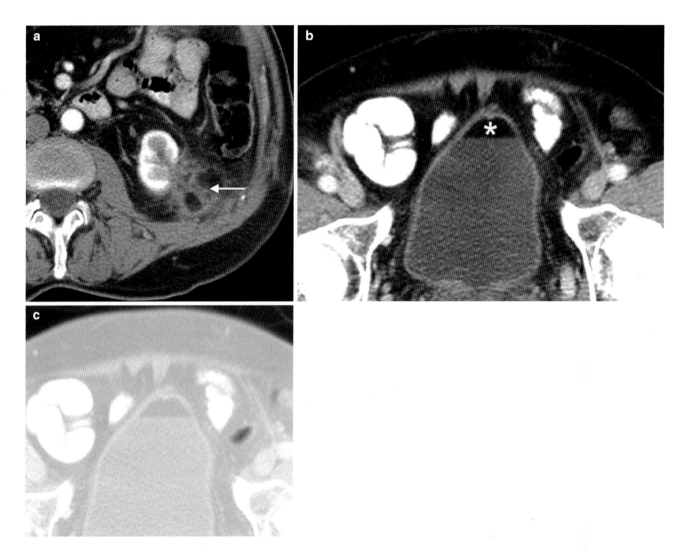

图 1.34　部分肾切除术后并发症:乳糜尿。(a)大嗜酸性粒细胞瘤患者行左侧部分肾切除术后 1 个月,术区有典型的术后改变(箭头)。(b)同次检查经骨盆层面图像示膀胱内一脂肪-液平,另见膀胱腔尖部一 CT 值为-85 HU 的低密度区域(星号)。(c)在肺窗下观察 b 图,证实了该处异常为脂肪而非空气,局限在膀胱内。淋巴管通常包绕肾盂和穹隆。外科创伤可导致扩张的淋巴管破裂进入肾集合系统,使淋巴管减压并引起淋巴-穹隆瘘[81-83]。乳糜随后流入集合系统并积累在膀胱里。在一项囊括了 125 例术后行盆腔 CT 检查的患者的研究中,4 例患者出现了乳糜尿[82]。可以相信乳糜尿在部分肾切除术中比在根治性肾切除术中更常见,因为不同于根治术,部分肾切除术同时保留了淋巴管和集合系统的成分,为微观或宏观水平的交通提供了可能[82]。乳糜尿可以无症状或表现为"牛奶样"尿,此为最常见的症状[82]。慢性乳糜尿患者有时可能发展为低蛋白血症、低脂血症和免疫功能下降。这类患者经外科治疗后有极好的转归[82,84]。

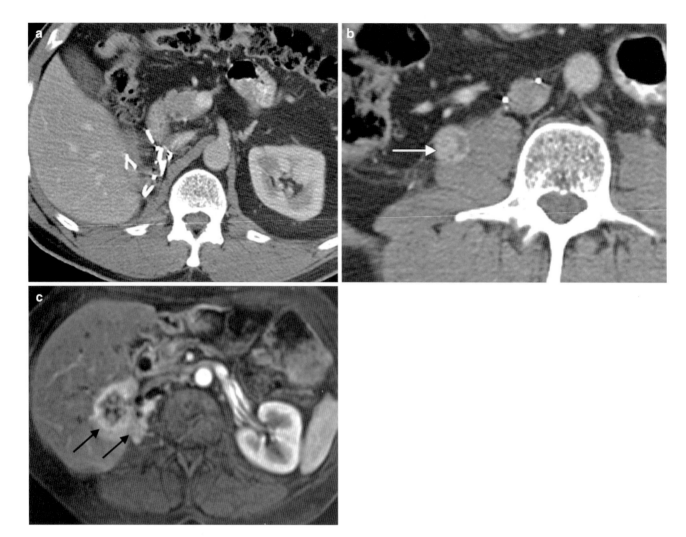

图1.35　根治性肾切除术后并发症：局部肿瘤复发。(a)一例透明细胞癌患者行右侧根治性肾切除术后3.5年行对比增强CT示,术区手术夹。(b)同次检查中更靠下的平面,右侧腰大肌旁可见强化结节(箭头),符合术区局部肿瘤复发。(c)同一患者的皮髓质期MR图像示术区一个4cm的富血供肿物(箭头),侵犯肝实质,符合局部肿瘤复发。在肾癌中,术区局部肿瘤复发率为20%~40%。这些复发通常发生在肾切除术后5年内,多数为头2年之内。手术切缘阳性的患者风险最高[85-87]。局部肿瘤复发在切除时直径超过5cm的肿瘤、级别较高的和发现时处于更晚期的肿瘤中更易发生[64]。在横断面图像上,局部肿瘤复发表现为强化的结节,常近似于原发肿瘤的外观,局限在术区,从膈脚处延伸,沿肾上腺(若未被切除)向下至骨盆入口,沿腰大肌和股四头肌,沿肝右叶、右半结肠和IVC向右延伸,沿胰尾、左半结肠和主动脉向左延伸。

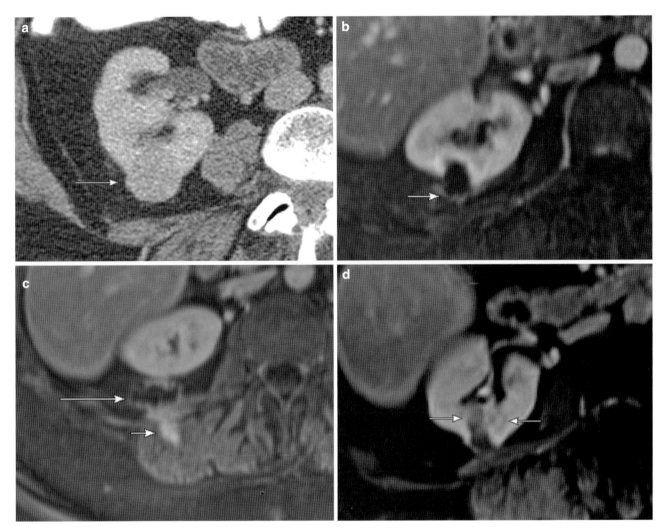

图 1.36　射频消融(RFA)伴局部复发。(a)对比增强 CT 示一例富血供透明细胞癌的 76 岁患者,由于冠心病不适宜手术。尽管肿物(箭头)具有明显的外生型成分,它同样也深度侵犯肾实质,接近肾窦。患者随后选择在其他机构进行 RFA(图像不可用)。(b)RFA 后 4 个月,强化后减影 MR 图像示原肿瘤区一无强化的缺损,符合肿瘤成功消融。注意此处有一厚的强化环(箭头)包绕消融缺损,但缺损内无结节强化。(c)同次检查的实质期图像示肾周间隙的脂肪坏死伴薄的环形强化(长箭头)和邻近椎旁肌的强化(短箭头),这是预期会发生的改变,因为消融术后软组织立刻环绕肿瘤。近年来,RFA 和冷冻消融术作为患有小的肾肿瘤,特别是不适宜手术的患者的微创备选方案得到了很大的发展。尽管可以手术操作,由 CT 或 MR 指导下的经皮消融术在近年来越发普遍[88]。消融术后的患者应进行 CT 或 MRI 随访以评估肿瘤复发。在 CT 上,消融后的肿瘤在手术刚完成后常表现为稍大于原病灶的肿物,这是由于消融术区必须包含一小部分正常组织的边界。随着时间的推移,消融术区的范围会减小[88]。同一患者消融术后大约 1 年的轴位 MR (d)和冠状位 CT 增强后图像(e)示消融术区一局灶结节强化区域(箭头),符合局部肿瘤复发。强化前后的图像都应采集以评估复发。由于出血,平扫图像可能表现为一轻度高密度的肿物。随着对比剂的注射,消融术区中央将不会出现明显的强化,符合凝固性坏死[88,89]。强化"晕"提示亚致死性损伤对周围组织的反应区,肾周脂肪中常见出血[90]。然而,出现消融区内的结节强化或消融区范围增加时,应怀疑肿瘤复发[88,90]。冷冻消融术和 RFA 的影像学表现与 CT 类似,除了冷冻消融损伤的范围减小通常快于 RFA[89]。和 CT 类似,MR 也表现为无强化的消融区伴周围晕的形成,范围随时间而减小。被消融的肿瘤在 T1WI 上表现为高信号,通常高于肾实质,至少有一部分原因是出血,而在 T2WI 上显示为低信号(相比残余或复发肿瘤仍为相对的高信号)[88,91]。增强减影图像有助于评价局部复发,这是由于在 T1WI 上,增强的肿瘤可能被潜在的高信号出血成分所掩盖[88]。(待续)

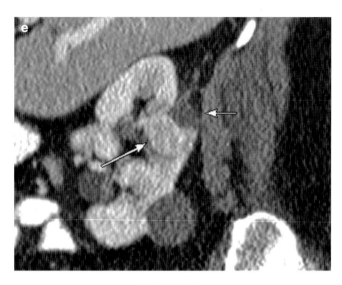

图 1.36(续)

(李之珺 赵金坤 译)

参考文献

1. Kovacs G, Akhtar M, Beckwith BJ, et al. The Heidelberg classification of renal cell tumours. J Pathol. 1997;183:131–3.
2. Bosniak MA. The current radiological approach to renal cysts. Radiology. 1986;158:1–10.
3. Hilpert PL, Friedman AC, Radecki PD, et al. MRI of hemorrhagic renal cysts in polycystic kidney disease. AJR Am J Roentgenol. 1986;146:1167–72.
4. Israel GM, Bosniak MA. Calcification in cystic renal masses: is it important in diagnosis? Radiology. 2003;226:47–52.
5. Israel GM, Bosniak MA. Follow-up CT of moderately complex cystic lesions of the kidney (Bosniak category IIF). AJR Am J Roentgenol. 2003;181:627–33.
6. Israel GM, Bosniak MA. How I do it: evaluating renal masses. Radiology. 2005;236:441–50.
7. Hartman DS, Choyke PL, Hartman MS. A practical approach to the cystic renal mass. Radiographics. 2004;24:S101–15.
8. Bosniak MA. Problems in the radiologic diagnosis of renal parenchymal tumors. Urol Clin North Am. 1993;20:217–30.
9. Hopkins JK, Giles Jr HW, Wyatt-Ashmead J, Bigler SA. Best cases from the AFIP: cystic nephroma. Radiographics. 2004;24:589–93.1.
10. Abdulla C, Kaira MK, Saini S, et al. Pseudoenhancement of simulated renal cysts in a phantom using different multidetector CT scanners. AJR Am J Roentgenol. 2002;179:1473–6.
11. Birnbaum BA, Hindman N, Lee J, Babb JS. Renal cyst pseudoenhancement: influence of multidetector CT reconstruction algorithm and scanner type in phantom model. Radiology. 2007;244:767–75.
12. Tappouni R, Kissane J, Sarwani N, Lehman EB. Pseudoenhancement of renal cysts: influence of lesion size, lesion location, slice thickness, and number of MDCT detectors. AJR Am J Roentgenol. 2012;198:133–7.
13. Jinzaki M, Tanimoto A, Mukai M, et al. Double-phase helical CT of small renal parenchymal neoplasms: correlation with pathologic findings and tumor angiogenesis. J Comput Assist Tomogr. 2000;24:835–42.
14. Kim JK, Kim TK, Ahn HJ, et al. Differentiation of subtypes of renal cell carcinoma on helical CT scans. AJR Am J Roentgenol. 2002;178:1499–506.
15. Zhang J, Lefkowitz RA, Ishill NM, et al. Solid renal cortical tumors: differentiation with CT. Radiology. 2007;244:494–504.
16. Zhang J, Lefkowitz RA, Wang L, et al. Significance of peritumoral vascularity on CT in evaluation of renal cortical tumor. J Comput Assist Tomogr. 2007;31:717–23.
17. Pedrosa I, Chou MT, Ngo L, et al. MR classification of renal masses with pathologic correlation. Eur Radiol. 2008;18:365–75.
18. Outwater EK, Bhatia M, Siegelman ES, et al. Lipid in renal clear cell carcinoma: detection on opposed-phase gradient-echo MR images. Radiology. 1997;205:103–7.
19. Pedrosa I, Sun MR, Spencer M, et al. MR imaging of renal masses: correlation with findings at surgery and pathologic analysis. Radiographics. 2008;28:985–1003.
20. Wagner BJ. The kidney: radiologic-pathologic correlation. Magn Reson Imaging Clin N Am. 1997;5:13–28.
21. Vikram R, Ng CS, Tamboli P, et al. Papillary renal cell carcinoma: radiologic-pathologic correlation and spectrum of disease. Radiographics. 2009;29:741–54.
22. Raj GV, Bach AM, Iasonos A, et al. Predicting the histology of renal masses using preoperative Doppler ultrasonography. J Urol. 2007;177:53–8.
23. Herts BR, Coll DM, Novick AC, et al. Enhancement characteristics of papillary renal neoplasms revealed on triphasic helical CT of the kidneys. AJR Am J Roentgenol. 2002;178:367–72.
24. Kim JK, Kim SH, Jang YJ, et al. Renal angiomyolipoma with minimal fat: differentiation from other neoplasms at double-echo chemical shift FLASH MR imaging. Radiology. 2006;239:174–80.
25. Brinker DA, Amin MB, de Peralta-Venturina M, et al. Extensively necrotic cystic renal cell carcinoma: a clinicopathologic study with comparison to other cystic and necrotic renal cancers. Am J Surg Pathol. 2000;24:988–95.
26. Delahunt B, Eble JN. Papillary renal cell carcinoma: a clinicopathologic and immunohistochemical study of 105 tumors. Mod Pathol. 1997;10:537–44.
27. Yamada T, Endo M, Tsuboi M, et al. Differentiation of pathologic subtypes of papillary renal cell carcinoma on CT. AJR Am J Roentgenol. 2008;191:1559–63.
28. Roy C, Sauer B, Lindner V, et al. MR imaging of papillary renal neoplasms: potential application for characterization of small renal masses. Eur Radiol. 2007;17:193–200.

29. Shinmoto H, Yvasa Y, Tanimoto A, et al. Small cell carcinoma: MRI with pathologic correlation. J Magn Reson Imaging. 1998;8:690–4.

30. Yoshimitsu K, Irie H, Tajima T, et al. MR imaging of renal cell carcinoma: its role in determining cell type. Radiat Med. 2004;22: 371–6.

31. Sussmann SK, Glickstein MF, Krzymowski GA. Hypointense renal cell carcinoma: MR imaging with pathologic correlation. Radiology. 1990;177:495–7.

32. Oliva MR, Glickman JN, Zou KH, et al. Renal cell carcinoma: T1 and T2 signal intensity characteristics of papillary and clear cell types correlated with pathology. AJR Am J Roentgenol. 2009;192:1524–30.

33. Sun MR, Ngo L, Genega EM, et al. Renal cell carcinoma: dynamic contrast-enhanced MR imaging for differentiation of tumor subtypes – correlation with pathologic findings. Radiology. 2009;250: 793–802.

34. Cochand-Priollet B, Molinie V, Bougaran J, et al. Renal chromophobe cell carcinoma and oncocytoma: a comparative morphologic, histochemical, and immunohistochemical study of 124 cases. Arch Pathol Lab Med. 1997;121:1081–6.

35. Rosenkrantz AB, Hindman N, Fitzgerald EF, et al. MRI features of renal oncocytoma and chromophobe renal cell carcinoma. AJR Am J Roentgenol. 2010;195:W421–7.

36. Kim JI, Cho JY, Moon KC, et al. Segmental enhancement inversion at biphasic multidetector CT: characteristic finding of small renal oncocytoma. Radiology. 2009;252:441–8.

37. Quinn MJ, Hartman DS, Friedman AC, et al. Renal oncocytoma: new observations. Radiology. 1984;153:49–53.

38. Davidson AJ, Hayes WS, Hartman DS, et al. Renal oncocytoma and carcinoma: failure of differentiation with CT. Radiology. 1993;186:693–6.

39. McGahan JP, Lamba R, Fisher J, et al. Is segmental enhancement inversion on enhanced biphasic MDCT a reliable sign for the noninvasive diagnosis of renal oncocytomas? AJR Am J Roentgenol. 2011;197.W674–9.

40. Harmon WJ, King BF, Lieber MM. Renal oncocytoma: magnetic resonance imaging characteristics. J Urol. 1996;155:863–7.

41. Wagner BJ, Wong-You-Cheong JJ, Davis Jr CJ. Adult renal hamartomas. Radiographics. 1997;17:155–69.

42. Simpfendorfer C, Herts BR, Motta-Ramirez GA, et al. Angiomyolipoma with minimal fat on MDCT: can counts of negative-attenuation pixels aid diagnosis? AJR Am J Roentgenol. 2009; 192:438–43.

43. Kutikov A, Fossett LK, Ramchandani P, et al. Incidence of benign pathologic findings at partial nephrectomy for solitary renal mass presumed to be renal cell carcinoma on preoperative imaging. Urology. 2006;68:737–40.

44. Jinzaki M, Tanimoto A, Narimatsu Y, et al. Angiomyolipoma: imaging findings in lesions with minimal fat. Radiology. 1997; 205:497–502.

45. Israel GM, Bosniak MA, Slywotzky CM, et al. CT differentiation of large exophytic renal angiomyolipomas and perirenal liposarcomas. AJR Am J Roentgenol. 2002;179:769–73.

46. Siegel CL, Middleton WD, Teefey FA, McClennan BL. Angiomyolipoma and renal cell carcinoma: US differentiation. Radiology. 1996;198:789–93.

47. Prasad SR, Humphrey PA, Menias CO, et al. Neoplasms of the renal medulla: radiologic-pathologic correlation. Radiographics. 2005;25:369–80.

48. Chao D, Zisman A, Pantuck AJ, et al. Collecting duct renal cell carcinoma: clinical study of a rare tumor. J Urol. 2002;167:71–4.

49. Pickhardt PJ, Siegel CL, McLarney JK. Collecting duct carcinoma of the kidney: are imaging findings suggestive of the diagnosis? AJR Am J Roentgenol. 2001;176:627–33.

50. Davis Jr CJ, Mostofi FK, Sesterhenn IA. Renal medullary carcinoma: the seventh sickle cell nephropathy. Am J Surg Pathol. 1995;19:1–11.

51. Davidson AJ, Choyke PL, Hartman DS, Davis Jr CJ. Renal medul-

lary carcinoma associated with sickle cell trait: radiologic findings. Radiology. 1995;195:83–5.

52. Hartman DS, David Jr CJ, Goldman SM, et al. Renal lymphoma: radiologic-pathologic correlation of 21 cases. Radiology. 1982; 144:759–66.

53. Urban BA, Fishman EK. Renal lymphoma: CT patterns with emphasis on helical CT. Radiographics. 2000;20:197–212.

54. Zhang J, Lefkowitz RA, Bach A. Imaging of kidney cancer. Radiol Clin North Am. 2007;45:119–47.

55. Cohan RH, Dunnick NR, Leder RA, et al. Computed tomography of renal lymphoma. J Comput Assist Tomogr. 1990;14:933–8.

56. Heiken JP, Gold RP, Schnur MJ, et al. Computed tomography of renal lymphoma with ultrasound correlation. J Comput Assist Tomogr. 1983;7:245–50.

57. Shirkhoda A, Lewis E. Renal sarcoma and sarcomatoid renal cell carcinoma: CT and angiographic features. Radiology. 1987; 162:353–7.

58. Vogelzang NJ, Fremgen AM, Guinan PD, et al. Primary renal sarcoma in adults. A natural history and management study by the American Cancer Society, Illinois Division. Cancer. 1993; 71:804–10.

59. Rha SE, Byun JY, Jung SE, et al. The renal sinus: pathologic spectrum and multimodality imaging approach. Radiographics. 2004;24 Suppl 1:S117–31.

60. Curry NS. Small renal masses (lesions smaller than 3 cm): imaging evaluation and management. AJR Am J Roentgenol. 1995;164: 355–62.

61. Israel GM, Krinsky GA. MR imaging of the kidneys and adrenal glands. Radiol Clin North Am. 2003;41:145–59.

62. Wagle DG, Moore RH, Murphy GP. Secondary carcinomas of the kidney. J Urol. 1975;114:30–2.

63. Zhang J, Israel GM, Krinsky GA, Lee VS. Masses and pseudo-masses of the kidney: imaging spectrum on MR. J Comput Assist Tomogr. 2004;28:588–95.

64. Sheth S, Scatarige JC, Horton KM. Current concepts in the diagnosis and management of renal cell carcinoma: role of multidetector CT and three-dimensional CT. Radiographics. 2001;21(spec no):S237–25.

65. Kopka L, Fischer U, Zoeller G, et al. Dual-phase helical CT of the kidney: value of the corticomedullary and nephrographic phase for evaluation of renal lesions and preoperative staging of renal cell carcinoma. AJR Am J Roentgenol. 1997;169:1573–8.

66. Johnson CD, Dunnick NR, Cohan RH, Illescas FF. Renal adenocarcinoma: CT staging of 100 tumors. AJR Am J Roentgenol. 1987;148:59–63.

67. Russo P. Renal cell carcinoma: presentation, staging, and surgical treatment. Semin Oncol. 2000;27:160–76.

68. Kallman DA, King BF, Hattery RR, et al. Renal vein and inferior vena cava tumor thrombus in renal cell carcinoma: CT, US, MRI, and venacavography. J Comput Assist Tomogr. 1992;16:240–7.

69. Staehler G, Brkovic D. The role of radical surgery for renal cell carcinoma with extension into the vena cava. J Urol. 2000; 163:1671–5.

70. Zeman RK, Cronan JJ, Rosenfield AT, et al. Renal cell carcinoma: dynamic thin-section CT assessment of vascular invasion and tumor vascularity. Radiology. 1988;167:393–6.

71. Zagoria RJ, Bechtold RE, Dyer RB. Staging of renal adenocarcinoma: role of various imaging procedures. AJR Am J Roentgenol. 1995;164:363–70.

72. Ng CS, Wood CG, Silverman PM, et al. Renal cell carcinoma: diagnosis, staging, and surveillance. AJR Am J Roentgenol. 2008; 191:1220–32.

73. Dinney CPN, Awad SA, Gajewski JB, et al. Analysis of imaging modalities, staging systems, and prognostic indicators for renal cell carcinoma. Urology. 1992;36:22–9.

74. Thrasher JB, Paulson DF. Prognostic factors in renal cancer. Urol Clin North Am. 1993;20:247–61.

75. Pretorius ES, Siegelman ES, Ramchandani P, et al. Renal neoplasms amenable to partial nephrectomy: MR imaging. Radiology. 1999;212:28–34.
76. Joniau S, Vander Eeckt K, Van Poppel H. The indications for partial nephrectomy in the treatment of renal cell carcinoma. Nat Clin Pract Urol. 2006;3:198–205.
77. Israel GM, Hecht E, Bosniak MA. CT and MR imaging of complications of partial nephrectomy. Radiographics. 2006;26:1419–29.
78. Gill IS. Minimally invasive nephron-sparing surgery. Urol Clin North Am. 2003;30:551–79.
79. Heye S, Maleux G, Van Poppel H, et al. Hemorrhagic complications after nephron-sparing surgery: angiographic diagnosis and management by transcatheter embolization. AJR Am J Roentgenol. 2005;184:1661–4.
80. Albani JM, Novick AC. Renal artery pseudoaneurysm after partial nephrectomy: three cases and a literature review. Urology. 2003;62:227–31.
81. Chen KC. Lymphatic abnormalities in patients with chyluria. J Urol. 1971;106:111–4.
82. Miller FH, Keppke AL, Yaghmai V, et al. CT diagnosis of chyluria after partial nephrectomy. AJR Am J Roentgenol. 2007;188:W25–8.
83. Tuck J, Pearce I, Pantelides M. Chyluria after radical nephrectomy treated with N-butyl-2-cyanoacrylate. J Urol. 2000;164:778–9.
84. Ciferri F, Glovsky MM. Chronic chyluria: a clinical study of three patients. J Urol. 1985;133:631–4.
85. Hilton S. Imaging of renal cell carcinoma. Semin Oncol. 2000;27:150–9.
86. Chin AI, Lam JS, Figlin RA, Belldegrun AS. Surveillance strategies for renal cell carcinoma patients following nephrectomy. Rev Urol. 2006;8:1–7.
87. Chae EJ, Kim JK, Kim SH, et al. Renal cell carcinoma: analysis of postoperative recurrence patterns. Radiology. 2005;234:189–96.
88. Kawamoto S, Permpongkosol S, Bluemke DA, et al. Sequential changes after radiofrequency ablation and cryoablation of renal neoplasms: role of CT and MR imaging. Radiographics. 2007;27:343–55.
89. Matsumoto ED, Watumull L, Johnson DB, et al. The radiographic evolution of radiofrequency ablated renal tumors. J Urol. 2004;172:45–8.
90. Gill IS, Remer EM, Hasan WA, et al. Renal cryoablation: outcome at 3 years. J Urol. 2005;173:1903–7.
91. Merkle EM, Nour SG, Lewin JS. MR imaging follow-up after percutaneous radiofrequency ablation of renal cell carcinoma: findings in 18 patients during first 6 months. Radiology. 2005;235:1065–71.

第 2 章　上尿路肿瘤

Vandan Caur, Nathalie Ibrahim , Yulia Lakhman, Scott Gerst

肾盂和输尿管的尿路上皮肿瘤相对不常见,约占全部泌尿系统恶性病变的5%[1]。多数(90%)为起源于肾盂的移行细胞癌(TCC);9%为鳞状细胞癌,1%为黏液腺癌[2]。上泌尿道肿瘤多发生在50~60岁的人群,男女比例为3:1[3]。

在肾盂内的TCC最常见于肾盂的肾外部,其次为肾盏漏斗部[4]。输尿管的TCC多发生在远端输尿管,越靠近近端,发病率越低,远、中、近端输尿管的发病率比值为70:20:10[5]。

上尿路TCC的危险因素与膀胱癌类似。最主要的因素为吸烟,吸烟者患TCC的风险为不吸烟者的2~3倍[4]。其他因素有环境暴露,包括非那西汀、化学致癌剂(苯胺、联苯胺)、环磷酰胺和巴尔干(Balkan)肾病[4,6,7]。

慢性感染、炎症、梗阻和结石可增高腺癌和鳞状细胞癌的患病风险[8,9]。

V. Caur, M.D.
Wirral University Teaching Hospitals NHS Foundation Trust,
Arrowe park road, Wirral, CH49 5PE, UK
e-mail: v.arora@nhs.net

S. Gerst, M.D.(✉)
Department of Radiology, Memorial Sloan-Kettering Cancer Center,
1275 York Avenue, New York, NY, 10065, USA
e-mail: gersts@mskcc.org

N. Ibrahim, M.D.
Radiology Department, McGill University Health Center,
Montreal, QC, Canada
e-mail: natibrahim@yahoo.com

Y. Lakhman, M.D.
Department of Radiology, Memorial Sloan-Kettering Cancer Center,
303 East 66 Street, Room 703, New York, NY, 10065, USA
e-mail: lakhmany@mskcc.org

临床表现

与膀胱肿瘤的表现类似,上尿路上皮肿瘤最常见症状为血尿,肉眼血尿或镜下血尿均有可能。其他症状包括胁腹部钝痛或由梗阻造成的急性肾绞痛。

肿瘤通过局部浸润、血行或淋巴转移进行扩散。肾盂和上输尿管TCC最初通过腹主动脉旁淋巴结及腔静脉旁淋巴结扩散,远端输尿管TCC通过盆腔淋巴结扩散。远处转移的最常好发部位依次为肺、骨、肝脏。

累及双侧的上尿路肿瘤占上尿路TCC的2%~4%[10]。此外,同侧其他部位的复发率约为40%(范围:20%~70%),需要泌尿学及影像学密切随访[11]。

分期

影像学评价联合输尿管镜检查和活检,为判断临床分期必要的工具。美国癌症联合委员会(AJCC)支持的TNM(肿瘤、淋巴结、转移)分期是上尿路肿瘤病理分期最常用的方法(表2.1和表2.2)[12]。该分期仅适用于癌和乳头状瘤;非上皮源性或转移瘤不适用。

许多研究显示,生存期和肿瘤分期、分级、多灶性高度相关,其中分期为最重要的因素[13]。Ta或T1期患者的5年生存率为60%~90%,T3或T4期仅为5%[14]。此外,组织学分级(表2.3)也与分期存在紧密联系(例如,浅表肿瘤趋向于低分级,而高分级的肿瘤则更趋向于具有侵袭性)[15]。

研究显示肾盂肿瘤比输尿管肿瘤的预后更好,这被认为是由肾实质的屏障作用所致[2,11]。

表 2.1　肾盂及输尿管肿瘤的 TNM 分期系统[12]

原发肿瘤（T）

Tx：原发肿瘤无法被评估

T0：无原发肿瘤证据

Ta：非侵袭性乳头状癌

Tis：原位癌

T1：肿瘤侵犯皮下结缔组织

T2：肿瘤侵犯肌层

T3（仅肾盂）：肿瘤侵犯肌层下至肾盂周围脂肪或肾实质

T3（仅输尿管）：肿瘤侵犯肌层下至输尿管周围脂肪

T4：肿瘤侵犯邻近器官或通过肾脏进入肾周脂肪

局部淋巴结（N）ᵃ

Nx：局部淋巴结无法被评估

N0：无局部淋巴结转移

N1：单个淋巴结转移，最大直径不超过 2cm

N2：单个淋巴结转移，最大直径超过 2cm 但不超过 5cm；
　　或多个淋巴结转移，最大直径均不超过 5cm

N3：转移淋巴结最大直径超过 5cm

远处转移（M）

Mx：远处转移无法被评估

M0：无远处转移

M1：远处转移

Used with permission of the American Joint Committee on Cancer (AJCC), Chicago, IL. The original source for this material is the AJCC Cancer Staging Manual, 7th edn (2010) published by Springer Science and Business Media LLC, http://www.springer.com.

ᵃ 单侧或双侧不影响 N 分级。

表 2.2　解剖学分期及预后分组[12]

分期			
0a 期	Ta	N0	M0
0is 期	Tis	N0	M0
Ⅰ 期	T1	N0	M0
Ⅱ 期	T2	N0	M0
Ⅲ 期	T3	N0	M0
Ⅳ 期	T4	N0	M0
	任意 T	N1	M0
	任意 T	N2	M0
	任意 T	N3	M0
	任意 T	任意 N	M1

Used with permission of the American Joint Committee on Cancer (AJCC), Chicago, IL. The original source for this material is the AJCC Cancer Staging Manual, 7th edn (2010) published by Springer Science and Business Media LLC, http://www.springer.com.

表 2.3　组织学分级[12]

GX	分级无法评估
G1	高分化
G2	中等分化
G3~4	低分化或未分化

Used with permission of the American Joint Committee on Cancer (AJCC), Chicago, IL. The original source for this material is the AJCC Cancer Staging Manual, 7th edn (2010) published by Springer Science and Business Media LLC, http://www.springer.com.

治疗和预后很大程度上依赖于肿瘤浸润的深度、淋巴结累及情况、转移及肿瘤组织学分型，进一步强调了恰当的分级的必要性。

检测到血尿或怀疑上尿路 TCC 时，影像学评估对检测肿瘤和确定肿瘤范围及分级十分重要（表 2.4）。计算机体层摄影尿路造影（CTU）已基本取代静脉尿路造影术，该技术可检测到大于 5mm 的病灶[18]，同时显示整个尿路并提供局部扩张、淋巴结及远处转移的信息。然而，并非集合系统内的所有充盈缺损都是尿路上皮肿瘤。虽然罕见，其他恶性病变如肉瘤（平滑肌肉瘤、尤文肉瘤、脂肪肉瘤和横纹肌肉瘤）或良性情况（例如，血凝块、真菌球、结石、脱落的乳突、软化斑、结核、输尿管炎性囊肿和子宫内膜异位）可能具有相似的征象，使得鉴别困难，有时需要借助内镜及活检在治疗前进行鉴别诊断。

磁共振成像（MRI）尿路造影由于空间分辨率不及 CT，且扫描时间长，检查费用较高，目前尚不作为常规检查手段[19]。然而，由于不产生电离辐射，它仍是一种非常有价值的备用检查手段。目前，MR 尿路造影作为一种无创备用检查手段，主要应用于对碘造影剂过敏的患者。

治疗

通常，对于病变局限于肾盂及近端上输尿管疾病未累及对侧肾脏的患者，需要行根治性肾输尿管全切术伴膀胱袖切除术[20]。此举的原因为：TCC 的同步和异时特性，只进行肾切除术后输尿管余部的肿瘤复发率高（30%~50%）[21]，以及对侧损伤的发生率低（1%~5.8%）[22]。

之后行局部淋巴清扫术，特别是高分级肿瘤的

表 2.4　影像技术总结

对血尿患者的评估及分期

静脉尿路造影术

基本被 CTU 取代

无法使用 CTU 时的选择

无法提供周围结构的信息

CT 尿路造影

当前的微创影像标准

有助于分期和诊断

允许多层面评估

评估输尿管周围和肾脏浸润情况

评估淋巴结和远处转移

分离团注技术,分两次进行可将辐射最小化

俯卧位,静脉盐水团注及口服水化有助于输尿管显影及集合系统扩张

目前,并没有统一的标准化 CTU 程序。然而,在过去 5 年中,随着输尿管显影的改善,且辐射剂量较低,CTU 的应用呈增长趋势。辐射剂量包括重复检查的累积计量,是利用 CT 尿路造影进行影像检查时需要特别考虑的一点,尤其对于可能进行重复随诊检查的年轻患者。不可否认,CTU 的有效剂量要高于传统尿路造影。Nawfel 等[16]计算出,应用单次团注三期技术的 CTU 预计有效剂量为 14.8mSv,相比之下,传统尿路造影为 9.7mSv。然而,Martingano 等[17]表示 CTU 预计有效剂量在肾实质-排泄期可能达到 17.1mSv,但在辐射最优化时得到的值为 6.2mSv

MR 尿路造影(MRU)

空间分辨率低于 CTU

碘造影剂过敏患者的备选方法

轻微肾功能不全患者的可能备选方法

例外:严重肾功能受损患者,原因为可能造成肾源性系统性纤维化(NSF)

患者必须可以暴露于磁场且无禁忌证

肾盂造影术

顺行:由于存在肿瘤播散的理论风险,仅当 CTU 不足以评估肾盂时使用

逆行:肾功能低下、造影剂过敏、集合系统显示不完全时建议使用。但如果不存在禁忌证,MRU 可能是一个更好的备选检查手段

典型的 CTU 流程和技术因素

静脉注射

盐水 2.5mL/s,200mL

造影剂 2.5mL/s,150mL(如碘海醇 300),再注射 200mL 盐水 2.5mL/s

口服造影剂

400mL 水,扫描前 20 分钟

(待续)

表 2.4(续)　影像技术总结

强化前,实质期和排泄期成像

注射至扫描延迟:实质期 80 秒;排泄期 12 分钟

扫描范围

强化前:肾脏上方至坐骨结节

实质期:肝顶至坐骨结节

排泄期:同强化前

技术参数

曝光:

强化前及排泄期:0.7 秒旋转时间;低毫安(如 130)

实质期:0.7 秒旋转时间;自动毫安

螺距/床速:全部期相,0.984/39.37mm

重建厚度:2.5mm×2.5mm 标准全部期相

重建 2:1.25mm×1mm 标准

额外延迟:

如有必要,延迟 12 分钟行仰卧位扫描,延迟 18 分钟俯卧位扫描,扫描范围仅为目标病灶

如病理学可疑,额外延迟将由放射医师决定

(腹部压迫:无)

重建

实质期:

1.6mm×0.8mm 冠状重建肾脏、输尿管和膀胱

3D 重建:使用排泄期 1.25mm×1mm 重建,推送至工作站

患者;然而,常规淋巴清扫术的作用和范围仍有待商榷[23]。

部分输尿管切除术伴吻合术或输尿管膀胱吻合术对于近端或中端输尿管肿瘤及因无证据支持多灶病变而行远端输尿管切除术的远端输尿管肿瘤患者是可行的,尤其对于低分级、低分期及需要保留肾功能的患者。

随着内镜技术和微创手术优势的显露,保守治疗趋于流行。这类保留肾功能的保守治疗被低分级肿瘤、孤立肾、双侧病变、肾功能较差或存在无法进行开放手术的并发症的患者所普遍接受[24]。

尽管对于影像学随访没有公认标准,但是无论进行何种外科学处理,对上尿路 TCC 进行内镜和细胞学监测对于检测局部复发仍是有必要的。

鉴于上尿路 TCC 较为罕见,参照下尿路上皮肿瘤的治疗,推荐对上尿路疾病进行局部化疗、免疫疗法和新辅助全身化疗。放疗和化疗在降低肿瘤复发率和延长生存期等方面的作用仍存在争议,仍需随机多中心试验的进一步研究来明确疗效[25]。

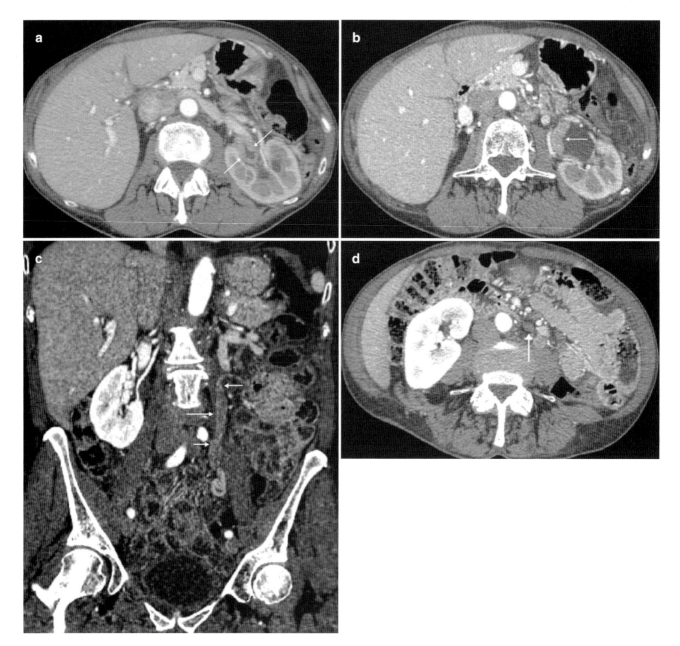

图 2.1 68 岁女性患者,血尿及膀胱癌病史,行经尿道膀胱肿瘤切除术(TURBT)。CTU 显示广泛的上尿路肿瘤及腹膜后淋巴结轻度增大。组织病理学分析确诊 T1 乳头状癌累及黏膜固有层,未侵及肌层。(a)轴位实质期图像显示左肾盂内肿瘤多灶强化(箭头),累及肾脏上部及输尿管上端,伴中度肾盂积水。(b)更低层面的轴位实质期图像显示沿着输尿管肾盂连接处的偏心增厚(箭头)。(c)冠状位多平面重建(MPR)图像显示泌尿道上皮肿瘤范围包括左输尿管(箭头),该患者还做了延迟的肾图。(d)左肾下极下方水平的轴位实质期图像显示,突出的边界增大的主动脉旁淋巴结(箭头)。淋巴结阳性的肾盂肿瘤可累及上腹部腹膜后淋巴结(膈脚后、肾门上、腔静脉旁、主动脉旁和主动脉腔静脉间隙),且向尾侧延伸至髂外淋巴结。淋巴结阳性的中端和下端 1/3 的输尿管肿瘤可累及腹膜后和盆腔淋巴结。淋巴结转移向来与预后不良相关[23]。

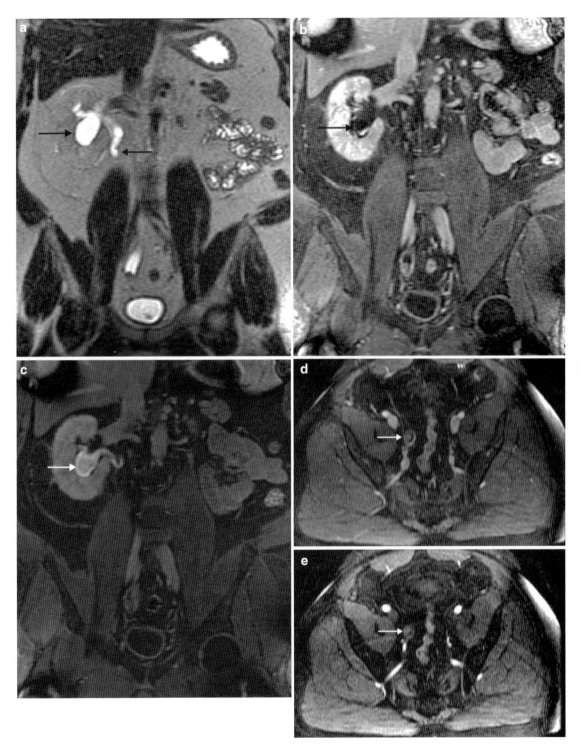

图 2.2　55 岁男性患者,膀胱及左侧上尿路低级别 TCC,行 TURBT 及左侧肾输尿管全切除术。常规随访 MRU 显示,新发右侧肾积水和小叶状增强的病灶阻塞了远端输尿管。尽管在放置双 J 支架时进行了输尿管冲洗,结果为阴性,但是右侧远端输尿管切除术后的组织病理学确诊为非侵袭性尿道癌。(a)冠状位 T2 像显示扩张的肾脏集合系统和近端输尿管积水(箭头),称为"奖杯征",与远端输尿管疾病有关。冠状位,静脉注射后,钆强化早期(b)和排泄期(c)图像显示肾脏下极扩张,无强化的充盈缺损为残部(箭头)。(d)轴位 T1 脂肪饱和静脉注射后图像示远端输尿管肿瘤强化(箭头)。(e)减影图像显示远端输尿管肿瘤(箭头)。有下尿路或上尿路上皮癌病史的患者发生同时或异时的上尿路上皮癌的风险很高。MRU 可作为 CTU 的一种很有潜力的替代检查手段,用来评价上尿路上皮癌,特别是当患者有碘造影剂禁忌证时。当病灶为阻塞性时,MRU 检测上尿路上皮癌的准确率为 88%,应用钆强化肾盂期或 T2 加权单发快速自旋回波 MRU 的准率更高,但在精确分期低容积肿瘤(Ta, T1, T2)方面存在局限,其对于决定治疗方法(肾输尿管全切除术或内镜治疗)可能是至关重要的[26]。

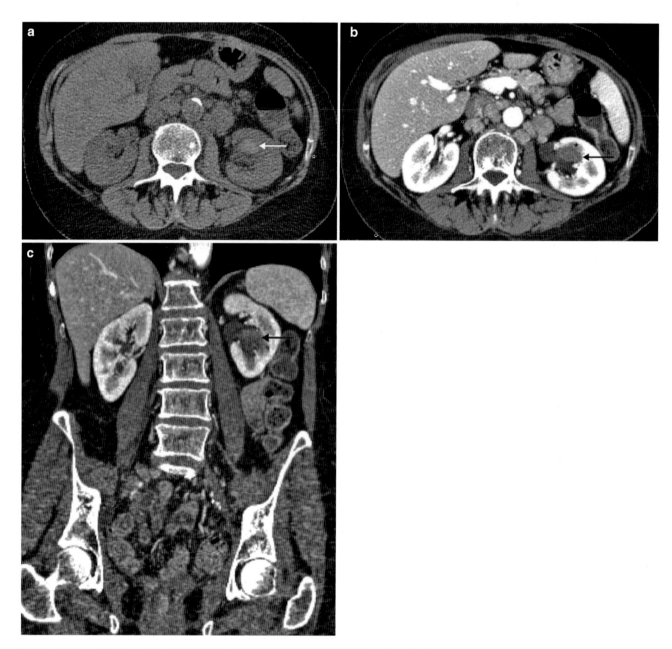

图 2.3   69 岁女性患者,pT3N2 膀胱癌病史,行新辅助化疗及根治性膀胱切除术后,常规随访 CTU 发现肾脏肿块和淋巴结肿大。患者进行了辅助化疗。(a)轴位强化前图像示左肾前下极肾盏高度衰减肿块(箭头)。(b)轴位实质期图像示肿物下极强化(箭头)并累及邻近的肾实质(星号)。(c)冠状位最大密度投影(MIP)图像示肿瘤压迫肾脏下部 1/2,集合系统轻度扭曲变形。(待续)

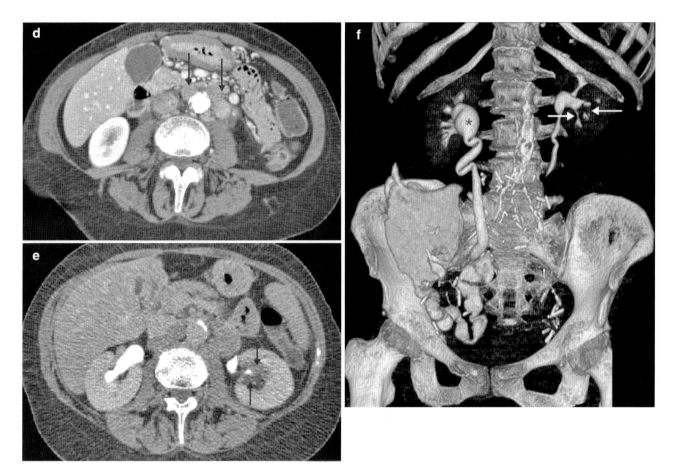

图 2.3(续)　(d)轴位皮髓质期图像示主动脉旁淋巴结肿大(箭头)。(e)轴位排泄期图像示肿瘤弥漫性强化(箭头)伴中心少量对比剂排出。(f)容量三维(3D)排泄期重建图像示该转移患者的左肾下和中-下部 1/2(箭头)截断、狭窄和扭曲变形。注意右侧集合系统的轻度充盈,该现象常见于转移患者。肾脏轮廓完好。在强化前图像中,TCC 典型表现为相对于尿液和肾实质的高衰减(5~30HU),但不如其他肾盂充盈缺损,如凝块(40~80HU)或结石(100HU)。进展期 TCC 以浸润方式侵犯肾实质,破坏正常结构。然而,肾脏的形态通常完好,这一点不同于肾细胞癌[26]。伴随尿流改道术,轻度的输尿管积水和肾盂肾盏扩张通常能够被较早发现并有可能分流或保持稳定。然而,严重的肾盂肾盏扩张提示狭窄、结石或复发造成的梗阻[27]。全部图像中的箭头为读者更好地描绘了肿瘤/重要发现的边缘。(f 图见彩图)

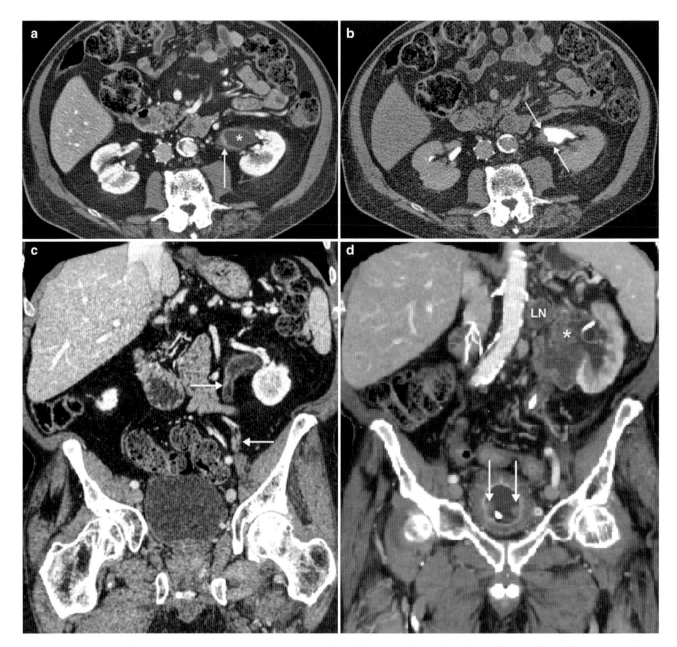

图2.4 83岁男性患者,膀胱癌病史,TURBT术后20年,CTU检查偶然发现肾积水及输尿管壁增厚。行输尿管镜切除术及激光电灼疗法后置入双J支架。组织病理学显示侵袭性pT2输尿管恶性病变阳性;然而,由于混合的表面活检和热伪影,无法评估肌肉受累情况。患者之后出现了无法切除的病变。(a)实质期轴位图像示左侧肾盂轻度扩张(星号)伴全程输尿管壁增厚及强化,以输尿管肾盂连接处(箭头)和近端输尿管最为明显。(b)排泄期轴位图像示输尿管壁环周增厚,以输尿管肾盂连接处(箭头)最为明显。(c)冠状位MPR实质期图像示尿路上皮的增厚程度(箭头)。膀胱癌患者终身都存在上尿路泌尿上皮肿瘤复发风险。左侧输尿管镜检查及活检示高级别TCC阳性。尽管行激光电灼疗法,肿瘤仍发展为无法切除的病变。(d)实质期冠状位MIP示大范围上尿路肿瘤(星号),主动脉旁淋巴结转移(LN),以及圆周性的膀胱壁增厚伴多灶息肉状肿瘤复发(箭头)。注意双J输尿管支架和原位的阴茎假体。上尿路肿瘤的3年和5年复发率分别为4%和7%[28]。这些患者应通过常规上尿路细胞学和影像学研究来监测[29]。CTU已被证实为兼具敏感性和特异性的尿路上皮性恶性病变检出手段,敏感性为88%~100%,特异性为93%~100%[30]。

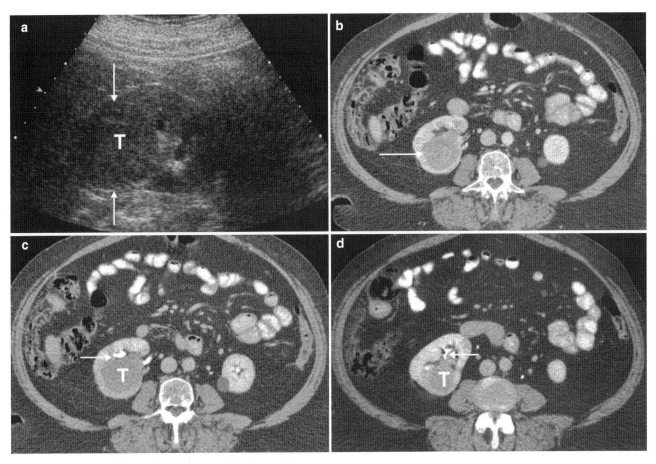

图 2.5 56 岁女性患者,血尿,膀胱镜检查阴性。外院 CT 示肾脏上极一较大肿物。患者行根治性右肾切除术,病理结果显示高级别尿路上皮肿瘤(T1N0)。后行腹腔镜输尿管切除术,组织病理学示标本内无肿瘤。(a)右肾纵向灰阶超声图像示圆形实性等回声团块(T),直径将近 5cm(箭头)。该团块取代了肾盂中心强回声的脂肪。(b)实质早期轴位图像示右肾后上极肿块(箭头),达 5cm,取代了肾盂中心脂肪,与左肾相比,强化延迟,左肾可见小囊肿。(c,d)轴位排泄期图像显示由肿瘤(T)造成的集合系统的扭曲变形(箭头)。在超声检查中,肾盂 TCC 典型表现为回波的肾窦内中央的软组织团块,伴或不伴肾积水。相比周围正常肾实质,肿瘤通常为轻微强回声,其可能被周围强回声的肾窦脂肪所掩盖。此外,小的非阻塞性的 TCC 可能无法与血凝块、脱落的乳突或真菌球相区分[31]。超声(US)在检出或描述肾脏肿物的特征方面的特异性不如 CT,但在评价血尿患者时经常被用来评估肾实质肿块。一篇涉及超过 1000 例血尿患者的综述显示,US 在评价上尿路病变方面具有价值,依照研究方案,2 例上尿路肿瘤和 21 例肾皮质肿瘤的患者被正确诊断[32]。

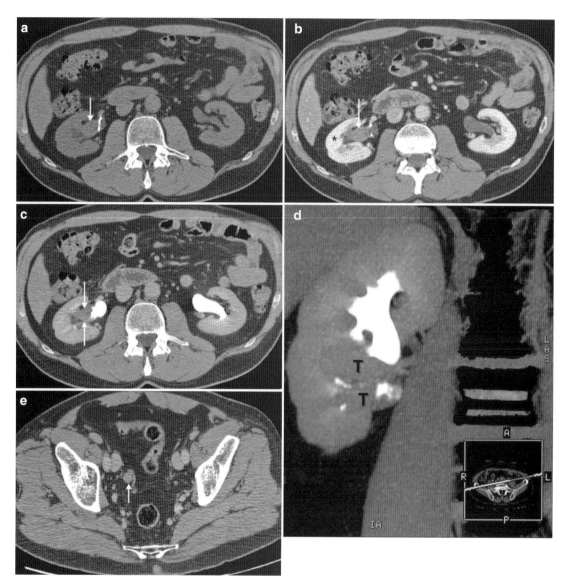

图 2.6 63 岁男性患者，右肾盂高级别乳头状 TCC 病史，曾行肾输尿管全切除术及针对膀胱浅表病灶的 TURBT。术后 1 年，患者 CTU 出现异常，在右侧输尿管残段和膀胱输尿管交界处的区域发现管状软组织肿块，怀疑为肿瘤复发。TURBT 示低级别乳头状 TCC(pT1)阳性。(a)基线 CTU 获得的轴位非强化图像示位于右肾盂的肿块(箭头)，相比尿液及肾实质轻微衰减[33]。(b)轴位实质期图像示典型的轻度早期强化(箭头)，低于肾实质(星号)[33]。(c)排泄期获得的轴位图像显示肿块(箭头)为肾集合系统的充盈缺损[33]。(d)冠状位重建图像示肿瘤(T)压迫右肾下部和肾盂。(e)外科切除术后 1 年，CTU 示输尿管残段复发。轴位实质期图像示强化的软组织(箭头)填充右侧远端输尿管残段。(待续)

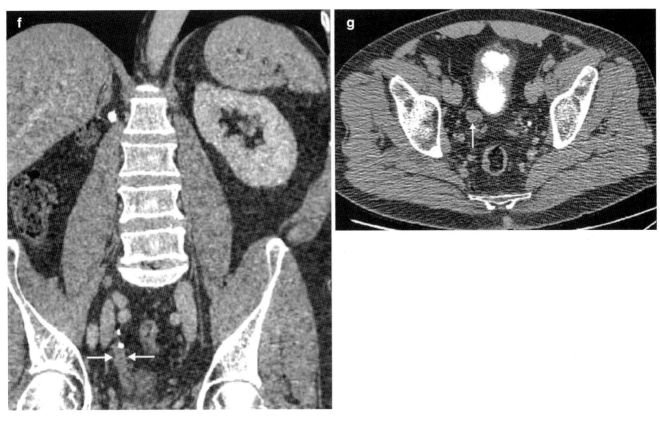

图 2.6(续)　(f)冠状位 MPR 图像示肾实质期线性强化的软组织(箭头)。(g)轴位排泄期图像示远端输尿管残部内结节状肿瘤(箭头),相比实质期衰减减弱,这与对比剂排出有关。当行单独的肾切除术或不完整的肾输尿管全切除术后,高达 30% 的输尿管残部可发生移行细胞癌[34]。

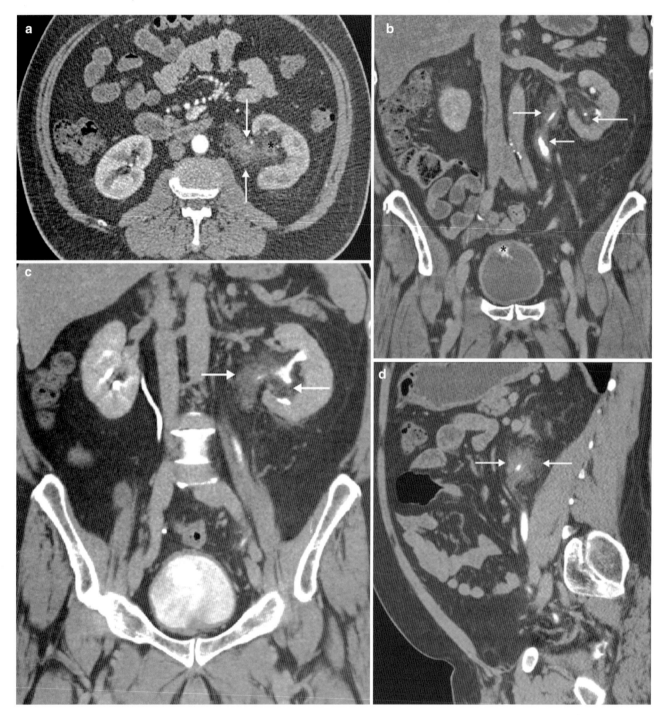

图 2.7 59 岁男性患者,肉眼血尿。外院膀胱镜检查示膀胱原位癌,然而随后的 CTU 图像示左侧肾盂和下部脂肪组织浸润且管壁增厚,近端输尿管狭窄和非阻塞性肾结石。未见淋巴结病变。行左侧肾输尿管全切术后,组织病理学确诊为上尿路 pT3N0 移行细胞癌。(a)实质期轴位 CTU 图像示左侧肾盂输尿管移行处增厚并强化,集合系统边界不清且周围脂肪浸润(箭头),下半部可见管壁增厚和外周强化(星号),左侧强化延迟。(b,c)排泄期冠状位 MPR 显示左侧近端输尿管和下部节段性环周肿瘤(箭头),周围可见明显的脂肪浸润和输尿管管腔狭窄。膀胱底可见随尿液排出的对比剂(星号)。(d)排泄期矢状位 MPR 示左侧近端输尿管明显不规则环周肿瘤,边界不清,伴输尿管周围脂肪浸润(箭头)。随后行根治性肾输尿管全切除术,术后组织病理学分析确诊为侵袭性高级别尿道癌,肿瘤侵犯肾门和肾盂周围组织。虽然大多数局灶浸润性 TCC 趋向于中心性分布,但也可能为偏心性或外周性。这样,肾脏的外形可能正常,也可能被扭曲。当肾脏外形扭曲或显示不清时,偏心性或外周性 TCC 的占位效应可能与 RCC 类似。此外,同时累及肾盂和肾实质的大的浸润性 TCC 可能与其他疾病类似,诸如结核、淋巴瘤、转移或黄色肉芽肿性肾盂肾炎[31]。

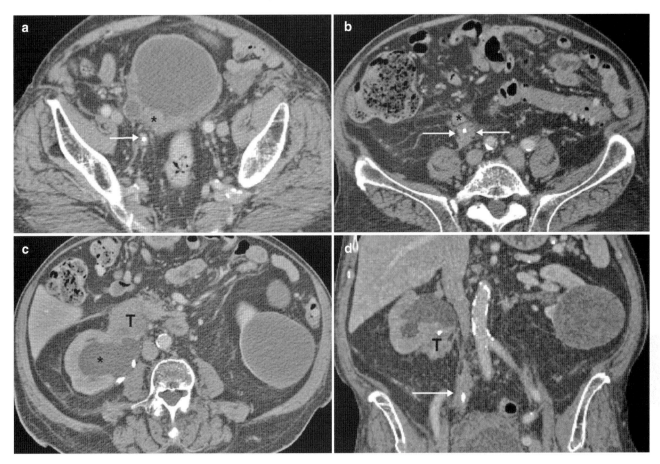

图 2.8　92 岁男性患者,肉眼血尿及膀胱低分化肌肉侵袭性 pT2 尿路上皮肿瘤病史,初诊后行超过 8 周 TURBT 及卡介苗(BCG)接种术,复发,复行 TUR 示低分化癌伴淋巴血管浸润。尿细胞学荧光原位杂交(FISH)分析示染色体 3、7 和 17 异常。FISH 分析通过评估变性的核复染色摄取来探测 DNA 标记物,对高级别肿瘤有高度敏感性且在检出膀胱癌方面特异性较高。与其他蛋白分析相比,可用于近期接受 BCG 治疗的患者。但 FISH 分析对低级别肿瘤的敏感性较低,且需要经过训练的操作人员和复杂的仪器操作来确保实验的精确性[35]。(a)肾实质期轴位图像。尽管有弥散的结节,但膀胱后壁的局灶结节增厚(星号)被膀胱镜检查确诊为膀胱壁局灶异常增厚。可见右侧远端输尿管增粗和扩张,伴留置的支架(箭头)。(b)肾实质期轴位图像。位于骨盆入口下方弥漫的右侧输尿管周肿瘤(箭头)伴邻近脂肪浸润和淋巴结转移(星号)。(c)肾盂水平实质期轴位图像示肿瘤(T)大体范围前至肾周脂肪且肾盂积水(星号)。肿瘤部分与下腔静脉分界不清,支架部分显影。(d)冠状平面实质期重建图像显示肾周肿瘤(T)大体向下扩展,下界无法与近端输尿管肾盂交界处相分离,并可见肿瘤广泛累及中输尿管(箭)。在膀胱内,增厚的膀胱壁和局灶性结节在膀胱内 BCG 后 CT 和 MRI 上可见,且很难与膀胱肿瘤进行鉴别。对于放射医师们来说,当在膀胱癌患者的随访影像中见到局部或转移的肿块时,考虑到 BCG 反应的可能性是十分必要的。如果临床高度考虑转移性疾病或另一原发肿瘤,可能需行活检以明确诊断[36]。

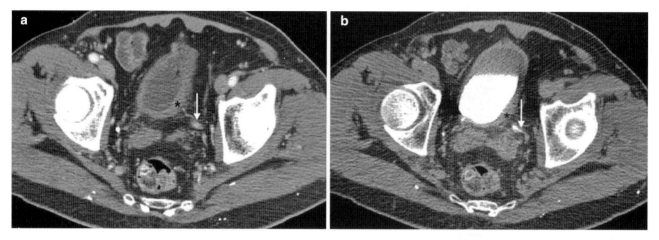

图 2.9 74 岁男性患者,Gleason 评分为 6 分,前列腺癌病史,因血尿行膀胱镜和活检;病理学示浅表性非侵袭性尿道癌 pTa 阳性。膀胱镜检查示左侧远端输尿管肿瘤,随后行 TURBT 和远端输尿管切除术,确诊 pTa 肿瘤。(a)实质期轴位图像示左侧远端输尿管管壁增厚(箭头)和轻度强化。可见弥散的膀胱壁结节,左侧膀胱壁较右侧轻度增厚(星号)。(b)排泄期轴位图像显示远端输尿管(箭头)和膀胱壁(星号)增厚。尽管治疗累及上尿路的尿路上皮肿瘤的"金标准" 一直是全肾和输尿管的完全切除,但是也有大量报道称,对低级别浅表性上尿路 TCC 行保守内镜治疗具有相当的肿瘤学预后,提示整个同侧尿路的切除并非总是必需的。对于所有尿路肿瘤患者,都需要对整个尿路进行密切的观测[37]。

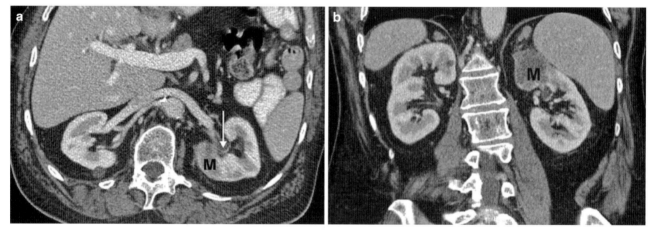

图 2.10 69 岁男性患者,左肺鳞状细胞癌转移(包括脑、骨和胸膜转移)。标准 CT 偶然发现左肾上极肿块,尿路上皮轻度增厚以及左肾盂和输尿管强化。由于之前针对肺部病变的左侧视频辅助胸腔外科手术示蟾分枝杆菌阳性,因此肾脏和上尿路病变的鉴别诊断包括结核、转移、原发性尿路上皮肿瘤或肾皮质肿瘤。CT 引导活检示转移性鳞状细胞癌阳性。(a)实质期轴位图像示上极后部内侧(M)模糊不清,邻近集合系统的尿路上皮增厚并强化(箭头)。(b)实质期冠状位 MPR 示左肾上极肿块(M)。

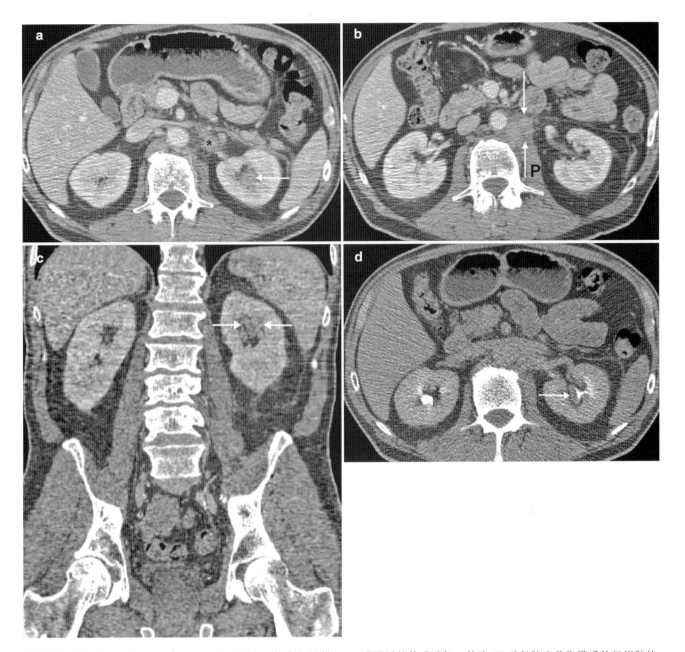

图 2.11　62 岁男性患者,伴有左侧腹部疼痛(向左侧睾丸放射)及不明原因的体重减轻。外院 CT 示肾肿瘤及腹膜后软组织肿块。CTU 示一大小为 1.8cm×1.6cm 的软组织肿块压迫左侧上极肾盏和一 1.1cm 大小的非阻塞性左肾结石,并伴有腹膜后淋巴结肿大。后行左侧腹膜后活检示转移性鳞状细胞癌阳性。鉴别诊断包括肺、尿路上皮或者头颈部原发性肿瘤。患者行化疗。(a)实质期轴位图像示左肾盏肿块异常强化(箭头),邻近主动脉旁淋巴结肿大(星号)。(b)低水平的实质期轴位图像示腹主动脉旁淋巴结肿大(箭头),与主动脉和腰大肌(P)边界不清。(c)实质期冠状位 MPR 图像示扩张和尿路上皮强化累及左肾上部(箭头)。(d)延迟期轴位图像示尿路上皮异常增厚(箭头),左上部扭曲变形。上尿路 TCC 更易通过直接侵袭和淋巴转移而非血行转移扩散。右肾集合系统的肿瘤可转移至肾门、腔静脉旁、腔静脉后、主动脉腔静脉间淋巴结,以及右侧髂总淋巴结。左肾集合系统的肿瘤可累及肾门、主动脉旁、主动脉腔静脉间和左侧髂总淋巴结[31]。

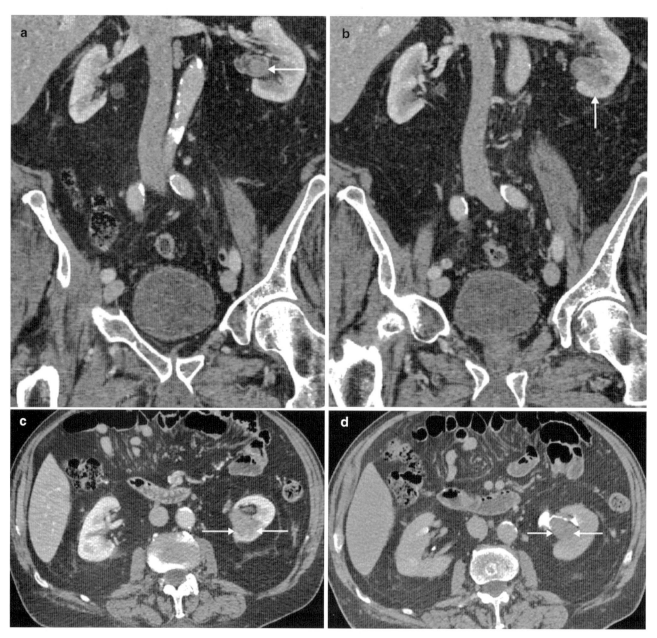

图 2.12   87 岁男性患者,血尿及左侧腹部疼痛。CT 示一左侧肾盂肿块。膀胱镜支架放置时活检示乳头状非侵袭性 TCC 阳性,初始治疗为局部切除术。肿瘤复发后行左侧肾输尿管全切除术,提示 pT3N0 肿瘤。(a)实质期冠状位重建图像示肿瘤强化(箭头)由左肾下极凸出至左侧肾盂近端。(b)另一有轻微区别的平面下实质期冠状位重建图像示肿瘤所累及的邻近肾实质(箭头),形态不规则,边界不清。(c)实质期轴位图像显示左肾下极的周围肾实质受累(箭头)。(d)延迟期轴位图像示肿块引起的集合系统扭曲变形,依据为充盈缺损(箭头)。肾窦脂肪缺损和邻近肾实质的异常增强是 T3 期肿瘤的指征。晚期 TCC 以一种浸润模式侵犯肾实质,破坏了正常结构。然而,肾脏外形通常保持完整,这一点不同于肾细胞癌[2]。

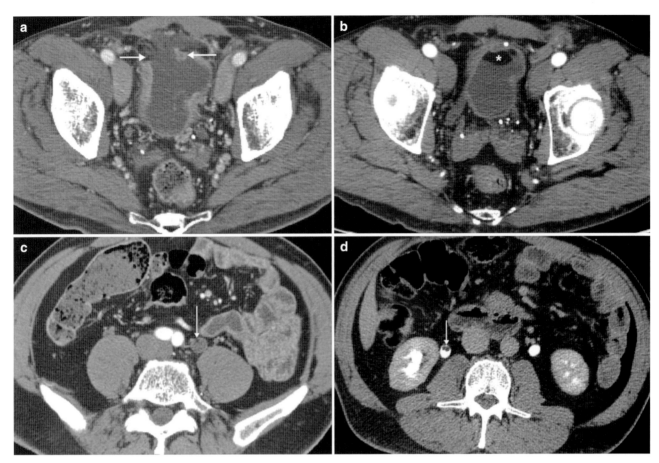

图 2.13　58 岁男性患者,多灶性复发性膀胱癌病史。外院行 TURBT 并发穿孔。CTU 示膀胱穿孔及双侧肾积水。右侧集合系统内的脂肪组织不固定和膀胱腔内的脂肪靠近穿隆。(a)实质期轴位图像示膀胱前壁缺损(箭头)。(b)动脉晚期轴位图像示膀胱腔内可见盆腔脂肪(星号)。(c)实质期轴位图像示左侧输尿管前部点状脂肪(箭头)。(d)排泄期轴位图像示右侧输尿管近端水平内游离脂肪(箭头),在乳白尿之前的早期图像上进行密度测量确认了这一点。6 个月后的随访 CT 示膀胱缺损几乎完全闭合。尽管高达 58%的经尿道切除术患者在术后会并发小的临床无害的膀胱穿孔[38],但是需要行开腹手术修复的大穿孔较为少见。虽然膀胱穿孔有可能造成相关的病变,但是并不会增加之后发生膀胱外肿瘤种植的风险[39]。

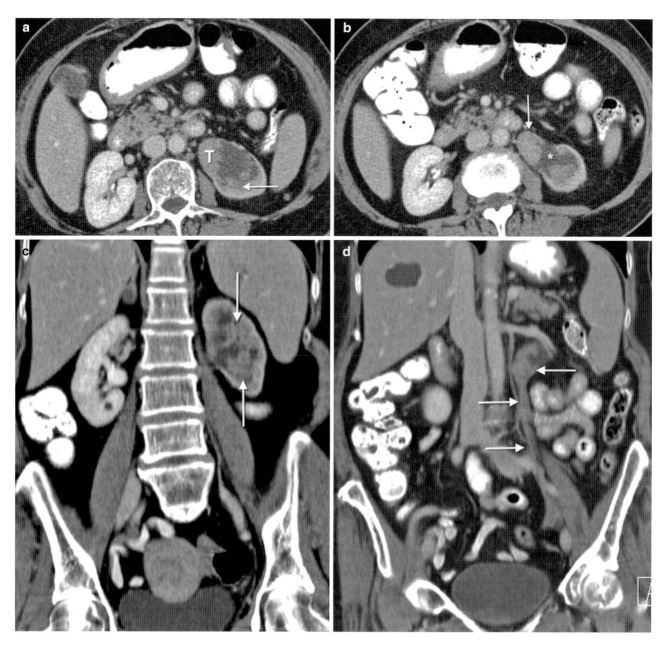

图 2.14　70 岁女性患者，血尿病史。CT 示左侧肾盂、肾盏和近端输尿管内分叶状的侵袭性外观的肿块。在 CT 图像上，怀疑肾实质受累。患者行根治性肾输尿管全切术，组织病理学示肾盂及肾盏内高级别扁平乳头状多灶性尿路上皮癌，并累及固有层，分期为 pT1N0M0。(a)实质期轴位图像示左侧集合系统肿瘤(T)不规则强化伴后部边界不清(箭头)，怀疑肾实质受累。(b)左侧肾盂水平实质期轴位图像示肿瘤侵犯肾盂(箭头)。存在左肾积水(星号)。(c)实质期冠状位 MPR 图像示左肾水平肿瘤大范围(箭头)充盈扩张的左侧集合系统。(d)左输尿管实质期冠状位 MPR 图像示输尿管肿瘤(箭头)大范围侵犯骨盆入口。

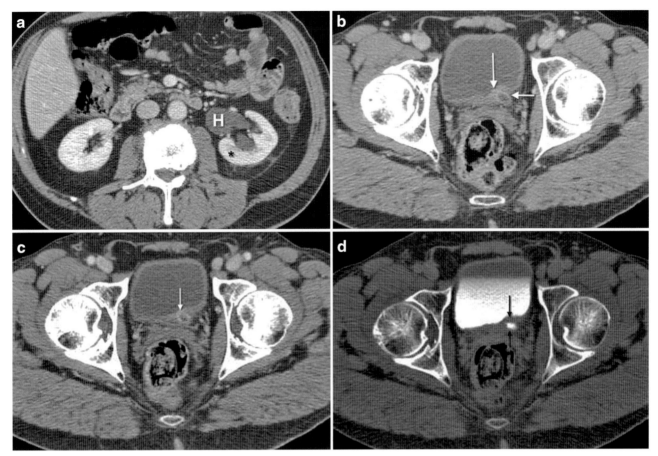

图 2.15　64 岁男性患者,膀胱复发性高级别 BCG 引导治疗为难治性的 Ta 及 Tis,并伴左侧肾积水。(a)肾脏水平实质期轴位图像示左肾中度积水(H)和其精确的延迟期图像(星号)。(b)左侧输尿管膀胱移行处(UVJ)水平实质期轴位图像示尿路上皮增厚并强化(箭头)。(c)稍微靠下水平的实质期轴位图像示左侧 UVJ 尿路上皮异常增厚并明显强化(箭头)。(d)UVJ 水平排泄期轴位图像显示类圆形壁为增厚(箭头)。行根治性膀胱前列腺切除术伴远端输尿管和淋巴结切除术,术后病理诊断为非侵袭性高级别尿路上皮癌,病理分期为 Tis。病变累及输尿管边缘的 CIS 患者的上尿路肿瘤复发的风险更高,同侧复发率高达 42%。应择期行输尿管镜检查进行随访,才有可能早期检出复发病变[40]。

(李之珺　叶兆祥　译)

参考文献

1. Munoz JJ, Ellison LM. Upper tract urothelial neoplasms: incidence and survival during the last 2 decades. J Urol. 2000;164:1523–5.
2. Guinan P, Vogelzang NJ, Randazzo R, et al. Renal pelvic cancer: a review of 611 patients treated in Illinois 1975–1985. Cancer incidence and End results committee. Urology. 1992;40:393–9.
3. Gittes RF. Management of transitional cell carcinoma of the upper tract: case for conservative local excision. Urol Clin North Am. 1980;7:559–68.
4. Wong-You-Cheong JJ, Wagner BJ, Davis Jr CJ. Transitional cell carcinoma of the urinary tract: radiologic-pathologic correlation. Radiographics. 1998;18:123–42. quiz 148.
5. Vogelzang N. Comprehensive textbook of genitourinary oncology. 2nd ed. Philadelphia: Lippincott Williams & Wilkins; 2000. p. 1177. xxxiii.
6. Radovanovic Z, Jankovic S, Jevremovic I. Incidence of tumors of urinary organs in a focus of Balkan endemic nephropathy. Kidney Int Suppl. 1991;34:S75–6.
7. Ross RK, Paganini-Hill A, Landolph J, et al. Analgesics, cigarette smoking, and other risk factors for cancer of the renal pelvis and ureter. Cancer Res. 1989;49:1045–8.
8. Kobayashi S, Ohmori M, Akaeda T, et al. Primary adenocarcinoma of the renal pelvis. Report of two cases and brief review of literature. Acta Pathol Jpn. 1983;33:589–97.
9. Talwar N, Dargan P, Arora MP, et al. Primary squamous cell carcinoma of the renal pelvis masquerading as pyonephrosis: a case report. Indian J Pathol Microbiol. 2006;49:418–20.
10. Kirkali Z, Tuzel E. Transitional cell carcinoma of the ureter and renal pelvis. Crit Rev Oncol Hematol. 2003;47:155–69.
11. Vikram R, Sandler CM, Ng CS. Imaging and staging of transitional cell carcinoma: part 2, upper urinary tract. AJR Am J Roentgenol. 2009;192:1488–93.
12. American Joint Committee on Cancer. Purposes and principles of staging. In: Edge SB, Byrd DR, Compton CC, editors. AJCC Cancer Staging Manual. 7th ed. New York, NY: Springer; 2010.
13. Arocena García-Tapia J, Zudaire Bergera JJ, Sanz-Perez G, et al. Upper tract urothelial tumor. Factors that influence survival. Actas

Urol Esp. 1999;23:751–6.

14. Argyropoulos AN, Tolley DA. Upper urinary tract transitional cell carcinoma: current treatment overview of minimally invasive approaches. BJU Int. 2007;99:982–7.

15. Brown GA, Matin SF, Busby JE, et al. Ability of clinical grade to predict final pathologic stage in upper urinary tract transitional cell carcinoma: implications for therapy. Urology. 2007;70:252–6.

16. Nawfel RD, Judy PF, Schleipman AR, Silverman SG. Patient radiation dose at CT urography and conventional urography. Radiology. 2004;232:126–32.

17. Martingano P, Stacul F, Cavallaro MF, et al. 64-Slice CT urography: optimisation of radiation dose. Radiol Med. 2011;116:417–31.

18. Sadow CA, Silverman SG, O'Leary MP, Signorovitch JE. Bladder cancer detection with CT urography in an academic medical center. Radiology. 2008;249:195–202.

19. Silverman S, Leyendecker J, Amis EJ. What is the current role of CT urography and MR urography in the evaluation of the urinary tract? Radiology. 2009;250:309–23.

20. Tawfiek ER, Bagley DH. Upper-tract transitional cell carcinoma. Urology. 1997;50:321–9.

21. Oldbring J, Glifberg I, Mikulowski P, Hellsten S. Carcinoma of the renal pelvis and ureter following bladder carcinoma: frequency, risk factors and clinicopathological findings. J Urol. 1989;141:1311–3.

22. Charbit L, Gendreau MC, Mee S, Cukier J. Tumors of the upper urinary tract: 10 years of experience. J Urol. 1991;146:1243–6.

23. Kundu SD, Eggener SE. Retroperitoneal lymph nodes in transitional cell carcinoma of the kidney and ureter. Adv Urol. 2009;1819–27.

24. Viprakasit DP, Macejko AM, Nadler RB. Laparoscopic nephroureterectomy and management of the distal ureter: a review of current techniques and outcomes. Adv Urol. 2009;721371.

25. O'Donnell PH, Stadler WM. The role of chemotherapy in upper tract urothelial carcinoma. Adv Urol. 2009;419028.

26. Takahashi N, Kawashima A, Glockner J, et al. MR urography for suspected upper tract urothelial carcinoma. Eur Radiol. 2009;19:912–23.

27. Kundra V, Silverman PM. Imaging in the diagnosis, staging, and follow-up of cancer of the urinary bladder. Am J Roentgenol. 2003;180:1045–54.

28. Tran W, Serio AM, Raj GV, et al. Longitudinal risk of upper tract recurrence following radical cystectomy for urothelial cancer and the potential implications for long-term surveillance. J Urol. 2008;179:96–100.

29. Sanderson KM, Cai J, Miranda G, et al. Upper tract urothelial recurrence following radical cystectomy for transitional cell carcinoma of the bladder: an analysis of 1069 patients with 10-year followup. J Urol. 2007;177:2088–94.

30. Chlapoutakis K, Theocharopoulos N, Yarmenitis S, Damilakis J. Performance of computed tomographic urography in diagnosis of upper urinary tract urothelial carcinoma, in patients presenting with hematuria: systematic review and meta-analysis. Eur J Radiol. 2010;73:334–8.

31. Prando A, Prando P, Prando D. Urothelial cancer of the renal pelvicaliceal system: unusual imaging manifestations. Radiographics. 2010;30:1553–66.

32. Datta SN, Allen GM, Evans R, et al. Urinary tract ultrasonography in the evaluation of haematuria—a report of over 1000 cases. Ann R Coll Surg Engl. 2002;84:203–5.

33. Browne RFJ, Meehan CP, Colville J, et al. Transitional cell carcinoma of the upper urinary tract: spectrum of imaging findings. Radiographics. 2005;25:1609–27.

34. Strong DW, Pearse HD. Recurrent urothelial tumors following surgery for transitional cell carcinoma of the upper urinary tract. Cancer. 1976;38:2173–83.

35. Lokeshwar VB, Selzer MG. Urinary bladder tumor markers. Urol Oncol. 2006;24:528–37.

36. Ma W, Kang SK, Hricak H, et al. Imaging appearance of granulomatous disease after intravesical bacille calmette-guerin (BCG) treatment of bladder carcinoma. Am J Roentgenol. 2009;192:1494–500.

37. Rouprêt M, Harmon JD, Sanderson KM, et al. Laparoscopic distal ureterectomy and anastomosis for management of low-risk upper urinary tract transitional cell carcinoma: preliminary results. BJU Int. 2007;99:623–7.

38. Balbay MD, Çlmentepe E, ÜNsal ALI, et al. The actual incidence of bladder perforation following transurethral bladder surgery. J Urol. 2005;174:2260–3.

39. Golan S, Baniel J, Lask D, et al. Transurethral resection of bladder tumour complicated by perforation requiring open surgical repair—clinical characteristics and oncological outcomes. BJU Int. 2011;107:1065–8.

40. Palou J, Salvador J, MillÁN F, et al. Management of superficial transitional cell carcinoma in the intramural ureter: what to do? J Urol. 2000;163:744–7.

第 3 章 膀胱癌

Yulia Lakhman, Joshua Chaim, Michael J. Sohn

在美国,膀胱癌是第二常见的泌尿生殖系统恶性疾病,2010 年约有 70 530 例新诊断病例及 14 680 例死亡病例。膀胱癌的发病率随年龄而增长,高峰年龄为 50~70 岁。男女发病比例约为 3:1,白种人与非裔美国人发病比例约为 2:1[1]。

尽管许多膀胱癌病例的发生不伴有明显的风险因素暴露,但膀胱癌有若干危险因素(表 3.1)[2]。吸烟是尿路上皮癌发展最重要的环境风险因素。重度吸烟者(>40 包/年)发生尿路上皮癌的风险是非吸烟者的 5 倍[3]。芳香胺、胺染料、煤炭及饮用水中的砷化物的职业和环境暴露为第二大风险因素,也是导致油漆、皮革、橡胶、金属和汽车工业领域工人中尿路上皮癌发生率增加的主要原因[4]。

反复尿路感染(包括病区的埃及血吸虫引起的膀胱感染)、留置导尿管或膀胱结石引起的慢性膀胱刺激,以及神经源性膀胱合并慢性膀胱炎与鳞状细胞癌(SCC)的风险增加相关。膀胱外翻处的顽固性脐尿管畸形和腺性膀胱炎是腺癌的风险因素[5]。

既往盆腔放疗史也可增加膀胱癌的潜在风险[6]。目前尚无有力的流行病学证据支持膀胱癌的遗传学成因[2]。

Y. Lakhman, M.D. • J. Chaim, DO
Department of Radiology, Memorial Sloan-Kettering Cancer Center,
303 East 66 Street, Room 703, New York, NY, 10065, USA
e-mail: lakhmany@mskcc.org; chaimj@mskcc.org

M.J. Sohn (⊠)
Department of Radiology, Breast and Imaging Center,
Memorial Sloan-Kettering Cancer Center,
1275 York Avenue, New York, NY, 10065, USA
e-mail: sohnmj@mskcc.org

表 3.1 与膀胱癌相关的风险因素

吸烟
暴露于芳香胺和苯胺染料
砷摄入
环磷酰胺治疗
反复的严重尿路感染、留置导尿管或结石(鳞状细胞癌)
血吸虫病(鳞状细胞癌)
脐尿管畸形和腺性膀胱炎/膀胱外翻(腺癌)
盆腔放疗

诊断

解剖学

膀胱壁包括四层:①膀胱腔内衬的尿路上皮;②血管固有层;③固有肌层,由平滑逼尿肌肌束构成;④最外层的外膜,由结缔组织形成。膀胱由盆腔脂肪包绕,膀胱穹隆被覆着腹膜。

95% 以上的膀胱肿瘤起源于尿路上皮,包括尿路上皮癌(>90%)、鳞状细胞癌(5%)、腺癌(2%)。其他罕见上皮肿瘤包括转移瘤、小细胞或神经内分泌肿瘤、良性肿瘤和黑色素瘤。

5% 以下的膀胱肿瘤为间叶细胞起源。良性间叶细胞膀胱肿瘤包括平滑肌瘤(最常见)、副神经节瘤、纤维瘤、浆细胞瘤、血管瘤、孤立性纤维性肿瘤、神经纤维瘤和脂肪瘤。恶性间叶细胞膀胱肿瘤包括横纹肌肉瘤、平滑肌肉瘤、淋巴瘤和骨肉瘤。

临床表现

膀胱癌可能偶然或因出现症状而被检出。约85%的患者出现间断的无痛肉眼血尿，这是最常见的症状。不明原因的尿路刺激症状如尿频、尿急或排尿困难也可能是膀胱癌的指征，特别是原位癌(Tis)。当肿瘤累及输尿管膀胱交界处时，也可出现腹痛和其他与肾盂积水相关的症状。

分期

临床分期

膀胱癌的临床分期十分重要但并不完善，在实行切除术时，存在30%~50%的分期不足的概率[7]。怀疑膀胱癌时，最初的诊断检查应包含尿脱落细胞学、膀胱镜以及使用计算机体层成像尿路造影(CTU)或磁共振尿路造影(MRU)的上尿路放射学评价。尿脱落细胞学系无创性诊断性检查，但敏感性低，特别是对于低级别肿瘤[8]。常规或白光膀胱镜用于评价膀胱及尿道，是检出膀胱癌的"金标准"。任何可疑区域的组织可通过膀胱活检或尿道膀胱肿瘤切除术(TURBT)移除。

TURBT应包括固有肌层，特别是对于高级别或累及血管固有层的病变。若TURBT显示血管固有层受累但标本没有足够的固有肌层，则需重复取样以排除肌肉受累疾病。对所有高级别或累及血管固有层的病变，都应考虑行二次TURBT，以防止过低分期和潜在的转移性病变的进展[9]。

在TURBT中，通过双手诊查来评价膀胱和其他盆腔器官的活动度。在累及肌层的病例中，应行胸部、腹部、盆腔CT，肝功能检测，尿肌酐及电解质检查以确定有无转移。

病理分期

膀胱癌的组织学分期取决于肿瘤-淋巴结-远处转移(TNM)分期系统(表3.2和表3.3)。肿瘤(T)分期依据的是原发肿瘤侵犯膀胱壁的范围[10]。

尿路上皮癌在膀胱癌中占大部分(90%)，世界卫生组织(WHO)和国际泌尿道病理学会达成共识，将其分为4类：①乳头状瘤；②低恶性可能的乳头状尿路新生物；③低级别癌；④高级别癌[11]。

在所有新诊断的尿路上皮癌中，70%表现为不累及肌层(浅表的)的肿瘤(Ta、Tis或T1期)；30%累及肌

表 3.2　膀胱癌 TNM 分期

原发肿瘤(T)

Tx：原发肿瘤无法评价

T0：无原发肿瘤证据

Ta：非侵袭性乳头状癌

Tis：原位癌，"扁平肿瘤"

T1：肿瘤侵犯上皮下结缔组织

T2：肿瘤侵犯固有肌层

　　pT2a：肿瘤侵犯浅表的固有肌层(内半层)

　　pT2b：肿瘤侵犯深部的固有肌层(外半层)

T3：肿瘤侵犯膀胱周围脂肪

　　pT3a：镜下

　　pT3b：肉眼(膀胱外肿块)

T4：肿瘤侵犯以下任一器官：前列腺基质、精囊、子宫、阴道、盆腔壁或腹壁

　　T4a：肿瘤侵犯前列腺基质、子宫或阴道

　　T4b：肿瘤侵犯盆腔壁或腹壁

局部淋巴结(N)

Nx：淋巴结无法评价

N0：无淋巴结转移

N1：真性盆腔内单个局部淋巴结转移(髂内、闭孔肌、髂外或骶骨前淋巴结转移)

N2：真性盆腔内多个局部淋巴结转移

N3：淋巴结转移至髂总淋巴结

远处转移(M)

M0：无远处转移

M1：远处转移

表 3.3　解剖分期/预后群

0a 期

　　Ta, N0, M0

0is 期

　　Tis, N0, M0

Ⅰ 期

　　T1, N0, M0

Ⅱ 期

　　T2a, N0, M0

　　T2b, N0, M0

Ⅲ 期

　　T3a, N0, M0

　　T3b, N0, M0

　　T4a, N0, M0

Ⅳ 期

　　T4b, N0, M0

　　任意 T, N1~3, M0

　　任意 T, 任意 N, M1

层(T2~T4 期),发生远处转移的风险较高。50%~70%不累及肌层的肿瘤复发,10%~20%进展至侵犯固有肌层[7]。肿瘤会从不累及肌层发展至累及肌层,要判断好这一点仍是非常大的挑战。

TNM 分期系统可提供重要的预后信息,可协助预测转归和指导临床管理。其他预测因子 (不包含在 TNM 分期系统内),如肿瘤分级、多灶性、3 个月时复发、存在 Tis、原始肿瘤大小(>3cm),在临床决策时也应考虑到[12,13]。

管理

未累及肌层的膀胱癌

目前的数据显示,无论何种类型的未累及肌层的膀胱癌,TURBT 术后应立即行一次性膀胱内灌注化疗,这对患者的预后有好处,因为它能降低膀胱癌的复发率[14]。

患有高风险疾病(高级别 Ta、多灶性 Tis、T1 肿瘤伴相关 Tis 和 TURBT 术后迅速复发的肿瘤)的患者可行进一步的辅助性膀胱内药物治疗。与其他化疗剂相比,膀胱内卡介苗(BCG)治疗是预防复发最有效的方法,但其在减缓病情进展方面的作用仍有争议[15,16]。

由于该病的高复发率和病情进展的风险,对于未累及肌层的膀胱癌患者,密切的临床观察随访是很有必要的。最初的 TURBT 术后,患者应每 3 个月行一次膀胱镜和尿脱落细胞学随访检查,持续 2 年;而后每 6 个月行一次,持续 2 年;后每年行一次随访检查。鉴于确诊膀胱癌后,患者终身患尿路上皮癌的概率为 5%,故而应每 12~24 个月行一次上尿路影像学检查[17]。

侵及肌层的膀胱癌

对于累及固有肌层的膀胱癌,标准治疗方法如下:男性行根治性膀胱前列腺切除术,女性行前盆腔脏器切除术(包括膀胱、尿道、子宫、阴道前壁)。此外,若男性患者的病变累及前列腺基质或存在 Tis,还应行尿道切除术。对于女性,如子宫、阴道和尿道未受累且计划行原位可控性尿流改道术,则上述器官偶尔可保留。

根治性膀胱切除术通常与盆腔淋巴结清扫术同时进行。许多研究者还提倡扩大淋巴结清扫的范围,上至主动脉分叉处,下至骶骨前淋巴结,因为这样做可以改善肿瘤分期并提高生存期[18,19]。

根治性膀胱切除术后,一部分肠管用于行非节制性(回肠膀胱术)或节制性(原位新膀胱术或腹囊)尿流改道术。回肠膀胱术常用于年龄较大、患有多种合并症且手术风险大的患者;可控性尿流改道术适用于年轻且身体情况较好的患者。目前,新辅助和辅助化疗在改善生存期方面的作用仍有待商榷[20-23]。

对于病变侵及肌层、有强烈保留膀胱意愿、经过严格筛选的患者,备选的治疗手段包括单独行 TURBT、联合化疗和放疗,以及 TURBT、化疗、放疗三联治疗。是否在获得与根治性膀胱切除术后近似的生存率的前提下保留膀胱,仍需要进一步的研究来确定。

鉴于高达 50%行根治性膀胱切除术的尿路上皮癌患者会发生局部或转移性复发——通常在术后 2~3 年内,所以对病变累及肌层的患者必须进行密切随访[24]。根据美国国家综合癌症网络 (NCCN) 膀胱癌参考标准,接受膀胱切除术的患者应每 3~6 个月进行一次尿路细胞学、电解质和肌酐检查,基于复发风险,每 3~12 个月进行一次上尿路、胸部、腹部、盆腔影像学检查,持续 2 年,之后应遵医嘱[25]。

影像学技术

表 3.4 影像学的作用

评价血尿患者及检出尿路上皮病灶

经静脉尿路造影(IVU)已被 CT 尿路造影(CTU)广泛取代

肾功能不全患者首选 MR 尿路造影

例外:严重肾功能受损患者,鉴于肾源性系统性纤维化(NSF)的风险

对累及肌层的膀胱癌进行治疗前分期

仅在会影响到临床管理时使用影像学手段

影像学目的

评估局部肿瘤累及的范围

MRI 优于对比增强 CT(CE-CT)

有更好的软组织分辨率,可以更精确地评估膀胱壁和邻近器官受累情况

能多平面成像,可以更好地观察膀胱底和穹隆部肿瘤

淋巴结和远处转移的检测

目前影像形态学评价首选为 CE-CT

在未来,使用超微超顺磁性氧化铁(USPIO)对比剂的 MRI 有可能提高检出转移性淋巴结的能力

CTU 或 MRU 提供一站式检查

评价上尿路以排除同时存在的尿路上皮病变并评估腹部和盆腔的淋巴结及远处转移情况

骨扫描或聚焦 MRI

如有骨痛或异常生化指标(血清钙和碱性磷酸盐)

^{18}F-FDG-PET 的作用

见第 9 章

对未累及和累及肌层的膀胱癌患者的治疗后随访

检出术后或治疗后并发症

评价肿瘤复发或肿瘤进展

排除异时性上尿路和膀胱尿道上皮癌

表 3.5 CT:影像学技术

常规 CE-CT 有助于检出淋巴结或远处转移,但可能不足以检出尿路上皮病变并对其进行分期

CTU 可提供一站式检查

检查整个尿路并诊断血尿的可能成因

检出并分期上尿路和膀胱泌尿上皮病变

评价腹部其余脏器及盆腔各脏器

更多信息详见第 2 章

仿真膀胱镜

通过处理排泄期被对比剂充盈的膀胱 CTU 数据获得

可在 3D 模型内观察

其他方面的价值仍需进一步研究

表 3.6 MRI:影像学技术

扫描前 1~2 小时排空膀胱

防止膀胱不足或过度伸张影响图像质量

体部相控阵盆腔线圈

提高信噪比

允许获取更小视野,高分辨率图像

T1WI

帮助显示膀胱癌侵犯膀胱周围脂肪的程度和评价盆腔腺病及骨转移程度

三正交平面 T2WI

优化肿瘤检出和分期

与肿瘤-膀胱交界面正交的平面能最精确地显示膀胱壁是否受累及其程度

DWI(b 值:0 和 1000s/mm^2)

具有优化肿瘤检出和精确分期的潜力

多时相对比增强 MRI

提高肿瘤检出和明确局部分期,如评估膀胱壁累及深度和邻近器官受累情况

正常解剖

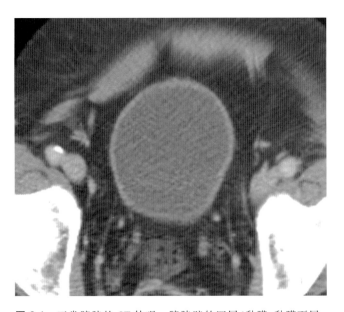

图 3.1 正常膀胱的 CT 外观。膀胱壁的四层(黏膜、黏膜下层、逼尿肌和浆膜)无法通过 CT 识别。如该轴位 CE-CT 图像所示,正常膀胱应有光滑的膀胱壁,厚度随着拉伸而改变。膀胱周围脂肪边界应该是清晰的。

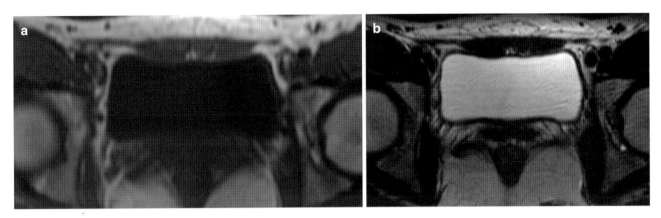

图 3.2　正常膀胱的 MR 表现。轴位 T1 加权图像(a)和轴位 T2 加权图像(b)。如同其他混浊的液体,尿液在 T1WI 呈低信号强度(SI),在 T2WI 序列呈高 SI。由于主要为逼尿肌成分,膀胱壁为均匀的低至中等 T1 SI,低 T2 SI。黏膜、黏膜下层和浆膜层通常无法被单独识别。黏膜下层的水肿在 T2WI 上较逼尿肌呈高信号,较尿液呈轻度低信号。出现黏膜下层水肿时,黏膜层显示为一环绕膀胱腔的低 SI 薄层。膀胱黏膜、黏膜下层、尿路上皮癌在早期动态增强图像上强化,而逼尿肌在延迟期强化。

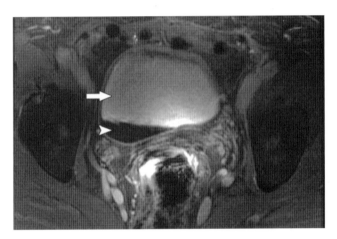

图 3.3　MR 上浓缩钆的 T2 缩短和磁敏感效应。钆是一种顺磁性物质,会同时缩短 T1 和 T2。如该对比增强 T1WI 图像所示,稀释的钆在 T1WI 呈高信号(箭头),而由于 T2 缩短和磁化率效应,浓缩钆可能在 T1WI 上有较低的 SI(三角箭头)。

诊断

表 3.7　肿瘤检出[26,27]

膀胱镜为"参考标准"

使用多排探测器 CTU 检出膀胱癌

　敏感性 79%~93%

　特异性 91%~99%

CTU 在无膀胱癌病史的血尿患者中有高特异性(96%)和阴性预测值(98%)

　CTU 可见正常膀胱,可消除进一步使用膀胱镜评价的需求

　CTU 怀疑为膀胱癌的患者应直接行硬性膀胱镜、活检和(或)切除术以省去软性膀胱镜的不成熟评估

CTU 检出膀胱癌的精确性在有膀胱癌病史的患者中大幅降低(78%),这是由于 TURBT 或膀胱内治疗造成了一些改变

　这些患者可选择膀胱镜

CTU 检出膀胱癌的限制因素

　膀胱低张

　　膀胱壁假性增厚

　膀胱高张

　　拉平了一些肿瘤

肿瘤特性

　尺寸<1cm

　原位癌,典型斑块样外观

肿瘤位置

膀胱颈,特别是良性前列腺增生(同时存在时)

DW-MRI 是一种在无膀胱癌病史的血尿患者中检出膀胱癌的新型有效手段

　肿瘤在高 b 值上表现为高信号强度肿块

DW-MRI 图像

　敏感性,98.1%;特异性,92.3%;PPV,100%;NPV,92.3%;精确性,97%[28]

　DW-MRI 和膀胱镜检查有极好的相关性(k=0.94)[28]

尿路上皮癌的影像学表现

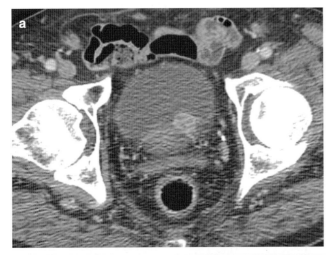

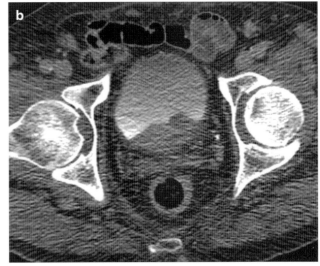

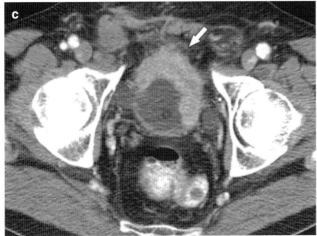

图 3.4　尿路上皮癌 CT 表现。原发性肿瘤可表现为腔内乳头状或结节样肿物或斑块样壁增厚。应在静脉注射对比剂后 60~80 秒采集图像以最好地显示肿瘤强化[29]。轴位 CTU 图像示实质期强化的腔内肿物图像 (a) 和排泄期结节样充盈缺损图像(b)。(c)另一患者的实质期轴位 CTU 图像示强化的增厚的膀胱前壁和左外侧壁。相关的膀胱周围脂肪浸润(箭头)符合病理证实的肿瘤累及邻近脂肪。

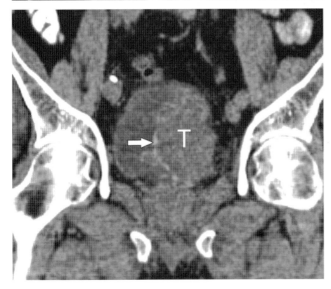

图 3.5　尿路上皮癌的肿瘤钙化。肿瘤钙化在 CT 上可见于约 5% 的尿路上皮癌[30]。钙化通常包绕肿瘤表面。冠状位 CT 平扫示一大的左侧腔内膀胱肿物(T)伴薄的外周钙化(箭头)。

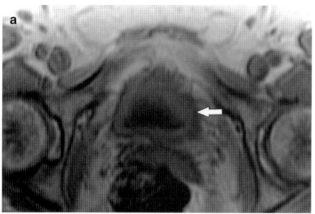

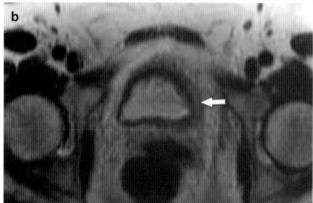

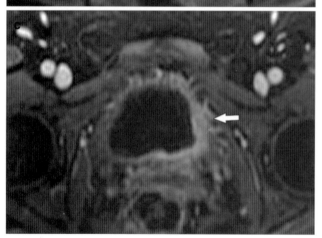

图 3.6　尿路上皮癌 MR 表现。尿路上皮癌通常在 T1WI 上与肌肉等信号,在 T2WI 上与肌肉等信号或呈轻度高信号,比正常膀胱壁或诸如水肿或纤维化等活检后改变强化得更早、更明显[31]。(a)轴位 T1WI 示一小的肿物,SI 与膀胱逼尿肌近似(箭头)。因此,在该序列上描绘不清。(b)轴位 T2WI 示局部囊壁增厚,相比逼尿肌呈轻度高信号(箭头)。(c)轴位 CE T1WI 图像示膀胱左外侧和后壁增厚(箭头),强化程度高于正常的右外侧膀胱壁。

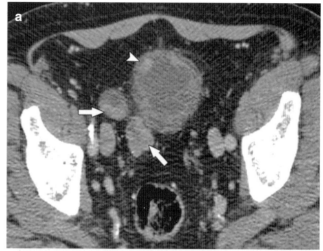

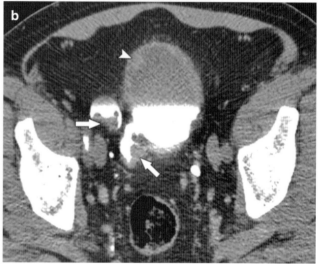

图 3.7　憩室尿路上皮癌。横断面成像有助于检出源于膀胱憩室的新生物,特别是当无法在膀胱镜下评估时。膀胱憩室与发生膀胱癌的风险增高相关(2%~10%),特别是尿路上皮癌,这是由于尿液淤积所致[32]。由于憩室没有肌层且早期肿瘤侵犯膀胱周围脂肪,憩室尿路上皮癌总体预后更差。(a,b)实质期和排泄期轴位 CTU 图像示膀胱憩室尿路上皮癌(箭头)。膀胱前壁可见另一小的腔内肿物(三角箭头)。(Image courtesy of Dr. Robert Lefkowitz,M.D.)

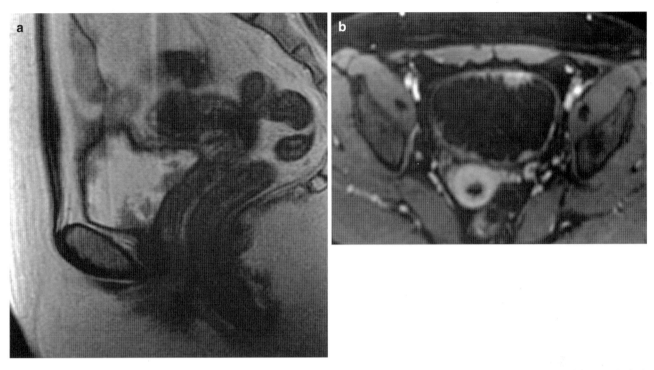

图 3.8 多中心尿路上皮癌。尿路上皮癌具有多中心倾向,伴同时性和异时性膀胱及上尿路病变。高达 30%~40%的病例可见多个膀胱肿瘤[33]。上尿路肿瘤发生于 3%~5%的膀胱肿瘤病例中,且更常见于多个膀胱病灶的病例中[34,35]。(a,b)矢状位 T2WI 和轴位 CE T1WI 示多个强化的腔内乳头状病变,符合同时性低级别非肌层侵袭性乳头状癌。

知识点

尿路上皮癌是迄今为止最常见的膀胱肿瘤。

尿路上皮癌具有多中心倾向,伴同时性和异时性膀胱及上
尿路病变。

评价整个尿路上皮显得尤为重要。

其他部分上皮性膀胱新生物影像学表现

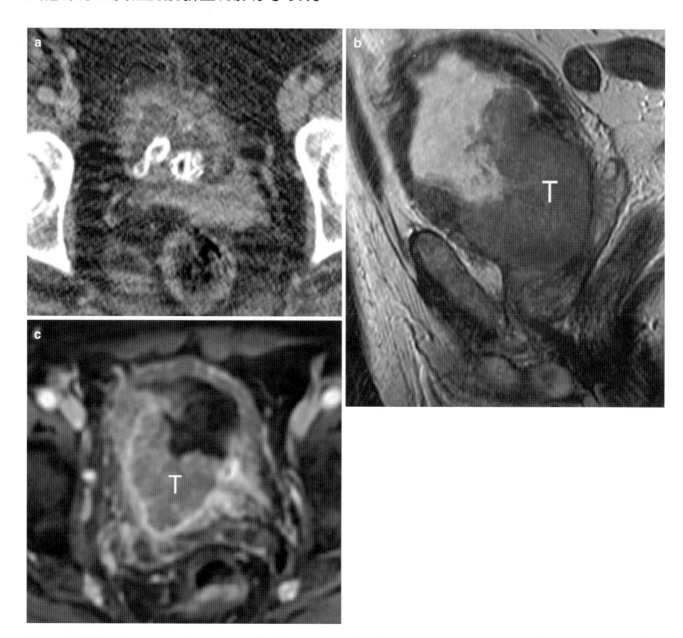

图 3.9 鳞状细胞癌(SCC)。在美国,SCC 占膀胱癌的 5%,但在世界范围内一些血吸虫病流行的区域,其所占比例超过 50%[32,36]。SCC 的影像学外观无特异性。慢性炎症和(或)感染(特别当存在血吸虫病时)造成的膀胱壁增厚和钙化常同时存在,使得诊断更加困难。肌层受累很常见(约 80%),向膀胱外扩张至侵犯邻近器官也可出现[37]。(a)轴位 CE-CT 示部分减压的膀胱伴多处腔内结石,膀胱壁增厚,活检证实为 SCC,膀胱周围脂肪轻度慢性炎症浸润。(b,c)矢状位 T2WI 和轴位 CE T1WI 示一较大肿瘤(T)伴膀胱周围脂肪、前列腺和右精囊受累。

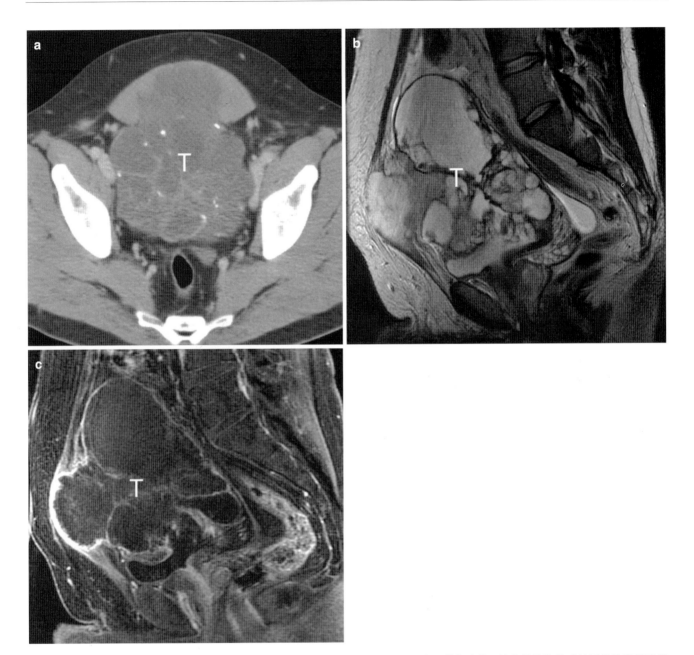

图 3.10　脐尿管腺癌。腺癌较罕见,占膀胱癌的 2%以下,分为转移性、原发性和脐尿管新生物。转移性膀胱腺癌较原发性膀胱腺癌更常见。转移性病变可由结肠、直肠或前列腺等盆腔器官直接扩散而侵犯膀胱。转移的另一种途径为乳腺、肺或胃等原发性肿瘤通过血行或淋巴扩散而累及膀胱[38]。原发性腺癌在组织学上可能与结肠腺癌相同。在 CT 上,弥散的膀胱壁增厚和膀胱周围脂肪条索为常见的影像学特征。不同于尿路上皮癌,腺癌具有腹膜转移的倾向[39]。脐尿管腺癌通常为中线处大的脐带内囊实性或实性肿物伴钙化。90%的肿瘤发生于膀胱穹隆附近,其余发生在脐尿管区或脐部附近。(a)轴位 CE-CT 示一大的囊性中线脐尿管腺癌伴散在钙化,囊性区代表黏蛋白。(b,c)矢状位 T2WI 和矢状位 CE T1WI 示同一囊性多分隔的外周强化肿瘤(T)。

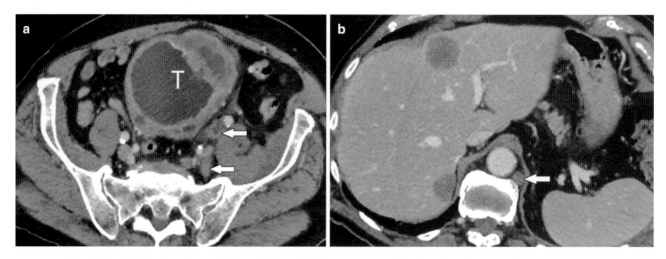

图 3.11 小细胞/神经内分泌癌。这些罕见的新生物占膀胱癌的 0.5%以下。发病时,它们常为大的息肉状或结节样肿物,可能出现中央坏死。肿瘤在膀胱壁、腹膜和淋巴结快速生长,广泛局部浸润,远处转移较常见[40]。(a)轴位 CE-CT 示大的中央坏死的膀胱肿瘤(T)和转移性的左侧髂外及髂内淋巴结(箭头)。(b)同一患者的轴位 CE-CT 示肿大的左侧膈脚后淋巴结(箭头)和肝转移。

其他部分非上皮性(间叶细胞性)膀胱新生物影像学表现

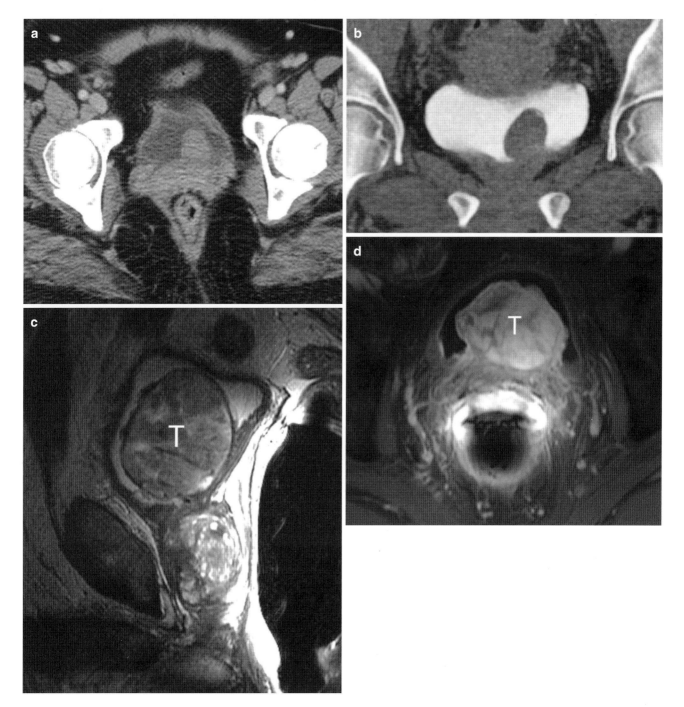

图 3.12 平滑肌瘤。平滑肌瘤为常见的间叶细胞性膀胱新生物,但其仅占全部膀胱肿瘤的 0.5% 以下。平滑肌瘤在男性和女性中发病率相当。除了较大肿物造成的占位效应和尿路梗阻外,平滑肌瘤通常没有症状。膀胱平滑肌瘤起源于黏膜下层。在 CT 和 MRI 上,它们与子宫平滑肌瘤具有相似的影像学特征。通常为边界清楚的实性肿物,有时伴有囊性变,造成平滑的膀胱壁凹痕或腔内肿物。MRI 在描述这类新生物特征方面最具特异性,可显示其黏膜下层的起源,完整的肌层,T2WI 图像上表现为低 SI[41]。(a,b)轴位 CTU 示实质期边界清楚的实性腔内肿物图像(a)和冠状位排泄期腔内充盈缺损图像(b)。(Images Courtesy of Dr. Robert lefkowitz, M. D.)(c,d)矢状位 T2WI 和轴位 CE T1WI 示边界清晰的不均匀 T2 SI 明显强化的黏膜下肿瘤(T)侵入膀胱腔内。T2 SI 增高的区域可能与肿瘤内的囊性分化相关。

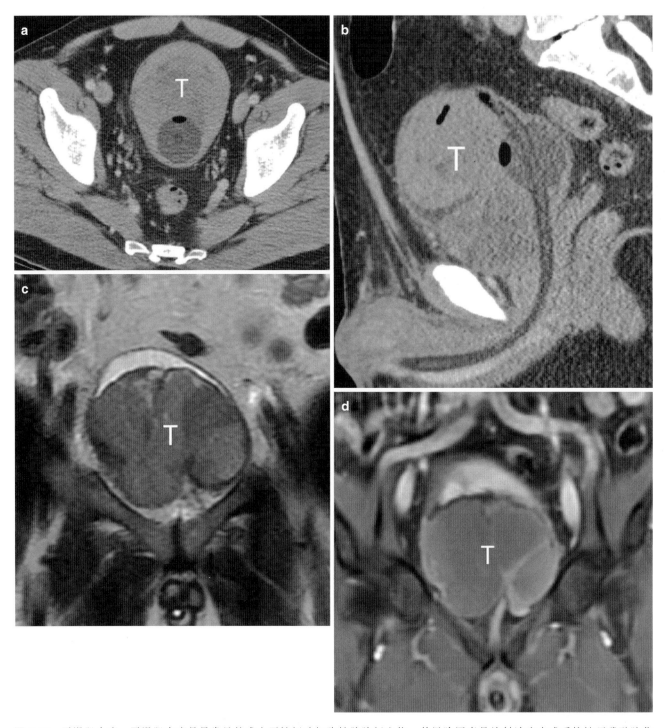

图 3.13 平滑肌肉瘤。平滑肌肉瘤是最常见的成人恶性间叶细胞性膀胱新生物。其风险因素是放射治疗史或系统性环磷酰胺化疗。由于血尿和尿路梗阻,患者临床症状出现较早。平滑肌肉瘤为侵袭性肿瘤,经常发生局部复发和远处转移。由于影像学特征相似,难以与平滑肌瘤相鉴别。几条鉴别诊断的线索包括:尺寸较大(平均直径为 7cm)、边界不清、中央坏死[42,43]。(a,b)轴位和矢状位 CE-CT 示一大的轻微不均匀密度肿物(T)填充于膀胱腔内,造成膀胱出口梗阻。(c,d)冠状位 T2WI 和冠状位 CE T1WI 示同一大的膀胱肿瘤(T)。(Image courtesy of Dr.Robert Lefkowitz,M.D.)

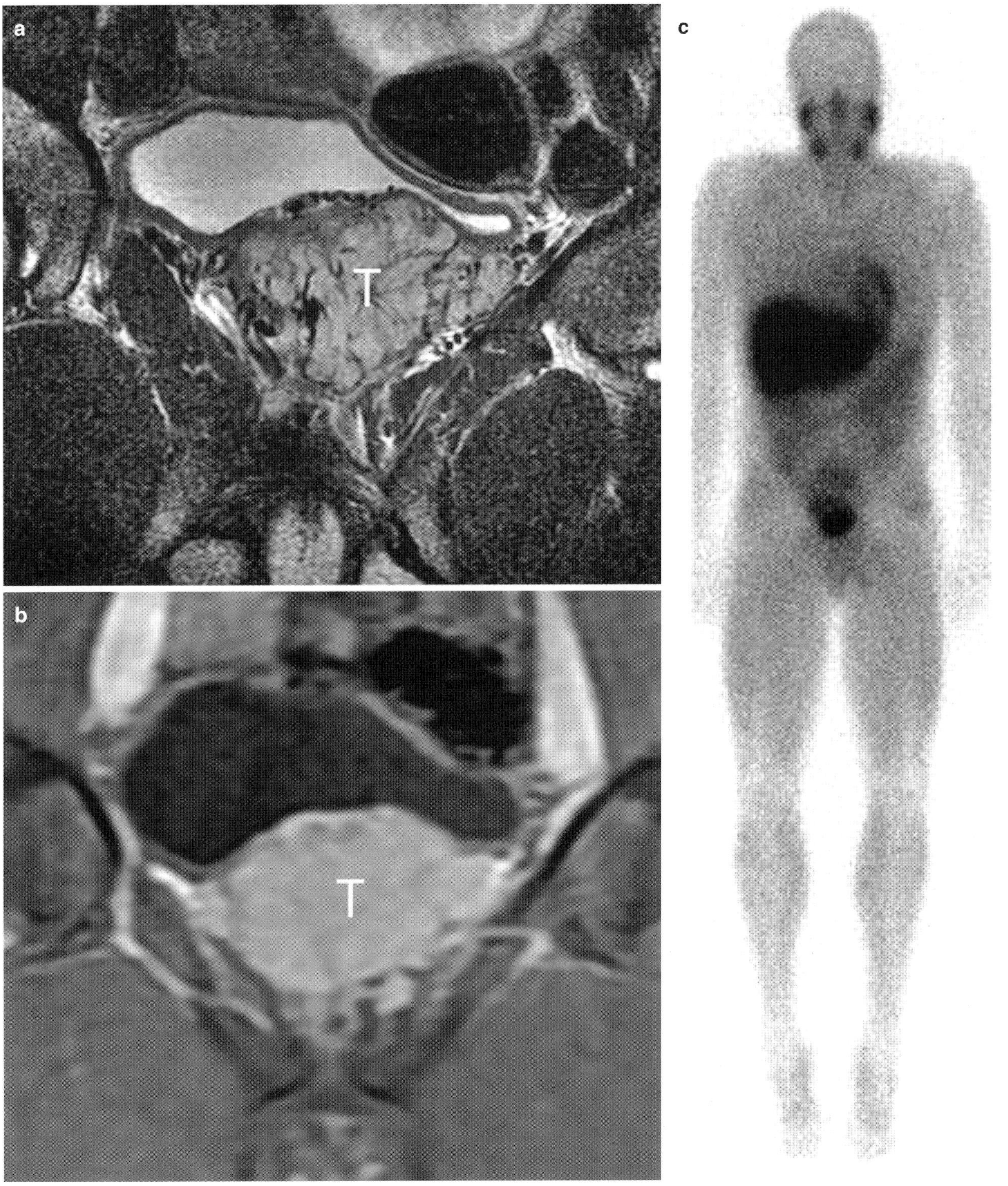

图 3.14　副神经节瘤。副神经节瘤(例如,肾上腺外嗜铬细胞瘤)仅占全部膀胱新生物的 0.1%,全部嗜铬细胞瘤的 1%。多数病例为散发性。副神经节瘤起源于逼尿肌的嗜铬细胞。多数为良性,但 5%~18% 为恶性[32]。由于排尿过程中释放儿茶酚胺,50% 的患者表现出典型的临床症状,如严重的头疼、焦虑、出汗、震颤、高血压、晕厥、尿儿茶酚胺增高。在横断面影像上提示副神经节瘤的关键特征为边界清楚、均匀的实性黏膜下层肿物(由于坏死或出血,偶有囊性改变)和显著的对比增强[44]。在 CT 上,高密度的外周环状钙化也提示膀胱副神经节瘤[45]。在 MRI 上,这类新生物为 T1 高信号,T2 中等高信号的黏膜下层病变,伴明显强化[45]。^{131}I 间碘苯甲胍(MIBG)扫描在检出副神经节瘤方面具有高特异性(>96%),但敏感性不理想(64%)[46]。(a,b)冠状位 T2WI 和冠状位 CE T1WI 图像示实性的边界清楚的 T2 高信号黏膜下层肿瘤(T)伴明显的均匀对比增强。(c)正位 ^{131}I MIBG 图像示同一肿瘤示踪迹浓集。

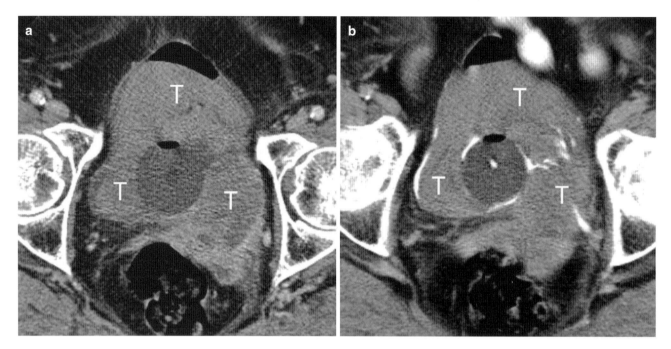

图 3.15　膀胱原发性淋巴瘤。膀胱的继发性淋巴瘤侵犯较原发性淋巴瘤多见。膀胱原发性淋巴瘤很少见且多为非霍奇金型。在影像学上，常表现为边界清晰的肿物而非弥散的壁增厚或浸润[47]。(a,b)实质期和排泄期轴位 CTU 图像示多个膀胱肿物(T)，符合活检证实的恶性大 B 细胞型淋巴瘤。

知识点

除尿路上皮癌和间叶细胞性膀胱新生物以外的上皮性膀胱肿瘤相对少见。了解这些肿瘤的存在非常重要。

鉴于不同病变在临床病史和影像学发现方面的相互重叠，做出最终诊断仍需活检。

脐尿管腺癌、平滑肌瘤、副神经节瘤等肿瘤具有的影像学特征可提示放射学家做出正确的诊断。

分期

表 3.8 局部或 T 分期

由于当前的影像学技术无法准确地分辨不同的膀胱壁层,T
分期的精确性受到了局限

    CT 无法确定膀胱壁受累的深度

        最擅长区分局限于器官(≤T2)和不局限于器官的病变 *
        (≥T3b)

    MRI 具有更好的软组织对比和多平面成像能力,更适合用
    于评价膀胱壁受累的深度

总体精确性

    局部膀胱癌分期

        CT:40%~85%[48,49]

        MRI:73%~96%[48,50]

        DW-MRI 可能在提高 T 分期方面有附加价值

            诊断精确性:T2WI+高 b 值 DW-MRI (88%),单独 T2WI
            (67%),T2WI+DCE(79%),T2WI+DW-MRI+DCE(92%)[51]

    局限于器官和不局限于器官的病变

        CT:55%~92%[52]

        MRI:82%[50]

        DW-MRI 可能在区分局限于器官和不局限于器官的病
        变方面有附加价值

            诊断精确性:T2WI+高 b 值 DW-MRI (69.6%),单独
            T2WI(15.1%)[53]

CT 和 MRI 都趋向于过高分期(占约 30% 的病例)

    由于近期活检或切除术后的膀胱壁和膀胱周围脂肪水肿
    或炎症,有可能类似肿瘤

提高局部分期精确性的策略

    在诸如 TURBT 等介入术前或术后至少 7 天再行影像学检查[50]

* CT 和 MRI 都无法检出膀胱周围脂肪的微观侵犯或 T3a 疾病。

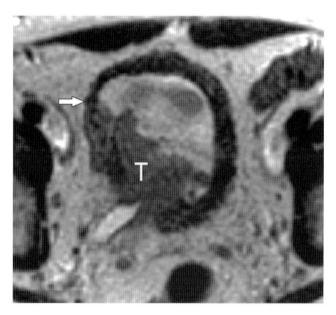

图 3.17 累及肌层的尿路上皮癌的 MR 表现。T2WI 上,当中等
SI 的肿瘤隔断了低 SI 的逼尿肌层("黑线")提示病变累及肌层。
输尿管梗阻也符合累及肌层的肿瘤。轴位 T2WI 示中等 SI 的肿
瘤(T)隔断了低 SI 的肌层(箭头)并阻塞右输尿管。

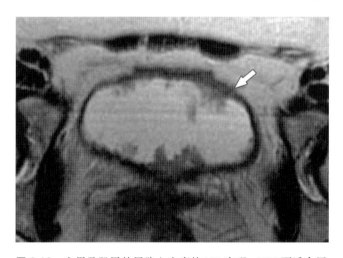

图 3.16 未累及肌层的尿路上皮癌的 MR 表现。MRI 更适合用
于评价膀胱壁受累的深度。T2WI 上,中等 SI 的肿瘤底部出现完
整的低 SI 的肌层,提示未累及肌层(如 Ta 或 T1 期)。轴位 T2WI
示多灶的乳头状病变向膀胱腔内凸入。完整的、低 SI 肌层出现
在肿瘤底部(箭头)。

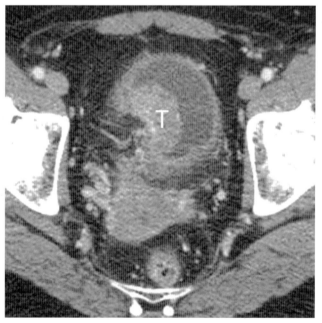

图 3.18 累及肌层的尿路上皮癌的 CT 发现。CT 无法可靠地确
定膀胱壁侵犯的深度。然而,若存在外膀胱壁轮廓消失和(或)
输尿管梗阻等影像学特征,提示病变累及肌层。轴位实质期
CTU 示右后外侧肿瘤(T)伴明显相关的外壁收缩,病理证实为
侵犯深部固有肌层的膀胱癌(如 T2b 期)。

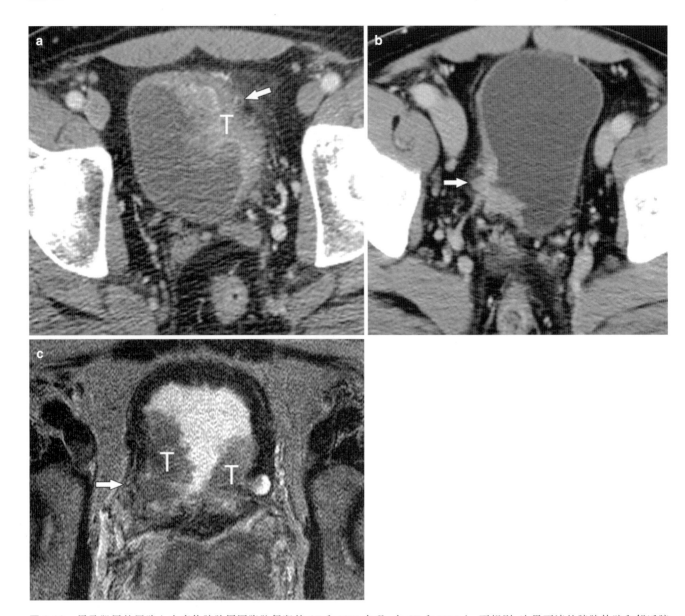

图 3.19 累及肌层的尿路上皮癌伴膀胱周围脂肪侵犯的 CT 和 MRI 表现。在 CT 和 MRI 上，不规则、边界不清的膀胱外壁和邻近膀胱周围脂肪软组织结节或条索提示肉眼可见的肿瘤膀胱外侵犯（如 T3b 期）。镜下脂肪浸润（如 T3a 期）无法在影像上检出。(a) 轴位实质期 CTU 示膀胱肿瘤(T)造成膀胱壁结节样、边界不清的增厚，膀胱周围脂肪结节及条索形成（箭头）。(b) 另一例患者的轴位 CE-CT 示右后外侧肿瘤累及右侧 UVJ 并侵入邻近的膀胱周围脂肪（箭头）。(c) 又一例患者的轴位 T2WI 示双侧累及肌层的膀胱肿瘤(T)，伴肿瘤累及整个低 SI 的逼尿肌的厚度并扩散至膀胱周围脂肪（箭头）。

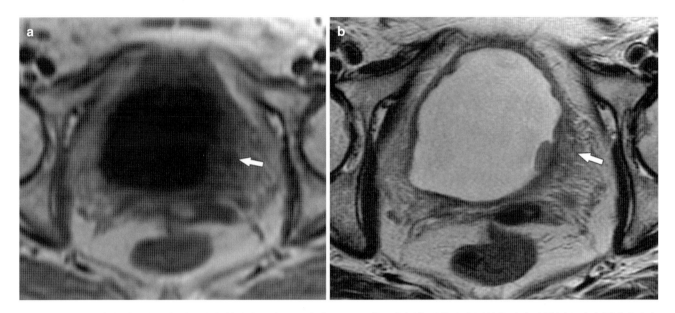

图 3.20　MR 示膀胱周围脂肪水肿和炎症样肿瘤浸润。活检或 TURBT 等近期操作可能造成局灶性膀胱壁增厚和膀胱周围脂肪条索,类似于膀胱外肿瘤扩张,导致过高分期。因此,为了提高特异性,最好在术前或术后至少 7 天行分期检查(如 CT 或 MRI)。(a,b)轴位 T1WI 和 T2WI 示病理证实的浅表侵犯(如 T2a 期)尿路上皮癌。邻近的膀胱周围脂肪条索扩张(箭头)系影像学检查前 4 天 TURBT 术后水肿和炎症所致。

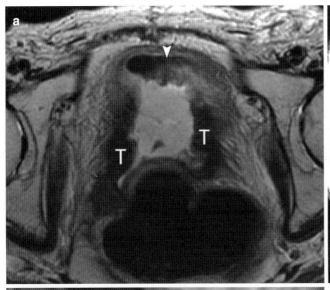

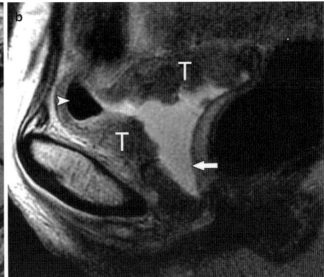

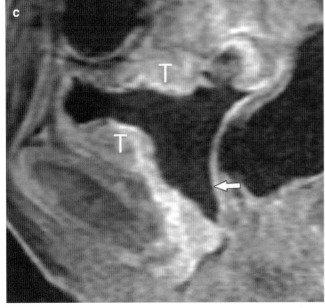

图 3.21　累及肌层的尿路上皮癌 MR 表现。CT 和 MRI 有助于检出侵犯邻近器官(如 T4a 期)和腹壁或盆壁(如 T4b 期)的 T4 期膀胱癌。间隔的脂肪平面消失提示累及邻近器官或腹盆壁。MRI 检出邻近器官受累的能力强于 CT,特别是对于盆腔,这是由于 MRI 有更好的软组织对比和多平面成像能力。(a~c)轴位 T2WI、矢状位 T2WI 和矢状位 CE T1WI 示大的尿路上皮肿瘤(T)累及阴道中上端,伴继发的大的膀胱阴道瘘(箭头)和膀胱腔内积气(三角箭头)(见图 3.9)。

表 3.9　淋巴结分期

最常受累的淋巴结
　　膀胱前、骶骨前、闭孔肌、髂内及髂外淋巴结
CT 和 MRI 上对淋巴结转移的诊断首先基于尺寸标准(如盆腔淋巴结短径≥0.8cm,腹腔淋巴结≥1cm)[54,55]
　　圆形结节较椭圆形结节更有可能是转移
　　CT 和 MRI 检出 N 分期的精确性近似
　　CT 为 73%~92%,MRI 为 73%~90%
　　两种手段都趋向于过低分期
诊断的限制
　　小范围转移的正常尺寸结节
　　淋巴结增大系良性改变
新兴的 MRI 技术有望提高 N 分期精确性
　　超微氧化铁粒子(USPIO)MR 对比剂淋巴造影[56]

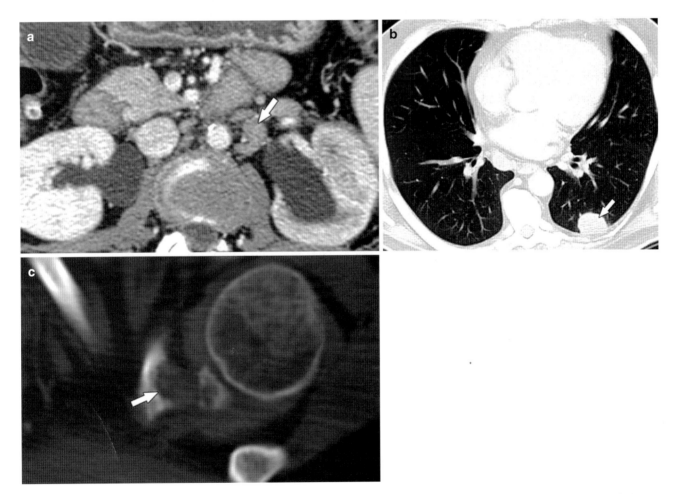

图 3.22　尿路上皮癌伴淋巴结转移。在深度肌层受累的肿瘤中发生淋巴结转移的概率是 30%，在累及膀胱外软组织的肿瘤中发生概率是 60%[57]。淋巴结最初扩散至膀胱周围或骶骨前淋巴结，然后是髂内、闭孔肌和髂外淋巴结。之后可扩散至髂总和腹膜后淋巴结[58]。轴位CE-CT 示增大的、不均匀强化的转移性左髂内淋巴结（箭头）。经活检证实的大的累及肌层的原发性膀胱肿瘤(T)仅部分显示。

图 3.23　尿路上皮癌伴远处转移。腹膜后和腹股沟淋巴结受累被视为远处转移。其他最常见的转移部位依次为肝、骨和肺[59]。(a) 轴位 CE-CT 示增大的主动脉旁淋巴结（箭头）。原发性肿瘤未予显示。(b)另一例患者的轴位 CE-CT 示活检证实的左肺下叶转移（箭头）。(c)又一例患者的轴位 CT 示溶骨性转移累及左肩胛骨（箭头）。

手术后/治疗后表现和肿瘤复发

表3.10　未累及和累及肌层的膀胱癌患者的治疗后随访

检出手术后或治疗后并发症
评估肿瘤复发或肿瘤进展
排除异时性上尿路和膀胱尿路上皮癌

　　如图3.20和图3.26所示，活检或膀胱内用药等近期手术或治疗可能造成炎症伴继发性膀胱壁增厚，黏膜或黏膜下层在注射对比剂增强之后显示强化，以及邻近的膀胱周围脂肪条索[50]。临床病史和影像学随访可有助于区分这类炎性改变和新生物形成。

　　膀胱穿孔是 TURBT 术后最常见的并发症，见于约5%的病例[60]。

表3.11　外科手术后并发症[61,62]

早期(<30 天)
　肠并发症
　　肠梗阻、阻塞、吻合口瘘和缺血
　感染性并发症
　　急性肾盂肾炎、盆腔或腹膜后脓肿
　手术后液体潴留
　　尿性囊肿、血肿和淋巴组织
　输尿管肠并发症
　　吻合口瘘、阻塞或缺血
迟发性并发症
　肿瘤复发
　肾功能退化、输尿管狭窄或反流伴继发性肾积水、结石形成(特别是回肠膀胱术患者)、瘘、代谢紊乱(代谢性酸中毒，维生素 B_{12} 缺乏)、囊性坏死和腹膜后纤维化

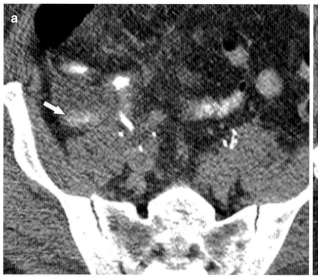

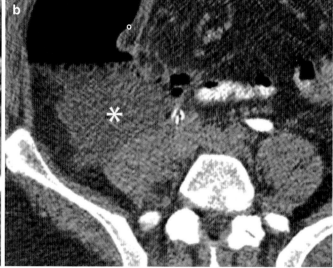

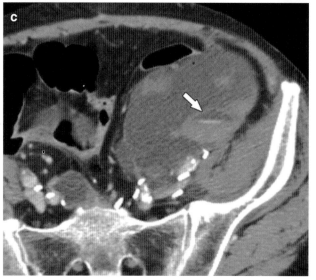

图3.24　尿流改道术后早期并发症。在多数病例中,急性并发症有临床症状且可能需要紧急的影像学评估,常行对比剂强化 CT。(a,b)轴位排泄期 CTU 示排出的经静脉对比剂溢出(a 图中箭头)浸润右下腹气–液蓄积,符合输尿管肠吻合口瘘和继发性右下腹脓肿(b 图中星号)。患者为 55 岁男性,行侵袭性尿路上皮癌根治性膀胱前列腺切除术、双侧盆腔淋巴结清扫术及回肠膀胱尿流改道术后 12 天。(c)另一例患者术后轴位 CE-CT 示左侧盆腔急性血肿伴血细胞比容水平降低(箭头)。诊断性血管造影术(未显示)结果符合左侧髂外动脉假性动脉瘤。

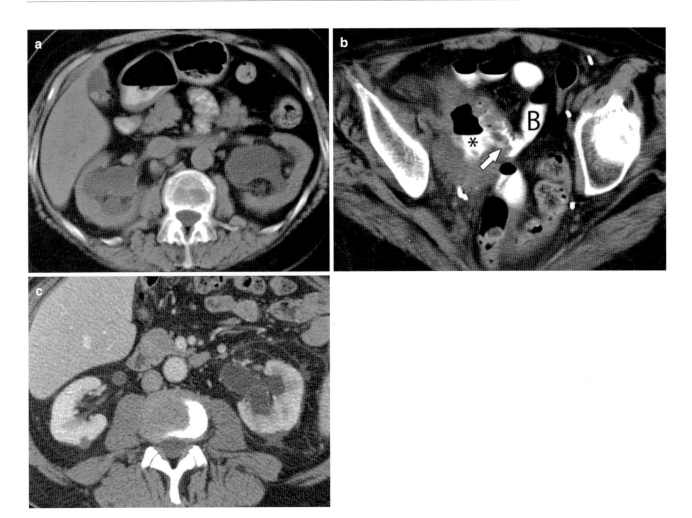

图 3.25　术后迟发性并发症。(a,b) 膀胱鳞状细胞癌患者行根治性膀胱切除术及回肠流出道术后 6 年的轴位 CT 平扫和轴位 CE-CT 示双侧肾积水,推测因双侧输尿管狭窄及回肠流出道(星号)和小肠(B)之间的瘘(箭头)所致。(c)另一例膀胱癌患者行根治性膀胱切除术和新膀胱成形术后的轴位 CE-CT 示左侧肾积水,延迟的左侧肾图和术后肾周条索证实为输尿管肠吻合口狭窄(未显示)。

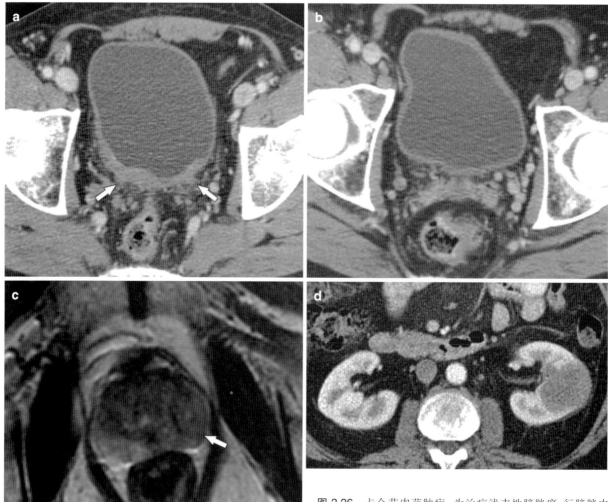

图 3.26　卡介苗肉芽肿病。为治疗浅表性膀胱癌,行膀胱内卡介苗滴注后,有些患者可能发生卡介苗肉芽肿病。了解这一点十分重要,因为它可能出现在局灶影像学异常中,主要发生于泌尿生殖系统,类似于原发性或转移性肿瘤。卡介苗相关的并发症中最常见的是肉芽肿性膀胱炎,可表现为膀胱壁增厚或难以与膀胱癌相鉴别的结节。不甚常见的并发症包括肉芽肿性前列腺炎、睾丸附睾炎、肾肉芽肿或脓肿。肉芽肿性前列腺炎经常伴发于 PSA 升高和 MRI 上前列腺局灶或弥散的 T2 低信号。因此,无论数字直肠检查或影像学检查都无法将其与前列腺癌进行鉴别,确诊可能需要活检。肾肉芽肿和脓肿极为少见,仅发生于 0.1% 以下的卡介苗治疗后患者。关于它们形成的机制尚存在争论,但可能与膀胱输尿管反流或

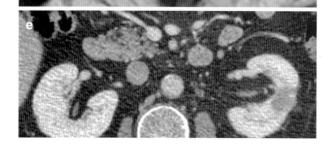

系统性扩散有关。在 CE-CT 上,它们表现为均匀或不均匀的低密度病变,既可能是类似于肾盂肾炎的节段性外观,也可能是类似于肿瘤的膨胀性、肿块样外观。对于卡介苗治疗后的膀胱癌患者,考虑到卡介苗引起的肉芽肿性肾肿物的可能性很重要,这既有助于实施合适的治疗,又能避免不必要的侵入性手段[63]。(a,b)轴位 CE-CT 示膀胱壁结节增厚,黏膜层明显强化,以及膀胱周围脂肪条索(箭头),推测系膀胱内卡介苗治疗膀胱癌后肉芽肿性膀胱炎所致(a)。经验性抗结核治疗后,这些发现得到了证实(b)。(c)另一例膀胱内卡介苗治疗后患者的轴位 T2WI 示左侧前列腺周围区降低的 T2 SI(箭头),符合活检证实的肉芽肿性前列腺炎。(d,e)又一例膀胱内卡介苗治疗后患者的轴位 CE-CT 图像示左肾均匀的肿块样病变(d),随后在经验性抗结核治疗后得到证实(e)。

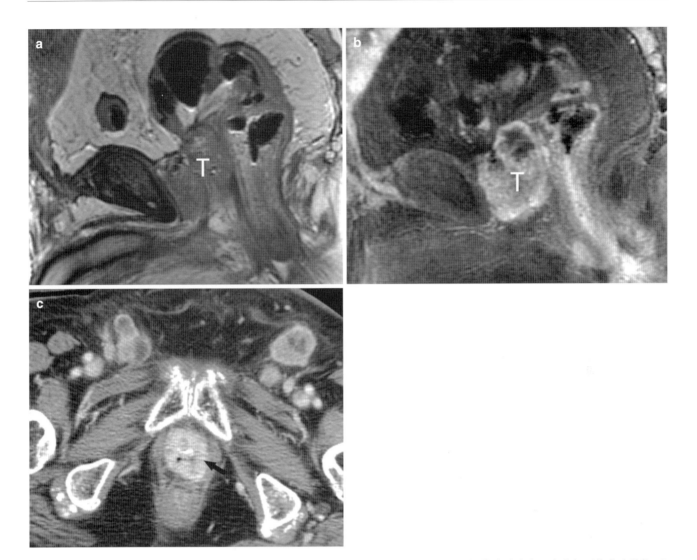

图 3.27 膀胱切除术后复发性尿路上皮癌。复发性疾病可表现为异时性上尿路肿瘤、尿道-代膀胱吻合口处或邻近的盆腔肿物,以及腹腔或盆腔淋巴结或其他器官的远处转移[62]。高级别或高分期的患者发生局部和远处复发的风险都更高。尿路上皮癌累及前列腺增加了尿道-代膀胱吻合口处复发的风险。(a,b)69 岁男性患者,累及肌层的尿路上皮癌,行根治性膀胱前列腺切除术及回肠膀胱尿流改道术后 6 个月的矢状位 T2WI 和矢状位 CE T1WI 示大的中央坏死的局部复发肿瘤(T)。(c)90 岁女性患者,累及肌层的尿路上皮癌,行前盆腔器官切除术及回肠膀胱尿流改道术后 4 年,轴位 CE-CT 示术区复发肿瘤(箭头)。

放射学报告

表 3.12　放射学报告关键元素：初始分期[64]

T：原发性肿瘤
　位置和大小
　　如有多个同时发生的肿瘤则应予以列举
　肿瘤外观
　　乳头状或斑块样
　局部范围
　　膀胱壁收缩的出现
　　　提示累及肌层的肿瘤
　　膀胱周围脂肪浸润
　　　提示膀胱周围肿瘤扩散以及术后或治疗后炎症
　　累及邻近器官
　　　精囊、前列腺、直肠、子宫、阴道、骨盆底
N：淋巴结
　任何局部淋巴结的位置和尺寸
　最常累及的局部淋巴结
　　膀胱周围、骶骨前、髂内、闭孔肌、髂外淋巴结
M：转移
　腹膜后和腹股沟淋巴结提示远处转移
　肝
　　常见于发生盆腔或腹腔淋巴结转移的病例
　骨
　　尤其是有鳞状细胞癌病史者
　肺

表 3.13　放射学报告关键元素：随访检查[62,64]

所用每次对比检查的日期
如无既往膀胱切除术
　见表 3.12
如有既往膀胱切除术和尿流改道术
　急性或迟发并发症
　局部肿瘤复发
　　输尿管狭窄（不伴或伴相关的软组织肿物）、盆腔肿物、
　　盆腔淋巴结转移，如行原位新膀胱的尿道—肠吻合口处
　　狭窄（不伴或伴相关的软组织肿物）
　转移性肿瘤复发
　　如有既往盆腔淋巴结转移，则应谨慎评估腹膜后和腹股
　　沟区以确定有无淋巴结转移
提示与以往的变化，列出上次检查以来的新病变
如出现可测量的病变
　测量与以往扫描相同的病变
　给出总体疗效评价
　　增大、减小，或尺寸及病变数量有无变化
　　如果院内或临床试验中用到，则参考实性肿瘤一体化疗
　　效评估标准（RECIST）或世界卫生组织（WHO）指南

鸣谢：在此感谢 Ada Muellner. MS 对原稿进行的编辑工作。

（李之珺　叶兆祥　译）

参考文献

1. Jemal A, Siegel R, Xu J, Ward E. Cancer statistics. CA Cancer J Clin. 2010;60(5):277–300.
2. Golijanin DJ, Kakishvili D, Madeb RR, et al. Chemoprevention of bladder cancer. World J Urol. 2006;24:445–72.
3. Fleshner N, Kondylis F. Demographics and epidemiology of urothelial cancer of urinary bladder. In: Droller MJ, editor. Urothelial tumors. Hamilton, Ontario, Canada: Decker; 2004. p. 1–16.
4. Vineis P, Simonato L. Proportion of lung and bladder cancers in males resulting from occupation: a systematic approach. Arch Environ Health. 1991;46(1):6–17.
5. Mostofi F, Davis CJ, Sesterhenn I. Histological typing of urinary bladder tumors. 2nd ed. Berlin: Springer; 1999.
6. Sandhu JS, Vickers AJ, Bochner B, et al. Clinical characteristics of bladder cancer patients previously treated with radiation for prostate cancer. BJU Int. 2006;98:59–62.
7. Ficarra V, Dalpiaz O, Alrabi N, et al. Correlation between clinical and pathologic staging in a series of radical cystectomies for bladder carcinoma. BJU Int. 2005;95:786–90.
8. McDougal WS, Shipley WU, Kaufman DS, et al. Cancer of the bladder, ureter, and renal pelvis. In: DeVita VT, Hellman S, Rosenberg SA, editors. Cancer: principles and practice of oncology. 8th ed. Philadelphia: Lippincott Williams and Wilkins; 2008. p. 1358–84.
9. Nieder AM, Brausi M, Lamm D, et al. Management of stage T1 tumors of the bladder. Int Consens Panel Urol. 2005;66:108–25.
10. American Joint Committee on Cancer (AJCC). Cancer staging manual. 6th ed. Philadelphia: Lippincott-Raven Publishers; 2002.
11. Epstein JI, Amin MB, Reuter VE, et al. The world health organization/international society of urologic pathology consensus on classification of urothelial (transitional cell) neoplasms of the urinary bladder. Am J Surg Pathol. 1998;22:1435–8.
12. Milan-Rodriguez F, Chechile-Toniolo G, Salvador-Bayarri J, et al. Primary superficial bladder cancer risk groups according to progression, mortality and recurrence. J Urol. 2000;164:680–4.
13. Milan-Rodriguez F, Chechile-Toniolo G, Salvador-Bayarri J, et al. Multivariate analysis of the prognostic factors of primary superficial bladder cancer. J Urol. 2000;163:73–8.
14. Sylvester RJ, Oosterlinck W, van der Meijden AP. A single immediate postoperative instillation of chemotherapy decreases the risk of recurrence in patients with stage Ta T1 bladder cancer: a meta-analysis of published results of randomized clinical trials. J Urol. 2004;171:2186–90.
15. Bohle A, Jocham D, Bock PR. Intravesical bacillus Calmette-

Guerin versus mitomycin C for superficial bladder cancer: a formal meta analysis of comparative studies on recurrence and toxicity. J Urol. 2003;169:90–5.

16. Lamm DL, Blumenstein BA, Crawford ED, et al. A randomized trial of intravesical doxorubicin and immunotherapy with bacillus Calmette-Guerin for transitional cell carcinoma of the bladder. J Urol. 2000;163(4):1124–9.

17. Smith H, Weaver D, Barjenbruch O, et al. Routine excretory urography in follow-up of superficial transitional cell carcinoma of bladder. Urology. 1989;34:193–6.

18. Wright JL, Lin DW, Porter MP. The association between extent of lymphadenectomy and survival among patients with lymph node metastases undergoing radical cystectomy. Cancer. 2008;112:2332–3.

19. Dhar NB, Klein EA, Reuther AM, et al. Outcome after radical cystectomy with limited or extended pelvic lymph node dissection. J Urol. 2008;179:873–8.

20. Black PC, Brown GA, Grossman HB, et al. Neoadjuvant chemotherapy for bladder cancer. World J Urol. 2006;24:531–42.

21. Grossman HB, Natale RB, Tangen CM, et al. Neoadjuvant chemotherapy plus cystectomy compared to cystectomy alone for locally advanced bladder cancer. N Engl J Med. 2003;34:859–66.

22. Winquist E, Waldron T, Segal R, et al. Neoadjuvant chemotherapy in transitional cell carcinoma of the bladder: a systemic review and meta-analysis. J Urol. 2004;171:561–9.

23. Vale CL, Adjuvant chemotherapy in invasive bladder cancer: a systematic review and meta-analysis of individual patient data: Advance Bladder Cancer (ABC) Meta-analysis Collaboration. Eur Urol. 2005;48(2):189–199.

24. Hassan JM, Cookson MS, Smith Jr JA, et al. Patterns of initial transitional cell recurrence in patients after cystectomy. J Urol. 2006;175:2054–7.

25. Montie JE, Clark PE, Eisenberger MA, et al. Bladder cancer. J Natl Compr Canc Netw. 2009;7:8–39.

26. Sadow CA, Silverman SG, O'Leary MP, et al. Bladder cancer detection with CT urography in an academic medical center. Radiology. 2008;249:195–202.

27. Turney BW, Willatt JMG, Nixon D, et al. Computed tomography urography for diagnosing bladder cancer. BJU Int. 2006;98:345–8.

28. Abou-El-Ghar ME, El-Assmy A, Refaie HF, et al. Bladder cancer: diagnosis with diffusion-weighted MR imaging in patients with gross hematuria. Radiology. 2009;251:415–21.

29. Kim JK, Park SY, Ahn HJ, et al. Bladder cancer: analysis of multidetector row helical CT enhancement pattern and accuracy in tumor detection and perivesical staging. Radiology. 2004;231:725–31.

30. Moon WK, Kim SH, Cho JM, et al. Calcified bladder tumors: CT features. Acta Radiol. 1992;33:440–3.

31. Barentsz JO, Engelbrecht M, Jager GJ, et al. Fast dynamic gadolinium-enhanced MR imaging of urinary bladder and prostate cancer. J Magn Reson Imaging. 1999;10:295–304.

32. Murphy WM, Grignon DJ, Perlman EJ. Tumors of the kidney, bladder, and related urinary structures. Washington, DC: American Registry of Pathology; 2004.

33. Huguet-Perez J, Palou J, Millan-Rodriguez F, et al. Upper tract transitional cell carcinoma following cystectomy for bladder cancer. Eur Urol. 2001;40:318–23.

34. Millan-Rodriguez F, Chechile-Toniolo G, Salvador-Bayarri J, et al. Upper urinary tract tumors after primary superficial bladder tumors: prognostic factors and risk groups. J Urol. 2000;164:1183–7.

35. Shokeir AA. Squamous cell carcinoma of the bladder: pathology, diagnosis and treatment. BJU Int. 2004;93:216–20.

36. Wong JT, Wasserman NF, Padurean AM. Bladder squamous cell carcinoma. Radiographics. 2004;24:855–60.

37. Bates AW, Baithun SI. Secondary neoplasms of the bladder are histologic mimics of nontransitional cell primary tumours: clinicopathological and histological features of 282 cases. Histopathology. 2000;36:32–40.

38. Hughes MJ, Fischer C, Sohaib SA. Imaging features of primary nonurachal adenocarcinoma of the bladder. AJR Am J Roentgenol. 2004;183:1397–401.

39. Wong-You-Cheong JJ, Woodard PJ, Manning MA, et al. From the archives of the AFIP. Neoplasms of the urinary bladder: radiologic-pathologic correlation. Radiographics. 2006;26:553–80.

40. Sundaram CP, Rawal A, Saltzman B. Characteristics of bladder leiomyoma as noted on magnetic resonance imaging. Urology. 1998;52:1142–3.

41. Martin SA, Sears DL, Sebo TJ, et al. Smooth muscle neoplasms of the urinary bladder: a clinicopathologic comparison of leiomyoma and leiomyosarcoma. Am J Surg Pathol. 2002;26:292–300.

42. Mallampati GK, Siegelman ES. MR imaging of the bladder. Magn Reson Imaging Clin N Am. 2004;12:545–55.

43. Chen M, Lipson SA, Hricak H. MR imaging evaluation of benign mesenchymal tumors of the urinary bladder. AJR Am J Roentgenol. 1997;168:399–403.

44. Asbury Jr WI, Hatcher PA, Gould HR, et al. Bladder pheochromocytoma with ring calcification. Abdom Imaging. 1996;21:275–7.

45. Crecelius SA, Bellah R. Pheochromocytoma of the bladder in an adolescent: sonographic and MR imaging features. AJR Am J Roentgenol. 1995;165:101–3.

46. Jalil ND, Pattou FN, Combemale F, et al. Effectiveness and limits of preoperative imaging studies for the localization of pheochromocytomas and paragangliomas: a review of 282 cases. French Association Of Surgery (AFC), and French Association of Endocrine Surgeons (AFCE). Eur J Surg. 1998;164:23–8.

47. Bates AW, Norton AJ, Baithun SI. Malignant lymphoma of the urinary bladder: a clinicopathologic study of 11 cases. J Clin Pathol. 2000;53:458–61.

48. Barentsz JO, Witjes JA, Ruijs JH. What is new in bladder cancer imaging. Urol Clin North Am. 1997;24:583–602.

49. Kim B, Semelka RC, Ascher SM, et al. Bladder tumor staging: comparison of contrast enhanced CT, T1 and T2 weighted MR imaging, dynamic gadolinium-enhanced imaging, and late gadolinium-enhanced imaging. Radiology. 1994;193:239–45.

50. Tekes A, Kamel I, Imam K, et al. Dynamic MRI of bladder cancer: evaluation of staging accuracy. AJR Am J Roentgenol. 2005;184:121–7.

51. Takeuchi M, Sasaki S, Ito M, et al. Urinary bladder cancer: diffusion-weighted MR imaging: accuracy for diagnosing T stage and estimating histologic grade. Radiology. 2009;251(1):112–21.

52. Kundra V, Silverman PM. Imaging in oncology from the University of Texas M.D. Anderson Cancer Center. Imaging in the diagnosis, staging, and follow-up of cancer of the urinary bladder. AJR Am J Roentgenol. 2003;180:1045–54.

53. El-Assmy A, Abou-El-Ghar ME, Mosbah A, et al. Bladder tumour staging: comparison of diffusion- and T2-weighted MR imaging. Eur Radiol. 2009;19:1575–81.

54. Hall TB, MacVicar AD. Imaging of bladder cancer. Imaging. 2001;13:1–10.

55. Barentsz JO, Jager GJ, van Vierzen PB, et al. Staging urinary bladder cancer after transurethral biopsy: value of fast dynamic contrast-enhanced MR imaging. Radiology. 1996;201:185–93.

56. Deserno WM, Harisinghani MG, Taupitz M, et al. Urinary bladder cancer: preoperative nodal staging with ferumoxtran-10-enhanced MR imaging. Radiology. 2004;233:449–56.

57. MacVicar AD. Bladder cancer staging. BJU Int. 2000;86 suppl 1:111–22.

58. Husband JES, Reznek RH. Imaging in oncology. 2nd ed. London: Taylor & Francis; 2004.

59. Knap MM, Lundbeck F, Overgaard J. Prognostic factors, pattern of recurrence and survival in a Danish bladder cancer cohort treated with radical cystectomy. Acta Oncol. 2003;42:160–8.

60. Dick A, Barnes R, Hadley H, et al. Complications of transurethral resection of bladder tumors: prevention, recognition and treatment. J Urol. 1980;124:810–1.

61. Sudakoff GS, Guralnick M, Langenstroer P, et al. CT urography of urinary diversions with enhanced CT digital radiography: preliminary experience. AJR Am J Roentgenol. 2005;184: 131–8.

62. Catala V, Sola M, Samaniego J, et al. CT findings in urinary diversion after radical cystectomy: postsurgical anatomy and complications. Radiographics. 2009;29:461–76.

63. Ma W, Kang SK, Hricak H, et al. Imaging appearance of granulomatous disease after BCG treatment of bladder carcinoma. AJR Am J Roentgenol. 2009;192:1494–500.

64. Hricak H, Husband JES, Panicek DM, et al. Oncologic imaging: essentials of reporting common cancers. Philadelphia: Saunders Elsevier; 2007.

第 4 章　前列腺癌

Hebert Alberto Vargas，Joshua Chaim，Oguz Akin

前列腺是一个外分泌腺体，是男性生殖系统的一部分。其位于骨盆内，膀胱下方，直肠前方，围绕尿道的前列腺部。其形状为上宽（前列腺底部）下窄（前列腺尖部）的"倒金字塔"形。在前列腺底部与尖部之间为"中间腺体"，其功能是与精囊和睾丸一起产生精液，且在男性射精过程中发挥作用。

前列腺也是男性非上皮来源肿瘤最常见部位[1]。自从 20 世纪 80 年代后期引入前列腺特异性抗原（PSA）检测以来，前列腺癌的发病率急剧上升，但同时也伴随着早期发现和生存率的提高。事实上，约 17% 的男性在一生中会被诊断出前列腺癌，但只有 3% 的男性会死于该病[1]。一些前列腺癌患者病程相对缓慢，而另一些患者的疾病则极具侵袭性，有时甚至是致命的。由于预后差异极大，风险分层很重要，一部分患者可能需要侵袭性干预治疗，而有的患者通过其他的处理方法，如积极监测即可。这需要对多个变量进行充分的解释，如存在已知危险因素（例如，年龄的增长，非裔美国人和有前列腺癌家族史）以及来自临床检查、实验室检查和影像学检查的结果。目前一些预测方法可辅助对疑似或确诊为前列腺癌的患者做出决策。列线图是一种逻辑回归分析的图形表示，广泛用于预测前列腺癌治疗前后多方面的结果。影像学检查对活检证实的前列腺癌患者的主要作用是检测、定位肿瘤及确定疾病的范围（主要为包膜外浸润、精囊浸润、淋巴结受累以及远处转移），从而辅助治疗计划。影像学对治疗后的随访也很重要。

在本章中，我们概述了用于评估正常前列腺和治疗后前列腺的影像学技术，以及原发性和复发性前列腺癌及类似疾病的典型和非典型影像学特征。

H.A. Vargas, M.D. • J. Chaim, DO • O. Akin, M.D. (⊠)
Department of Radiology, Memorial Sloan-Kettering Cancer Center,
1275 York Avenue, New York, NY, 10065, USA
e-mail: vargasah@mskcc.org; chaimj@mskcc.org; akino@mskcc.org

正常解剖

表 4.1　解剖分区和精囊

结构	位置	正常 T2 加权 MRI 表现	其他
外周带	包绕中央带和尿道前列腺部远端	均匀高信号	前列腺癌最常见部位
移行带	精阜向上、向前和向外侧延伸在尿道两侧形成两个凸起	由于基质及腺体成分不同而表现为不均质	良性前列腺增生(BPH)最常见部位
中央带	包绕射精管,同时包绕移行带和靠近精阜的尿道	多为均匀低信号	在胚胎学上与前列腺其他部分相比，更类似精囊
精囊	前列腺后上方	高信号；屈曲盘绕的管状外观	在精阜通过射精管排入尿道前列腺部中部

根据与尿道前列腺部的位置关系及其组织学和胚胎学特征,前列腺分为不同的解剖"区带"[2]。经直肠 T2 加权 MRI 可较好显示包括前列腺区带解剖在内的前列腺区域解剖[3]。

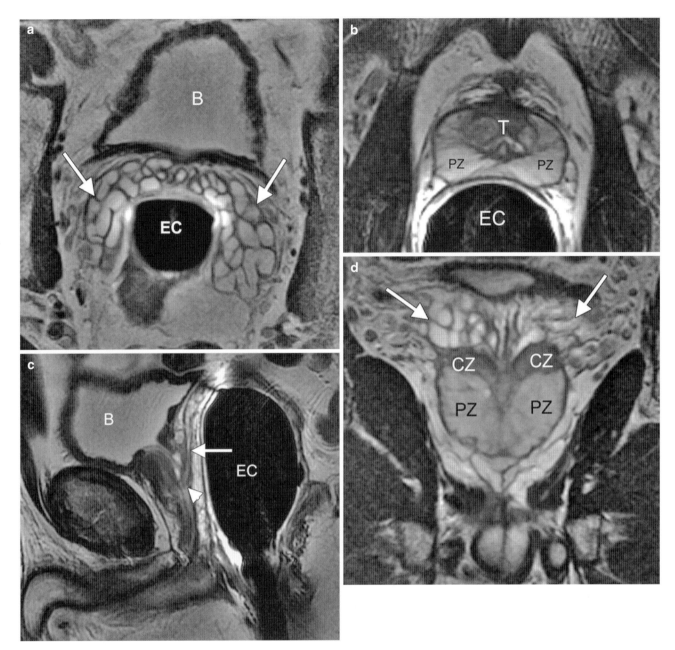

图 4.1　MRI 正常前列腺解剖图。男性盆腔轴位(**a,b**)、矢状位(**c**)和冠状位(**d**)T2 加权 MR 图像。在精阜的水平(图 c 中三角箭头)，精囊(图 a 和 d 中箭头)通过射精管(图 c 中箭头)排入尿道前列腺部中部。移行带(T)从精阜向上、向前和向两侧延伸。 中央带(CZ)包绕射精管，外周带(PZ)包绕中央带和尿道前列腺部远端。B,膀胱;EC,直肠内线圈。

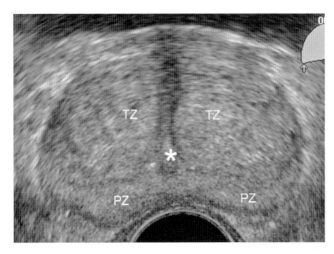

图 4.2 经直肠超声(TRUS)的正常前列腺解剖图。TRUS 图像显示的是腺体中部水平的外周带(PZ)、移行带(TZ)和尿道(星号)。TRUS 对前列腺癌检测的准确性具有局限性,但在直肠指检异常或血清 PSA 升高怀疑前列腺癌时,常用于引导前列腺活检。

前列腺癌的诊断

表 4.2 不同影像技术前列腺癌的典型表现

技术	影像表现
超声	与相邻前列腺组织相比表现为低回声。超声主要用于引导经直肠前列腺活检和局部治疗
CT	与相邻前列腺组织相比表现为低密度,静脉增强后有强化。由于敏感性和特异性低,不常规用于最初诊断,但用于评估淋巴结病变和治疗后病情
PET	FDG 高摄取;但是这种表现不总是出现,且相邻膀胱中 FDG 积聚的伪影限制了 FDG PET-CT 在诊断中的应用
T2 加权 MRI	与相邻前列腺组织相比表现为低信号
弥散加权 MRI	在 DWI 图像上表现为高信号,在 ADC 图上表现为低信号(弥散受限)
动态增强 MRI	早期强化,早期廓清
MRS	前列腺代谢产物比率的改变:柠檬酸盐、胆碱、肌酸、多胺

由于敏感性和特异性低,CT 和 FDG-PET 不常规用于最初诊断;但用于评估淋巴结病变和治疗后病情[3]。

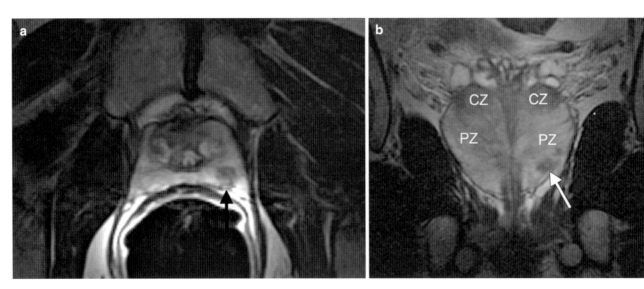

图 4.3 外周带前列腺癌的 MRI 表现[4]。轴位(a)和冠状位(b)T2WI 显示外周带前列腺癌的典型表现(箭头):与正常均匀高信号的外周带(PZ)相比呈低信号。CZ,中央带。

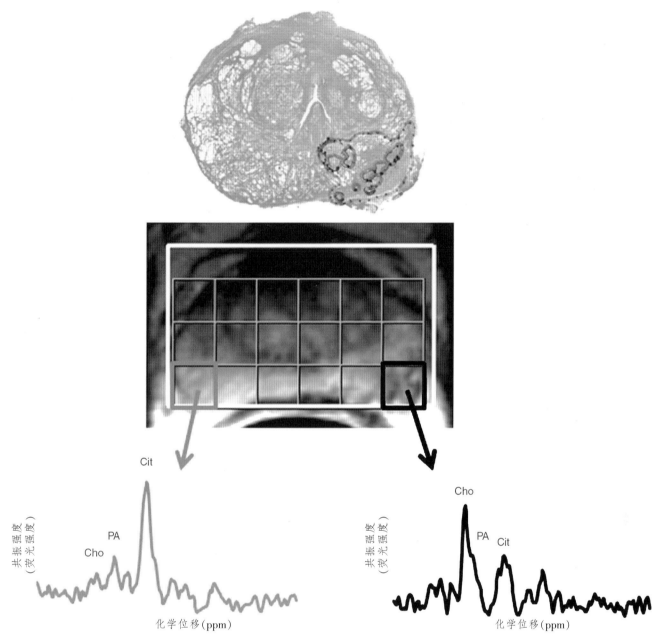

图 4.4 前列腺癌的 MR 波谱(MRSI)表现[5]。覆盖于 T2WI 上的 MRSI 光谱网格(底行)显示健康(蓝色)和癌性(红色)体素的代谢产物峰,相应的大体病理图(顶行)上勾画出左侧周围带的癌灶(绿色和黑色线)。通常,正常前列腺组织中的柠檬酸盐水平较高,是因为锌抑制了三羧酸循环中的第一种酶。 柠檬酸盐水平在存在前列腺癌时降低,但在存在前列腺炎或出血时也可能降低。胆碱是细胞膜的组成成分,因此其水平随着前列腺癌中膜流动和磷脂代谢的增加而增加。多胺峰出现在肌酸峰和胆碱峰之间,存在前列腺癌时通常也是降低的。(见彩图)

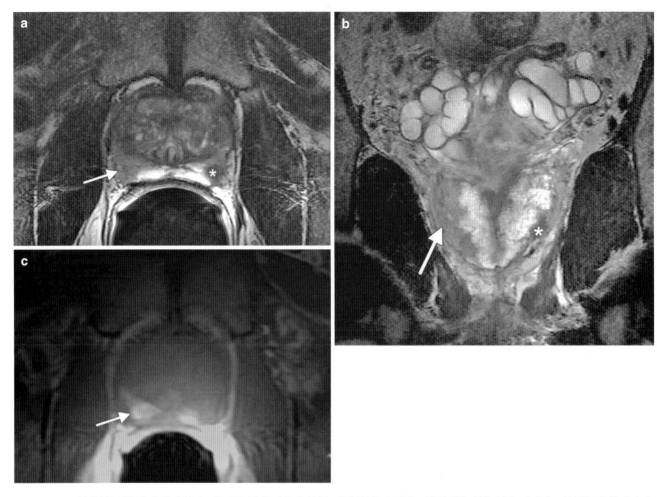

图 4.5　MRI 检测前列腺癌的潜在缺陷：前列腺活检后的前几周，根据活检和成像时间间隔不同，活检后改变可呈低、中等或高信号，可能干扰前列腺癌的鉴别[6]。在此病例中，尽管轴位(a)和冠状位(b)T2WI 表现为广泛的低信号区域，仍可在左侧外周带(星号)识别出清晰的低信号癌灶，轴位 T1WI(c)表现为高信号，为活检后改变(箭头)。

表 4.3　移行带癌

前列腺癌最常发生于外周带；但约 25% 的癌发生在移行带
(TZ)[7]。在 T2WI 上，正常 TZ 由于腺体和基质成分不同而
呈现不均匀的信号。MRI 图像有助于检出 TZ 癌的特征包
括：

1. 均匀低信号
2. 边缘不清
3. 无包膜(BPH 结节相关的特征)
4. 双凸透镜形状
5. 侵犯前纤维肌层基质
6. 经静脉注入对比剂后均匀强化

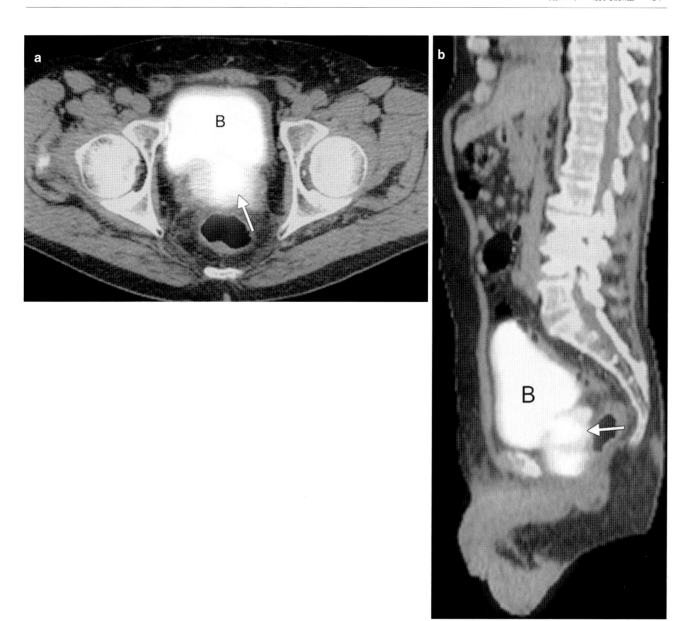

图 4.6　FDG PET-CT 在前列腺癌中的应用。轴位(a)和矢状位(b)PET-CT 融合图像显示前列腺癌伴精囊受累(箭头)患者的 FDG 摄取增加。由于肾脏排泄造成的膀胱内(B)FDG 摄取,以及一些前列腺癌为乏 FDG 亲和力限制了 FDG PET-CT 在前列腺癌的诊断中的常规应用;但 FDG PET-CT 可用于检测淋巴结和骨骼的转移灶或复发性疾病,这两个部位是前列腺癌最常见的转移部位。新型的放射性示踪剂[例如,乙酸盐、FLT(氟胸苷)、FACBC(氟环丁烷-1-羧酸)]目前正在研究中,并可能在未来的前列腺癌成像中发挥作用。(见彩图)

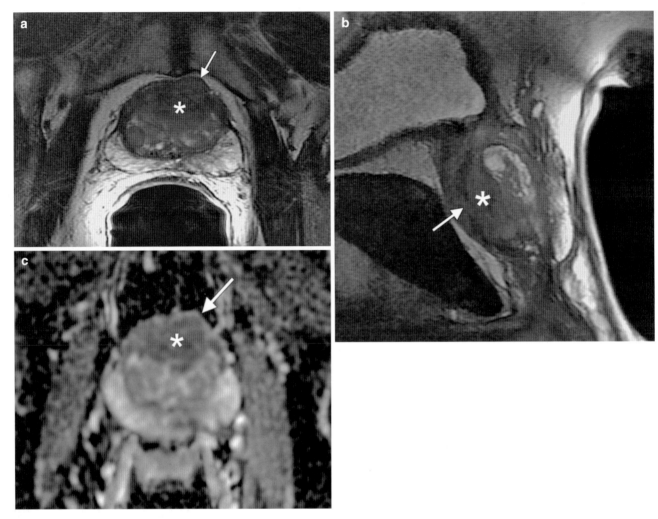

图 4.7 移行带癌。DW-MRI 的轴位(a)和矢状位(b)T2WI 和 ADC 图像(c)显示一边缘不清的均匀低信号区,为移行带肿瘤(星号),其扩散到前纤维肌层基质(箭头)。

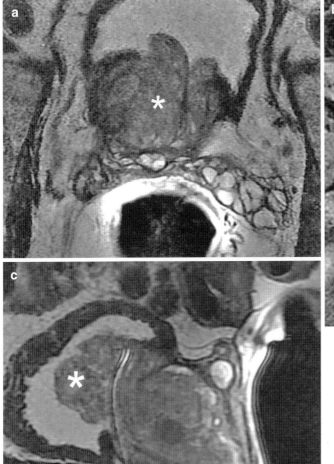

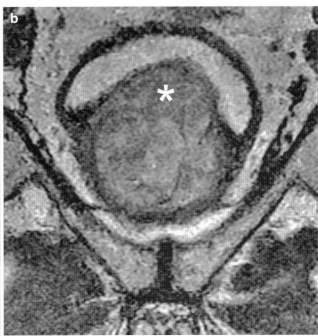

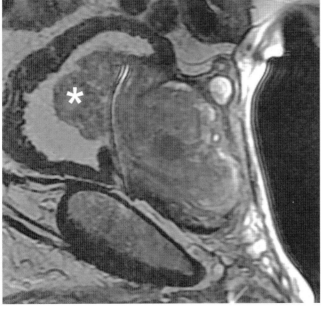

图 4.8 癌症的鉴别诊断。轴位 (a)、冠状位 (b) 和矢状位 (c) T2WI 显示了 BPH 的典型的不均质表现，此病例膀胱壁受压（星号）。BPH 随年龄增加更常见，并可引起症状（例如，排尿犹豫、尿频、排尿困难和尿潴留）。PSA 水平可能升高。BPH 并非癌前病变。前列腺炎也可能有类似前列腺癌的 MRI 特征。

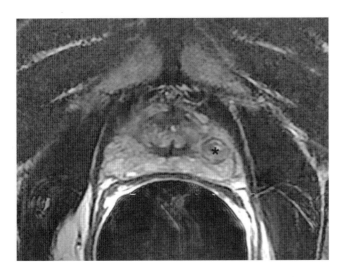

图 4.9 良性前列腺增生。轴位 T2WI 显示外周带内 BPH（星号）。BPH 最常发生于移行带，但外周带偶尔也会受累。典型的特征，如低信号包膜和信号不均有助于诊断。

前列腺癌的分期

表4.4 美国癌症联合委员会(AJCC)的 TNM 分期系统(第7版)[3]

T 分期	注释
T1:肿瘤局限于器官,临床和影像学检查不能发现	
T2:肿瘤局限于器官,临床或影像学可发现	T2a:肿瘤局限于 1/4
	T2b:肿瘤局限于一侧
	T2c:双侧肿瘤
T3:局部侵袭性肿瘤,并向前列腺外扩散	T3a:单侧包膜外扩散
	T3b:双侧包膜外扩散
	T3c:侵犯精囊
T4:侵犯膀胱、尿道外括约肌或直肠	显微镜下膀胱颈受累为 T3a 期
N:淋巴结评估	N0:无淋巴结转移
	N1:显微镜下区域淋巴结转移
	N2:肉眼可见的区域淋巴结转移
	N3:区域外淋巴结转移
M:远处转移评估	M1a:非区域内淋巴结转移
	M1b:骨转移
	M1c:其他

Used with permission of the American Joint Committee on Cancer (AJCC), Chicago, IL. The original source for this material is the *AJCC Cancer Staging Manual*, 7th edn (2010) published by Springer Science and Business Media LLC, http://www.springer.com.

表4.5 AJCC 分期[3]

Ⅰ 期	T1a, N0, M0
Ⅱ 期	T1b, N0, M0
Ⅲ 期	T1c, N0, M0
Ⅳ 期	T2, N0, M0
	T3, N0, M0
	T4, N0, M0
	任意 T 分期, N1, M0
	任意 T 分期, 任意 N 分期, M1

Used with permission of the American Joint Committee on Cancer (AJCC), Chicago, IL. The original source for this material is the *AJCC Cancer Staging Manual*, 7th edn (2010) published by Springer Science and Business Media LLC, http://www.springer.com.

表4.6 前列腺 MRI 报告中包括的信息

临床描述	包括 PSA、活检阳性位置和 Gleason 分级
MRI 技术	1. 磁场强度
	2. 成像序列:轴位 T1 加权、轴位、冠状位、矢状位 T2 加权
	3. 其他序列:MR 波谱、弥散加权 MRI(DW-MRI)、动态增强 MRI(DCE-MRI)
	4. 使用的线圈(例如,直肠内线圈和盆腔线圈)
前列腺测量	1. 前后径(AP)×横径(TR)×长径(CC)用 cm 表示
	2. 体积:(AP×TR×CC)/2
	3. PSA 密度:PSA/体积
活检后改变	提示轻度、中度或广泛
可疑病变定位	1. 右-左
	2. 底部、腺体中部或尖部
	3. 累及的前列腺区带
	4. 前部、前外侧部、后部、后外侧部
局部范围	1. 包膜外侵犯
	2. 精囊受累
	3. 邻近器官受累
淋巴结	大小和位置
骨病变	提示可能存在的骨病变

表4.7 MRI 对包膜外侵犯情况的评估

前列腺肿瘤具有下列 MRI 表现时提示包膜受累[8]:

1. 广泛的包膜接触
2. 包膜凸起
3. 边缘不规则、针刺状或成角
4. 明显的侵犯
5. 直肠前列腺夹角消失
6. 神经血管束不对称、受到牵拉和(或)增厚

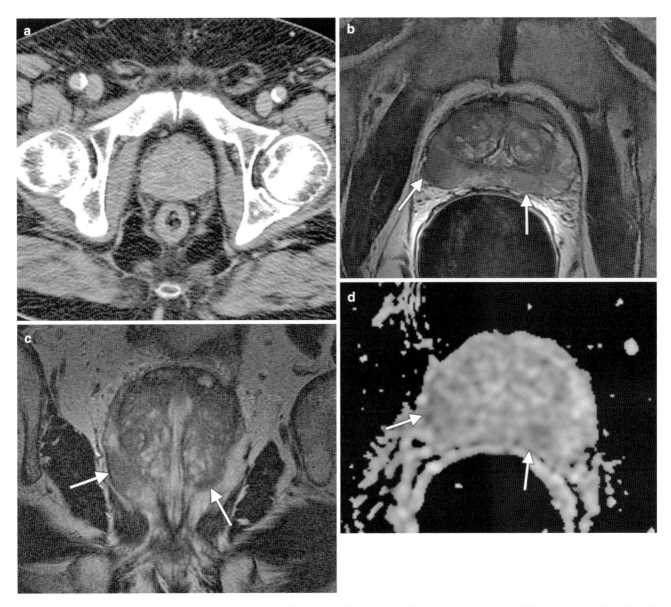

图 4.10　包膜外侵犯(T3a 期)。前列腺轴位 CT(a)对诊断无意义。轴位(b)和冠状位(c)T2WI 和 ADC 图像(d)显示左侧和右侧外周带有可疑肿瘤(箭头),右侧外周带肿瘤向包膜外扩散明显。

表 4.8　MRI 检测精囊受累的标准[9]

1.局灶的或弥漫的 T2 低信号

2.T2 低信号扩散

3.精囊轮廓结构消失,壁增厚

4.肿瘤从底部或射精管直接扩散

5.前列腺和精囊、膀胱间夹角消失

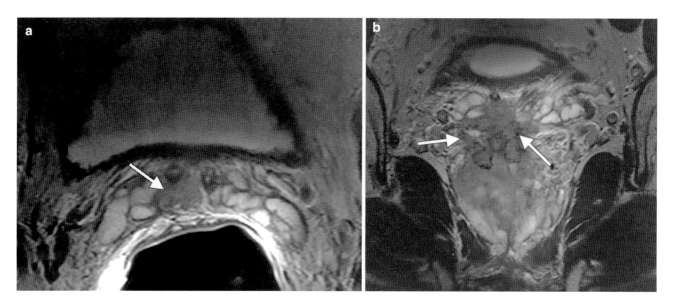

图 4.11　精囊受累(T3c 期)。轴位(a)和冠状位(b)T2WI 显示前列腺肿瘤经两侧直接侵犯精囊(箭头)。

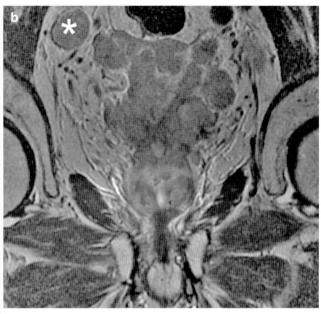

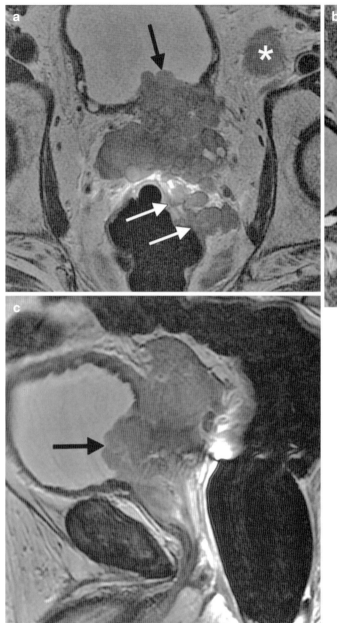

图 4.12 肿瘤累及相邻器官 (T4 期) 和淋巴结。 轴位 (a)、冠状位 (b) 和矢状位 (c) T2WI 显示膀胱 (黑色箭头)、直肠 (白色箭头) 受累且淋巴结转移 (星号)。

表 4.9 前列腺癌淋巴结受累

1.大小：

区分良性和恶性淋巴结没有绝对的大小分界。但是，同侧淋巴结大于 5mm 或者形态不对称、包膜外侵犯为前列腺癌的淋巴结转移的可疑征象

2.定位：

区域淋巴结 (N1~N2)：盆腔、闭孔神经、髂外、髂内、骶骨

远处淋巴结 (M)：主动脉周围、髂总动脉、表浅淋巴结、腹股沟深环

表 4.10 前列腺癌转移

1.淋巴结

2.骨

3.肝

4.肺

淋巴结和骨是前列腺癌转移的主要部位，其他器官发生转移不常见。

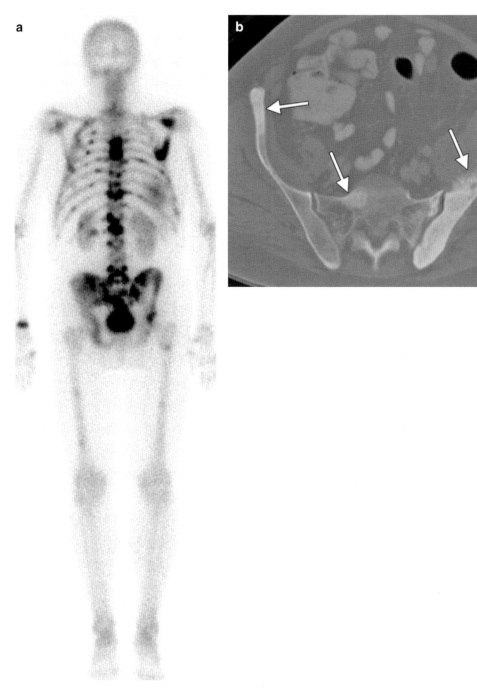

图 4.13 远处转移:骨。⁹⁹ᵐTc-MDP 骨闪烁剂(a)显示前列腺癌骨转移的多个浓集区。 轴位 CT(b)显示双侧髂骨转移和骶骨转移 (箭头)。

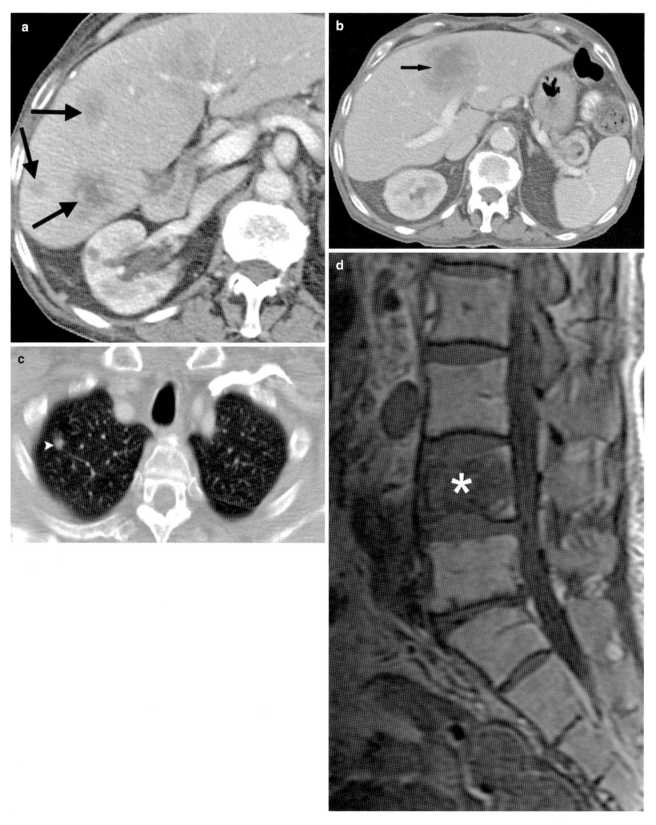

图 4.14　远处转移：肝、肺和骨。 轴位 CT 图像(a~c)显示肝内低密度病变(箭头)和右侧肺结节(三角箭头)，均显示转移。脊柱矢状位 T1WI(d)显示骨转移典型的 T1 低信号，本病例累及 L4 椎骨体(星号)。

前列腺癌的治疗和复发评估

表4.11　前列腺癌的治疗方案

1. 积极监控
2. 手术(根治性前列腺切除术)
3. 放射治疗(外照射或近距离放射治疗)
4. 雄激素阻断治疗
5. 局部治疗
   冰冻疗法
   高能聚焦超声(HIFU)
   光动力疗法
   激光消融

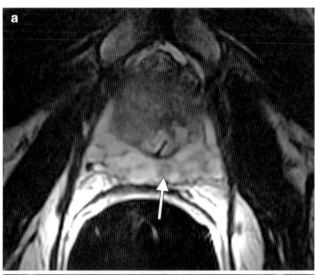

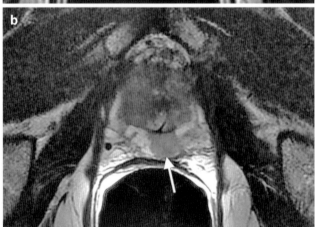

图4.15　积极监控是低风险前列腺癌患者的一种选择（例如，Gleason 评分为 6,临床分期<T2a,PSA<10ng/mL)[10]。直到有疾病进展的证据时才进行明确的治疗。确诊时(a)和 3 年后复查(b)的轴位 T2WI 显示该患者在监测过程中外周带肿瘤(箭头)增大。

表4.12　根治性前列腺切除术后的影像学表现[11]

正常治疗后表现:

膀胱下移占据前列腺缺如后的空间

在所有序列上膀胱尿道吻合处信号低于肌肉,提示正常术后瘢痕

由于继发的水肿,盆腔侧壁可能在 T2WI 上的信号强度高于肌肉,特别是在术后随访的早期阶段

典型的复发表现:

前列腺切除术区的软组织结节(在 T1WI 上与肌肉等信号,在 T2WI 上的信号强度高于肌肉)

静脉注射对比剂后呈早期和快速强化

典型的复发部位是膀胱尿道吻合口、膀胱后壁和残余精囊

鉴别诊断和潜在误区:

术后纤维化(所有序列上的低信号)

肉芽组织(可能与肿瘤复发的信号相似)

残留的精囊可能与软组织复发相似

金属夹(T1WI 和 T2WI 上呈低信号)可能会影响评估

前列腺切除术后的"残余的前列腺"

明显的前列腺周围静脉丛不应该与"增强"的复发性肿瘤混淆

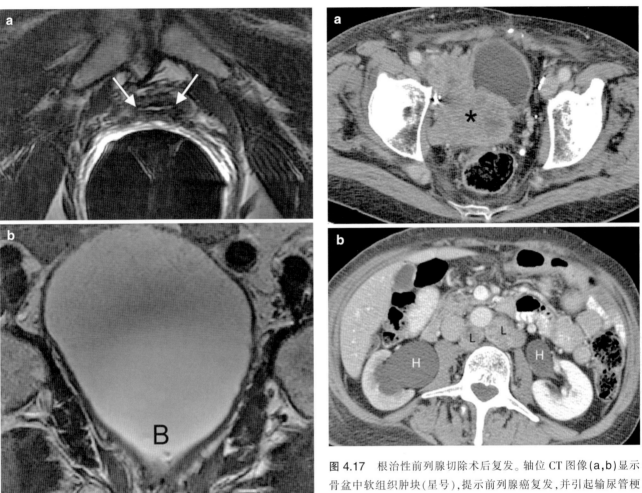

图 4.16　根治性前列腺切除术后的正常 MRI 表现。轴位 T2WI (a) 显示正常膀胱尿道吻合口高信号裂隙(箭头)周围通常呈低信号。冠状位 T2WI(b) 显示膀胱(B)占据了前列腺区。

图 4.17　根治性前列腺切除术后复发。轴位 CT 图像(a,b) 显示骨盆中软组织肿块(星号),提示前列腺癌复发,并引起输尿管梗阻和肾盂积水(H)。还可见腹膜后肿大淋巴结(L)。

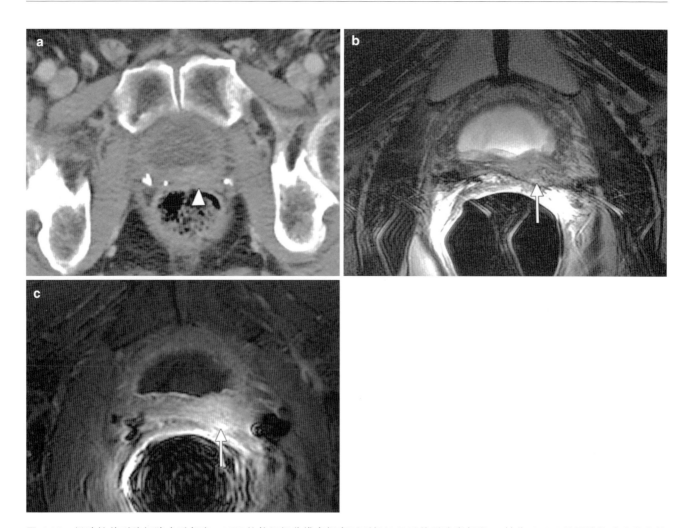

图 4.18 根治性前列腺切除术后复发。MRI 的软组织分辨率提高可更好地显示前列腺癌复发。轴位 CT(a)显示膀胱后壁非特异性增厚(三角箭头)。静脉注射钆之前(b)和之后(c)的 T1 加权抑脂图像更好地勾勒出增强的软组织,符合前列腺癌复发(箭头)。

表 4.13　前列腺切除术后积液的鉴别诊断[11]

淋巴囊肿	边界清晰,薄壁,均质,囊壁轻度强化或无强化,周围无炎性变化
脓肿	厚壁,内有分隔,不均质,壁明显强化,周围炎性变化
血肿	包含血液降解产物
膀胱瘘或尿性囊肿	对比剂外渗或直接与尿道相延续

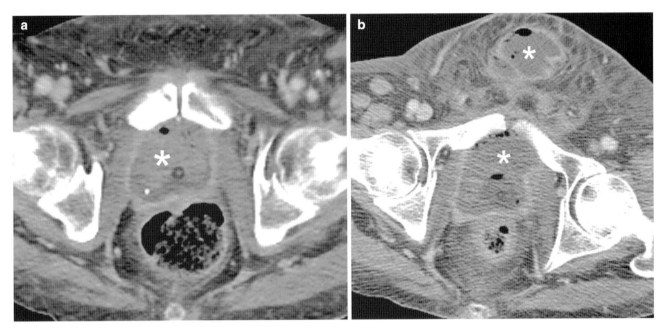

图 4.19　根治性前列腺切除术后的脓肿。轴位 CT 图像(a,b)显示在前列腺切除术区和皮下组织中的积液(星号),伴有厚的不规则、有强化的腔壁,腔内可见气体。

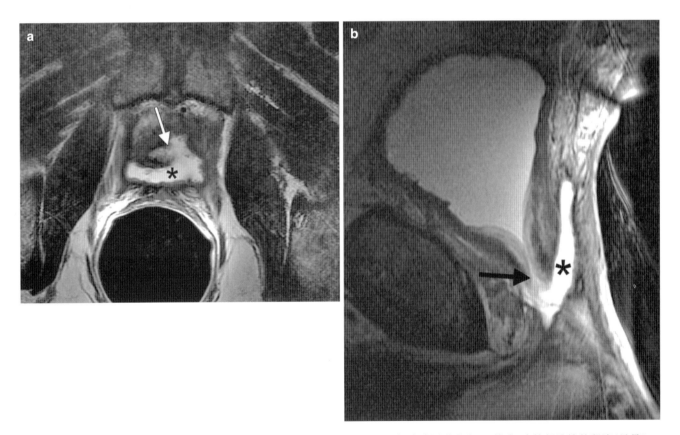

图 4.20　根治性前列腺切除术后的尿漏。轴位(a)和矢状位(b)T2WI 显示与膀胱尿道吻合口(箭头)直接相连续的积液(星号)。

表 4.14　放射治疗后的影像学表现[12]

正常的治疗后表现：

　　T2WI 上范围减小和信号强度降低

　　前列腺各区带分界不清

　　前列腺肿瘤可能减小、包膜不规则或向包膜外延伸

　　提示需要盆腔后放疗的情况：膀胱壁、直肠壁、直肠周围筋
　　　　膜以及骨盆侧壁肌肉增厚和(或)T2 高信号

典型的复发表现：

　　与放疗前肿瘤的位置相同，T2WI 上出现比邻近正常前列
　　　　腺组织信号低的结节

　　其他征象：随时间发展，病变生长和进行性前列腺包膜外凸

　　DW-MRI 上弥散受限，DCE-MRI 上早期强化和廓清

鉴别诊断和潜在误区：

　　前列腺上局灶 T2 低信号区可能是治疗后肿瘤，并不一定
　　　　是癌症复发

　　复发性肿瘤在 T2WI 上可能并不明显

　　放疗导致的囊包膜不规则可能对评价包膜外扩散有影响

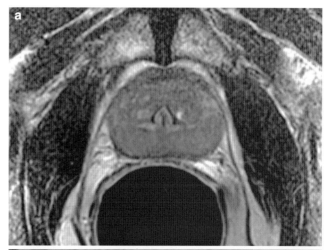

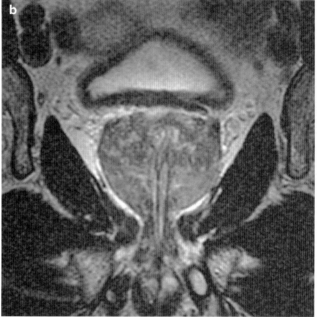

图 4.21　外照射治疗后的正常表现。轴位(a)和冠状位(b)T2WI
显示整个前列腺信号弥漫性降低，无法区分各区带。

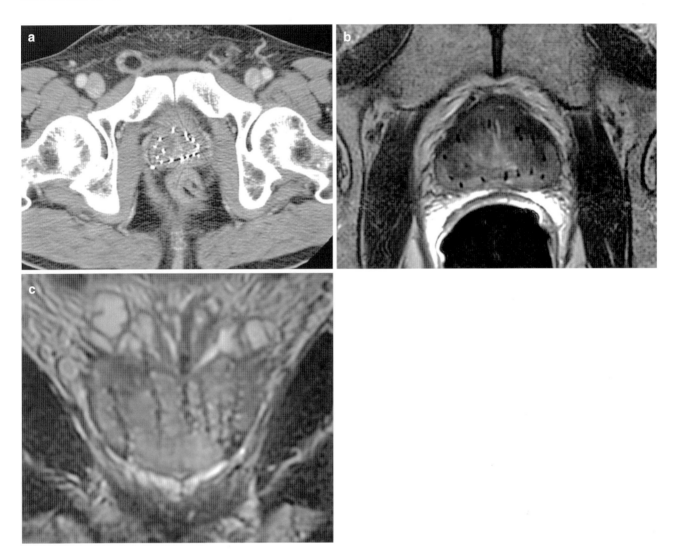

图 4.22　近距离放疗后的正常表现。放射源(放射性粒子)被直接植入前列腺中,向肿瘤递送高剂量辐射,同时尽可能减少膀胱和直肠的剂量。最常用的永久植入物是 ¹²⁵I 或 ¹⁰³Pd。轴位 CT(a)以及轴位(b)和冠状位(c)T2WI 显示前列腺内植入多个放射性粒子。

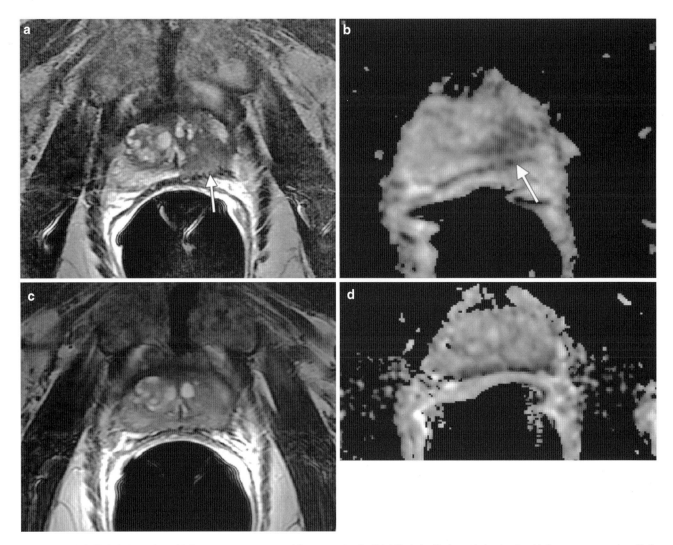

图 4.23 对放射治疗的反应。 轴位 T2WI(a) 和 ADC 图像(b) 显示左侧外周带肿瘤(箭头)。放疗后一年,轴位 T2WI(c) 显示区带分界不清。左侧外周带肿瘤在 T2WI(c) 或 ADC 图像(d) 上都不能清楚显示。

表 4.15　雄激素阻断治疗后影像学表现[11]

治疗后的正常表现:
　　影像特征可能与放射治疗后的表现相似(体积减小,T2WI
　　　上的信号降低和区带分界不清);但是没有放射治疗导
　　　致的相邻结构的改变

典型的复发表现:
　　肿瘤在 T2WI 上呈低信号,但外周带由于治疗导致信号降
　　　低,使得肿瘤和治疗后改变难以区分,所以可能会误估
　　　肿瘤的存在

鉴别诊断和潜在误区:
　　发现取决于雄激素阻断疗法的类型和持续时间
　　与放疗后一样,雄激素剥夺治疗后,治疗后肿瘤和复发肿
　　　瘤也难以区分

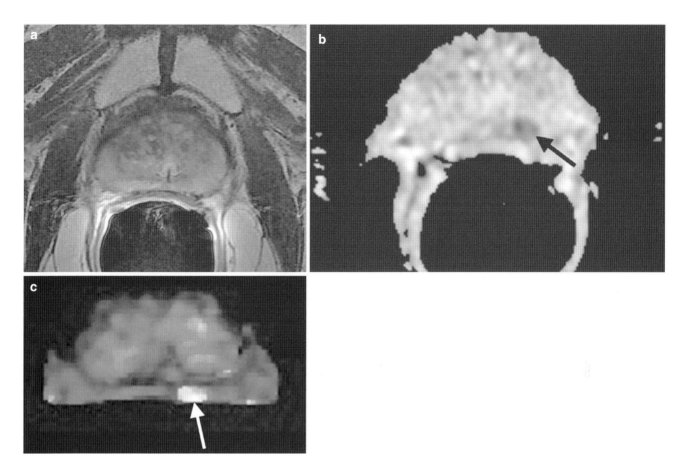

图 4.24　放疗和激素疗法后的复发。多参数 MRI 可用于评估治疗后前列腺的疑似复发[13]。应用外照射治疗和激素治疗后的前列腺癌患者，轴位 T2WI(a) 未见明显异常。来自弥散加权 MRI 的 ADC 图像(b) 和 DCE-MRI(c) 的 k^trans 图像显示左侧外周带肿瘤(箭头)。(图 c 见彩图)

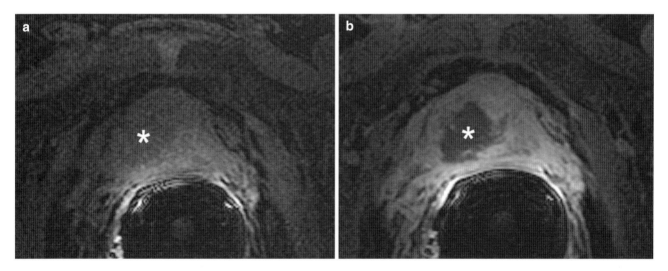

图 4.25　激光消融治疗后的正常表现。静脉注射钆对比剂之前(a) 和之后(b) 的 T1WI 压脂图像显示，在消融后肿瘤部位的正常无效腔(星号)。

表4.16 前列腺的局部治疗

治疗类型	治疗机制
冰冻疗法	用极低温度切除组织
高能聚焦超声(HIFU)	通过将机械能转变成热能并产生空化效应,引起靶组织的凝固性坏死
光动力疗法(PDP)和激光治疗	在氧气存在的条件下,使用光敏剂和特定波长的激光破坏靶组织

表4.17 局部治疗后影像

治疗后的正常表现:

可用于前列腺整个区域或针对特定的前列腺靶向区域,可通过经直肠或经会阴的路径

根据治疗范围不同,可能出现区带分界不清、前列腺包膜的增厚和周围组织的纤维化或瘢痕形成

典型的复发表现:

软组织结节。建议静脉注射对比剂以鉴别由治疗引起的局灶性坏死和存活组织

局部治疗所致改变的部位与前列腺的靶向治疗区域有关

鉴别诊断和潜在误区:

难以区分存活的肿瘤和反应性增强的前列腺组织,尤其是在治疗区域的边缘

结论

从初始诊断、分期,到评估治疗后残留组织或复发,影像学在前列腺癌的各个方面均发挥重要作用。掌握正常前列腺解剖结构和前列腺癌典型影像表现,以及识别预期的治疗后表现和治疗后并发症,并将它们与提示癌症复发的征象区分开来,对采取适当的治疗决策至关重要。

(李之珺 赵金坤 译)

参考文献

1. Siegel R, Ward E, Brawley O, Jemal A. Cancer statistics, 2011. CA: Cancer J Clin. 2011;61:212–36.
2. McNeal JE, Redwine EA, Freiha FS, Stamey TA. Zonal distribution of prostatic adenocarcinoma. Correlation with histologic pattern and direction of spread. Am J Surg Pathol. 1988;12:897–906.
3. Edge SB, Byrd DR, Compton CC. American Joint Committee on Cancer: AJCC cancer staging manual. New York: Springer; 2010.
4. Beyersdorff D, Taupitz M, Winkelmann B, et al. Patients with a history of elevated prostate-specific antigen levels and negative transrectal US-guided quadrant or sextant biopsy results: value of MR imaging. Radiology. 2002;224:701–6.
5. Shukla Dave A, Hricak H, Moskowitz C, et al. Detection of prostate cancer with MR spectroscopic imaging: an expanded paradigm incorporating polyamines. Radiology. 2007;245:499–506.
6. Rosenkrantz A, Kopec M, Kong X, et al. Prostate cancer vs. post-biopsy hemorrhage: diagnosis with T2- and diffusion-weighted imaging. J Magn Reson Imaging. 2010;31:1387–94.
7. Akin O, Sala E, Moskowitz CS, et al. Transition zone prostate cancers: features, detection, localization, and staging at endorectal MR imaging. Radiology. 2006;239:784–92.
8. Bloch BN, Furman Haran E, Helbich T, et al. Prostate cancer: accurate determination of extracapsular extension with high-spatial-resolution dynamic contrast-enhanced and T2-weighted MR imaging—initial results. Radiology. 2007;245:176–85.
9. Wang L, Hricak H, Kattan MW, et al. Prediction of seminal vesicle invasion in prostate cancer: incremental value of adding endorectal MR imaging to the Kattan nomogram. Radiology. 2007;242: 182–8.
10. Lawrentschuk N, Klotz L. Active surveillance for low-risk prostate cancer: an update. Nat Rev Urol. 2011;8:312–20.
11. Vargas HA, Wassberg C, Akin O, Hricak H. Magnetic resonance imaging of the treated prostate. Radiology. 2012;262:26–42.
12. Westphalen A, McKenna D, Kurhanewicz J, Coakley F. Role of magnetic resonance imaging and magnetic resonance spectroscopic imaging before and after radiotherapy for prostate cancer. J Endourol. 2008;22:789–94.
13. Akin O, Gultekin DH, Vargas HA, et al. Incremental value of diffusion weighted and dynamic contrast enhanced MRI in the detection of locally recurrent prostate cancer after radiation treatment: preliminary results. Eur Radiol. 2011;21:1970–8.

第 **5** 章 肾上腺肿瘤

Asim A. Afaq ，Robert A. Lefkowitz

肾上腺的病变一般无临床症状，通常在影像学检查中偶然发现。据报道，在腹部计算机断层扫描(CT)或磁共振(MR)成像中发现的肾上腺肿块占 4%~6%[1-3]，随着近年来腹部影像学检查在临床应用中迅速增多，肾上腺病变的例数也显著增加，而且发病率随年龄变化很大，例如，20~29 岁的患者在 CT 上检测到腺瘤的发病率为 0.2%，而在老年患者中为 7%~10%[4-6]。

偶然发现的肾上腺病变通常是非功能性，因此也无症状。然而非功能性病变也可由于占位效应、坏死或出血而引起症状，但这比较罕见[7]。5%~23%的偶发性肾上腺病变是功能性的，具有可检测水平的皮质醇、醛固酮或儿茶酚胺[8-11]。如果腺瘤功能活性较强在临床上可表现为 Cushing 综合征（包括高血压、满月脸、近端肌无力、瘀斑、向心性肥胖）或 Conn 综合征（高血压、低钾血症、高钠血症）。少数腺瘤也会分泌性激素，但是肾上腺皮质癌(ACC)分泌雄激素比腺瘤更常见[12]。平均而言，55%的 ACC 具有激素活性；并且如果产生足够的激素，这些患者可以呈现 Cushing 综合征或男性化综合征，或两者均有；这些患者中只有很少一部分存在女性化或醛固酮增多症[7,13,14]。大约一半的无功能性 ACC 患者有腹部疼痛或可触及的肿块，不幸的是，有很高比例的患者(大约 30%的所有无功能性 ACC)存在淋巴结或远处转移[14-16]。由肾上腺髓质产生的嗜铬细胞瘤患者通常由于产生过量的儿茶酚胺而出现头痛、心悸、出汗和(或)高血压[17]。

肾上腺病变很少出现肾上腺功能不全。最常见的感染原因是结核菌感染，其次是组织胞浆菌病和卵裂球菌病，不太常见的是免疫低下患者中的机会性感染[18]。原发性肾上腺皮质肿瘤和转移性疾病是肾上腺功能不全的少见病因。

偶发性肾上腺病变的治疗

小于 1cm 的病变极有可能是良性的，一般不再进一步研究。大小和生长速度是区分良性和恶性病变的两个最重要的特征。例如，据报道，在大于 4cm 的病变或者一年内显著增大的病变中发生转移的概率为 71%[19]。良性病变罕见增长，如偶发性腺瘤增长得非常缓慢。但是也有一些例外。例如，在一些良性病变内或创伤后的正常肾上腺内可发生急性出血，导致腺体大小迅速增加。由于生长速度在评估偶发性肾上腺病变中的重要性，与先前检查进行对比是必要的。如果没有前期检查且恶性可能性较低时，通常建议 4~6 个月后行影像学随访。

是否存在潜在恶性病变会显著影响转移的可能性。一项研究显示，在没有原发肿瘤病史的患者中，偶然发现的 1049 例肾上腺病变均为良性，其中 75%为腺瘤，其余为髓母细胞瘤、血肿和囊肿[20]。但是如果存在原发恶性肿瘤，肾上腺结节是转移瘤的可能性为 25%~72%，最常见的原发性肿瘤是支气管肺癌、肾癌、黑色素瘤、乳腺癌、胃肠癌和胰腺癌[21-25]。

本章将讨论成人常见和不常见的肾上腺肿瘤(儿童肿瘤在第 10 章讨论)。腺瘤是目前最常见的肾上腺

A.A. Afaq, M.B.B.S., FRCR (☒) • R.A. Lefkowitz, M.D.
Department of Radiology, Memorial Sloan-Kettering Cancer Center,
1275 York Avenue, New York, NY 10065, USA
e-mail: asimafaq@doctors.org.uk; lefkowir@mskcc.org

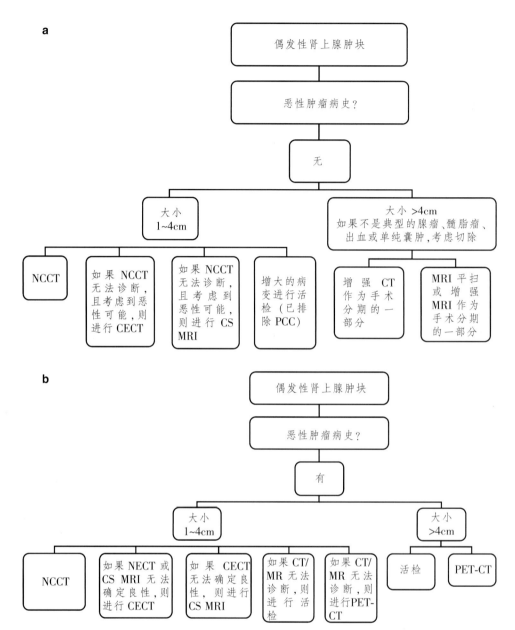

图 5.1　美国放射学会(ACR)的适宜性标准。ACR 最近更新了研究偶发性肾上腺病变的适宜性标准。建议的摘要显示在流程图(a, b)[26]中。风险分层的两个主要特征是先前恶性肿瘤的病史和肾上腺病变的大小(1~4cm 与> 4cm)。当病变分层后,病变大小的变化是改变治疗策略的另一个主要特征。(a)在没有恶性肿瘤病史的患者中,直径 1~4cm 的肾上腺肿块大多数是良性的。如果病变已稳定至少 1 年(基于现有的研究)或具有经典的良性特征(例如,髓脂瘤中的脂肪),则不需要额外的随访。如果病变增大,则下一步进行活检或切除术。如果没有先前的资料且病变没有可疑特征,则通过平扫 CT(NCCT)或化学位移 MRI 随访 1 年比较保险(参见图 5.4 和图 5.5)。然而,如果存在可疑特征(例如,密度不均匀或分叶状),则应立即行 NCCT 或化学位移 MRI 以确定是否为腺瘤(参见图 5.4)。如果病变仍然不确定,下一步进行应用廓清技术的对比增强 CT(参见图 5.7)。如果病变不符合良性病变的成像标准,则在生化检查排除嗜铬细胞瘤后,进行活组织检查。若在没有恶性肿瘤病史的患者中偶然发现肾上腺肿块大于 4cm,如果与腺瘤、髓脂瘤、血肿或简单囊肿不符,通常应切除。在这种情况下,建议增强 CT 或 MRI 仅用于分期。(b)在具有恶性肿瘤病史和 1~4cm 肾上腺结节的患者中,如果患者有其他部位的转移或肾上腺内转移,则不需要进一步处理结节。而在其他部位没有转移的情况下,如果病变没有良性病变的影像学特征,则应对该结节行 PET-CT、NCCT 或化学位移 MRI 以进一步检查。如果任何一种检查后病变均未表现为典型的腺瘤,那么应该进行肾上腺增强 CT 清除率测量。如果病变未表现为腺瘤,应该进行活检。对于有癌症史且肾上腺肿块大于 4cm 的患者,应当进行活检或 PET-CT。

良性肿瘤。髓样脂肪瘤虽然较少见，但在肾上腺最常见的良性肿瘤中排第二位。嗜铬细胞瘤和血管瘤是罕见的良性肿瘤。增生和囊肿作为良性非肿瘤性病变也将在本章中探讨。即使在原发性恶性肿瘤的患者中，转移瘤也是目前最常见的肾上腺恶性肿瘤，但其发病率仍低于腺瘤，即使患者存在原发性恶性肿瘤。肾上腺皮质癌是成人肾上腺最常见的原发性恶性肿瘤，但仍十分罕见，年发病率约为每百万人 1~2 例[24,27,28]。虽然高达 4% 的非霍奇金淋巴瘤患者有肾上腺受累[28]，但原发性肾上腺淋巴瘤极罕见。其他极罕见的原发性恶性肾上腺肿瘤包括肉瘤(少数病例报道包括平滑肌肉瘤和血管肉瘤)和黑色素瘤。

正常解剖和成像技术

解剖

右肾上腺位于右肾上极，膈肌脚外侧，肝右叶内侧，以及下腔静脉后方。左肾上腺位于左肾上极的前内侧，膈肌脚外侧以及腹主动脉旁或偏后方。

肾上腺主要分为两部分，并且每部分有不同的胚胎来源。一部分称为内核或肾上腺髓质，非常薄，起源于神经冠，分泌儿茶酚胺，80% 为肾上腺素，20% 为去甲肾上腺素；另一部分为外层的肾上腺皮质，更厚，来源于中胚层，主要分为三个不同的功能区：球状带、束状带和网状带，分别分泌醛固酮、皮质醇和性激素。肾

上腺具有非常丰富的动脉血供：起源于膈下动脉的肾上腺上动脉，起源于腹主动脉的肾上腺中动脉和起源于肾动脉的肾上腺下动脉。肾上腺静脉直接汇入右侧的下腔静脉(IVC)，以及左侧的左肾静脉或左膈下静脉。

在横断面影像上，肾上腺的形状是不尽相同的[29]。右肾上腺通常在轴位 (具有对称或不对称的两侧肢) 呈倒置的 V 或 Y 形，偶尔是水平或 K 形。左肾上腺在形状上变化更多，可呈倒 V 形、倒 Y 形、线形或三角形[30]。然而，轴位图像上的肾上腺通常会有厚度的异常增加，而不是长度，这引发了进一步的研究。

成像技术

CT 和 MRI 是用于评估肾上腺病变的主要成像方法。根据临床情况，CT 可以进行平扫、增强扫描(对比剂注射后 80 秒获得图像)，或两者的组合再加上注射后 15 分钟的延迟扫描(三期扫描)。如果扫描整个腹部，通常使用口服对比剂；如果检查仅限于肾上腺，则通常不需要口服对比剂。一般腹部可以用 5mm 层厚重建图像，2.5mm 层厚专门用于肾上腺成像研究。同时需要进行矢状位和冠状位图像重建。我们机构的肾上腺专用的 MR 扫描参数，包括高分辨率轴位和冠状位扰相梯度回波 T1 加权同相位(TE 4.2ms,1.5T)和反相位(TE 1.2ms,1.5T)图像，层厚为 4mm，间隔 1mm。此外，还包括轴位脂肪抑制 T2 快速自旋回波序列和冠状位单发射快速自旋回波(SSFSE)序列。钆剂增强扫描对于大多数腺瘤的诊断不是必需的。

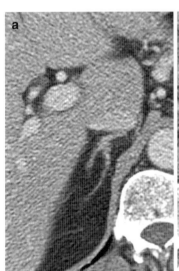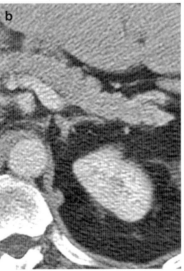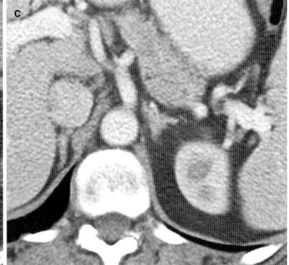

图 5.2　正常解剖。(a,b)同一层面肾上腺在对比增强 CT 的典型表现。(c)另一例患者的对比增强 CT 表现为三角形的左肾上腺，是左肾上腺多种形态之一。

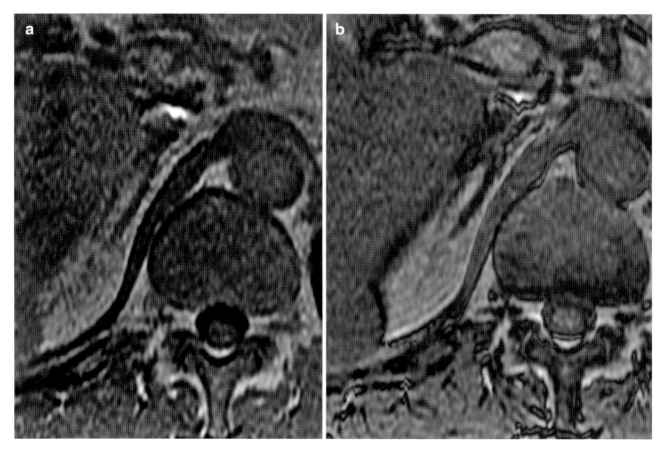

图5.3　MR 成像技术。(a,b)右肾上腺的高分辨率轴向同相(a)和反相(b)梯度回波 T1WI 图像,是诊断肾上腺腺瘤的标准图像。

病理

良性肿瘤

当绘制 ROI 来测量衰减时,应注意以下关键技术要点。ROI 必须在非对比增强 CT 图像上绘制;ROI 的大小应该代表整个病变(例如,在轴位图像上表面积应大于 50%),这也将减少噪声伪影;ROI 范围应在病变的中心,以避免测量到相邻的腹膜后脂肪。此外,应避开出血或坏死区域。诊断富脂腺瘤最常用的阈值为 10HU,10HU 以下一般为富含脂肪的腺瘤,而 10HU 以上可能为乏脂腺瘤或非腺瘤。使用 10HU 来诊断腺瘤具有 71% 的敏感性和 98% 的特异性[32]。如果使用 0HU 作为阈值,特异性为 100%,但是敏感性降至 47%[31]。20HU 的界限值可能具有更高的敏感性(88%),但将导致非常高的假阳性率,特异性仅为 84%。

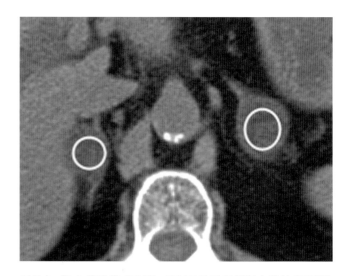

图5.4　肾上腺腺瘤:NCCT。NCCT 显示双侧肾上腺结节[圆形的感兴趣区域(ROI)],测量右侧 1HU,左侧 -17HU,符合腺瘤。由于病变内存在细胞内脂质,NCCT 上腺瘤的平均衰减明显低于非腺瘤性病灶[31]。鉴于这一事实,许多腺瘤,特别是富脂腺瘤,可以通过 CT-密度测定来确诊。

同相位(ip)和反相位[或异相位(op)]序列都是基于化学位移成像的原理,依据同个体素内脂肪和水之间共振频率的差异,脂肪质子的共振频率低于水质子。因此,在特定的弛豫时间(1.5T MR,TE 4.2ms),水和脂肪质子是同相位的,它们的信号将叠加在一起。在每个同相位弛豫时间(1.5T MR,TE 2.1ms)的一半时间,脂肪和水质子在同一体素内是反相位,从而在反相位序列上信号发生抵消或丢失。由于富含脂质的腺瘤在同一体素内同时含有微粒脂肪和脂质,表现出从同相位图像到反相位图像的信号丢失。对于脂质丰富的腺瘤,可以通过观察是否在反相位图像上有信号丢失来定性。然而,在信号丢失不明显的情况下,也可以通过勾画 ROI 对病变进行定量评估,计算病变相同位置的同相位信号[SI(ip)]与反相位信号[SI(op)]的比值。可以利用脾脏对两个相位的信号强度进行标准化(脾脏在同相位和异相位图像上具有相同的 SI 值,因此被用作参考标准),当肾上腺病变与脾脏同相位(ip) SI 的比值/肾上腺病变与脏脾反相位(op)SI 的比值≤0.71,一般为富脂腺瘤[33]。

如果肾上腺腺瘤富含脂肪,使得在非对比增强 CT (NCCT)上的 CT 值小于 10HU,那么它同样也可以造成化学位移成像上的信号丢失。然而,对于在 NCCT 上测量超过 10HU 的腺瘤,在什么阈值下这些病变含有的脂质能被化学位移 MRI 检测出来? Haider 等人的一项研究[34]回答了这个问题:对于在 NCCT 上测量为 10~20HU 的腺瘤,在化学位移成像上 100%表现出明显的信号丢失,可以确诊为腺瘤。对于在 NCCT 上测量为 20~30HU 的腺瘤,在反相位图像上 75%表现出显著的信号丢失。然而,对于在 NCCT 上测量超过 30HU 的腺瘤,在反相位图像上仅 13%表现为信号丢失[34]。因此,他们得出结论,化学位移 MRI 仍然具有测量 10~30HU 肾上腺病变的价值。据报道,化学位移成像在区分良性和恶性病变中的敏感性为 81%~100%,特异性为 94%~100%[35]。相同体素中存在的脂质和水在化学位移成像上的信号丢失是病理性的,提示为腺瘤,或者少数情况下为髓脂瘤(也是良性病变),后者在同一体素中软组织内可以混有微量脂肪。有些肾上腺皮质癌(ACC)也含有足够的脂质,在化学位移成像上表现为信号丢失;但是,ACC 比较罕见,与腺瘤相比,通常较大且密度不均,并且在反相位图像上表现为散在的信号丢失;相反,腺瘤则表现为均匀的信号丢失[36]。

只用 NCCT 评估脂质含量的主要缺点是约 30%的腺瘤是乏脂的,在 NCCT 上 CT 值大于 10HU[32]。考虑到这种限制,开发出了一种替代技术,其原理如下:虽然在使用静脉造影剂后腺瘤和恶性病变均快速强化,但是恶性病变存在毛刺血管渗漏,腺瘤中的对比剂清除速率更快[37]。因此,测量对比剂在延迟期图像上的清除率(不同研究使用的延时成像时间范围为 10~15 分钟),被认为是识别腺瘤的较为敏感和具有特异性的方法。这种方法仅适用于密度相对均匀的病变。不能用于包含大面积低密度[通常代表出血和(或)坏死]的病变,因为这些区域通常强化不显著[3]。

髓样脂肪瘤是最常见的肾上腺肿瘤之一(仅次于腺瘤和转移瘤)。在一个囊括已知恶性肿瘤患者的大样本序列中,髓脂瘤占所有肾上腺肿物的 6%[20]。它没有恶变倾向,临床上一般无症状,通常偶然发现。大的髓脂瘤偶尔可能由于出血、坏死或压迫邻近结构而引起疼痛[28,40]。髓脂瘤由多种造血组织(红细胞和骨髓)和成熟脂肪组织构成[28,40]。通常一种组分占主要成分,但是脂肪是做出诊断的必要条件。实际上,在横断面图像上,肾上腺肿瘤内存在肉眼可见的脂肪(测量值为 -100~-30HU)可以作为髓脂瘤的诊断标准,因为肾上腺脂肪瘤和脂肪肉瘤是非常罕见的,并且腺瘤和皮质腺癌含有的是微观(而不是宏观)的细胞内脂质[28,40]。高达 20%的髓脂瘤含有出血后的钙化[41]。髓脂瘤偶尔会与肾上腺邻近的腹膜后脂肪肉瘤或肾上极的血管平滑肌脂肪瘤相混淆,但如果可以确定病变来自肾上腺,则可以诊断为髓脂瘤。

与腺瘤不同的是,髓脂瘤在反相位序列上的信号丢失并不典型,因为脂肪组织通常是"大块"脂肪,而不是腺瘤中看到的微观细胞内脂质。故而,髓脂瘤在大块脂肪和软组织成分交界处呈现"黑墨水"现象。然而,少数髓脂瘤如果在同一体素中混有少量脂肪成分与非脂肪成分,将在反相位序列上显示为一些信号丢失。

嗜铬细胞瘤是由肾上腺髓质中的神经外胚层组织产生的分泌儿茶酚胺的肿瘤。有诊断意义的常见症状包括继发性(阵发性或偶发性)高血压,心悸,心动过速、头痛、焦虑、大量出汗、胁腹部疼痛、面色苍白和体重减轻等。发现血浆或尿液中儿茶酚胺升高即可确诊。因此,横断面成像[CT、MRI、碘苄胍(MIBG)扫描不常用]通常不用于诊断嗜铬细胞瘤,而是对已知的嗜铬细胞瘤进行定位。CT 常显示 2~5cm 的肿物。实性(非囊性)嗜铬细胞瘤在动脉期和门脉期中通常是富血供的,表现为明显强化,并在延迟期造影剂廓清缓慢。然

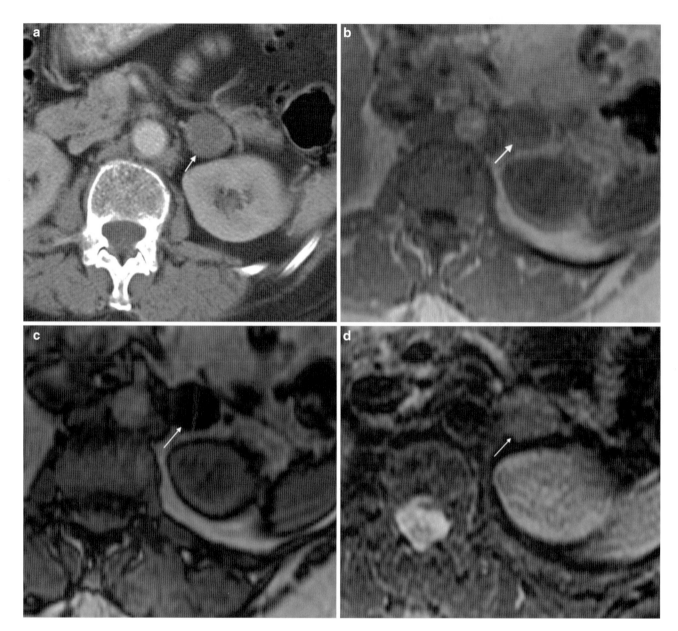

图 5.5 肾上腺腺瘤: MRI。(a)乳腺癌患者的对比增强 CT 显示了偶然检测到的直径 2.7cm 的左肾上腺结节(箭头)。随后进行专门的肾上腺 MRI 以确定该结节是否为腺瘤。(b)轴位 T1 加权同相梯度回波(GRE)图像显示肾上腺结节(箭头)为等信号[相对信号强度为 75(未标出)]仅用于比较的无单位数值。(c)相同病变(箭头)的反相位 GRE 序列上信号很低(相对信号强度从 75 降至 17),符合富脂腺瘤表现。(d)T2FS 序列上的相同病变(箭头)为 T2 等信号,其对于腺瘤不是特异性的。

而,嗜铬细胞瘤的强化方式是多种多样的,有的肿瘤在动脉期富血供,表现为快速廓清,而有的肿瘤表现为中速或缓慢强化,早期或延迟廓清。小的肿瘤通常密度均匀,而较大的肿瘤会由于出血和坏死而发生囊变,在对比增强 CT 上表现为低密度区。小的密度均匀的嗜铬细胞瘤在 NCCT 上 CT 值通常为 40~50HU。然而,如果肿瘤以坏死为主,由于坏死区域可能小于 10HU,类似于腺瘤,那么平扫 CT 可能会误诊(嗜铬细胞瘤是造成 CT-密度测定法诊断腺瘤假阳性的一个原因)。然而,当进行对比增强扫描并结合适当的临床和实验室检查时,嗜铬细胞瘤应当极少被误诊为腺瘤。

嗜铬细胞瘤的实性成分在 T2WI 呈中等高信号,而 T2WI 上的囊性坏死成分则信号非常高。这些病变在 T1WI 上为低至等信号,但如果存在出血,则 T1 为高信号。与 CT 一样,嗜铬细胞瘤的非囊性成分在增强后 MR 图像上通常是明显强化的。

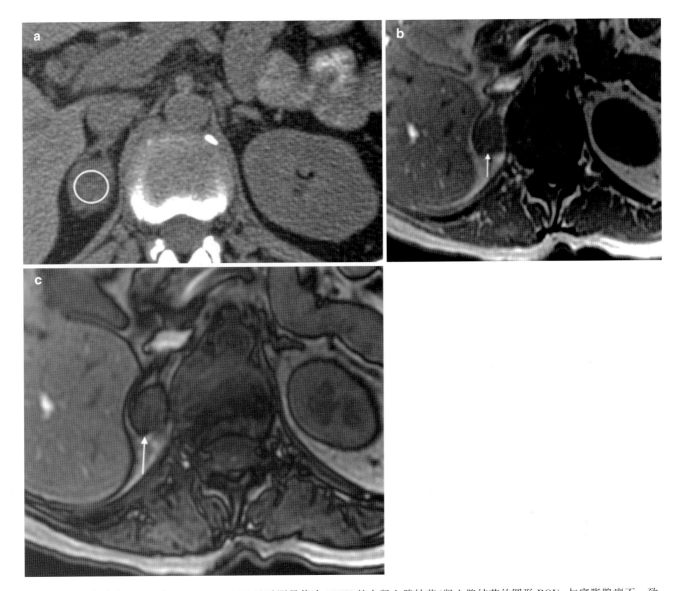

图 5.6　肾上腺腺瘤:NCCT 与 MRI。(a)NCCT 显示测量值为 23HU 的右肾上腺结节(肾上腺结节的圆形 ROI),与富脂腺瘤不一致。(b,c)具有同相位(b)和反相位(c)序列的化学位移 MRI 显示在反相位图像上的轻微信号丢失(约 20%的丢失),表明存在一些细胞内脂质,与腺瘤一致(b,c 中肾上腺结节上的箭头)。

　　嗜铬细胞瘤遵循"10%规则",即约 10%是恶性的并且可以转移,10%是双侧的,10%~15%是肾上腺外的(肾上腺外嗜铬细胞瘤,也称为副神经节瘤,可能出现在从颈部到耻骨任何能发现神经外胚层组织的部位,尽管大多数发生在腹部,特别是在腹膜后),10%发生在儿童中,10%与遗传综合征相关[28]。这些综合征包括 MEN Ⅱ(图 5.13)、Von Hippel-Lindau 和 1 型神经纤维瘤病。最近,Welander[42]回顾了关于这些综合征的文献并进行了总结(表 5.1)。遗传性嗜铬细胞瘤的显著特征包括比散发病例发病时间更早、多灶性和双侧倾向。高达 6%的嗜铬细胞瘤患者可能患有非

常罕见的综合征,称为卡尼三联征(副神经节瘤/嗜铬细胞瘤,胃肠道间质瘤和肺软骨瘤)[43]。甚至更罕见的是,嗜铬细胞瘤可能与 MEN Ⅰ 综合征相关[42]。

　　嗜铬细胞瘤的高代谢活性能够用功能成像检测。因为嗜铬细胞瘤的诊断通常依靠临床症状和实验室数据,PET 一般用于定位肿瘤部位而不是用于诊断。

　　在 PET 上,恶性嗜铬细胞瘤比良性嗜铬细胞瘤更容易出现氟脱氧葡萄糖(FDG)的摄取(敏感性分别为82%和58%)[44]。然而,正如 Shulkin 等人的研究所证实的,放射性碘化的 MIBG 扫描实际上比 FDG PET 能更灵敏地检测良性(83%比 58%)和恶性嗜铬细胞瘤

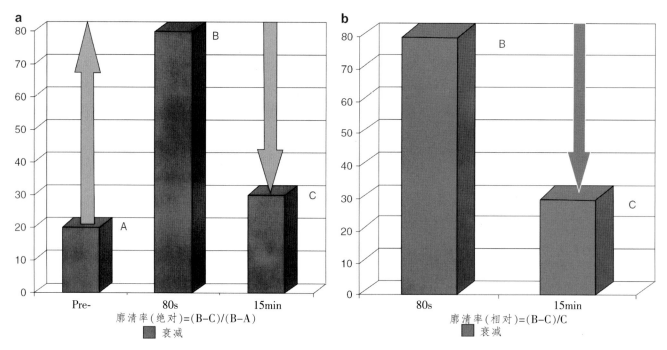

图 5.7 肾上腺腺瘤：CT 廓清技术。(a)绝对廓清：该方法使用平扫、门静脉期(注射后约 70 秒或 80 秒)和 15 分钟延时增强后图像。在各期测量病变密度的平均衰减，并利用所得测量值根据以下公式计算绝对廓清率(APW)：APW=(HU 门静脉 −HU 15 分钟)/(HU 门静脉−HU 平扫)×100%。如果 APW 等于或大于 60%，则病变与腺瘤一致(对于乏脂腺瘤，敏感性和特异性分别为 89 和 95%)[38]。(A)该条形图为平扫 CT 值为 20HU 的乏脂腺瘤的假设病灶。病变密度的衰减在门静脉期(B)中为 80HU，在 15 分钟(C)为 30HU。利用上述公式，计算的廓清率等于 50/60，或 83%，与腺瘤一致。当使用这种技术来检查肾上腺病变时，应在平扫后立即观察图像，因为如果病变测量小于 10HU，表明为富脂腺瘤，则在注射造影剂之前可停止检查。(b)相对廓清：绝对廓清方法要求首先进行平扫 CT，这在大多数腹部 CT 中不常规进行。因此，如果在对比增强扫描时偶然检测到肾上腺病变，如果患者仍在检查床上，则可以进行延时扫描，并可以计算相对廓清率(RPW)(没有平扫图像)：RPW=(HU 门静脉 HU 15 分钟)/(IIU 15 分钟)×100%。如果 RPW≥40%，则病变与腺瘤一致，对于富脂腺瘤，灵敏度和特异性分别为 93% 和 98%，对于乏脂腺瘤，则为 83% 和 93%[38]。柱状图显示了同一假设病灶的相对廓清率计算：50/80 = 63%。由于该值大于 40%，所以病变与腺瘤一致。A，增强前衰减值；B，门静脉期衰减值；C，延迟 15 分钟后衰减值。

(88%比 82%)[45]。值得注意的是，在这项研究中，所有未能浓聚放射性 MIBG 的嗜铬细胞瘤实际上表现出 FDG 亲和力，这表明 FDG PET 在该小组患者的诊断中起主要作用[45]。最近，使用诸如 6-[18F]氟-1-多巴(18F-DOPA) 和 18F-氟代多巴胺的 FDG PET 在原发性肿瘤和转移性疾病的检测中产生了令人印象深刻的结果[46-48]。放射性标记的奥曲肽类似物也可用于检测肾上腺外或转移性的嗜铬细胞瘤。68Ga-DOTOTATE-PET 已被证明能识别 MIBG 未检测到的嗜铬细胞瘤[49,50]。总体而言，将解剖成像(评估局部病变范围)和功能成像(评估肾上腺外和远处转移病灶)结合起来是评价嗜铬细胞瘤的最佳方法。

肾上腺增生指弥漫性的肾上腺增厚，通常是双侧的，一般是由于 ACTH 的过度刺激引起，可导致 Cushing 综合征。除了由于医疗目的而外源性给予激素外，

80%~85%的 Cushing 综合征是由 ACTH 过度分泌引起的，其中 85%源于垂体腺瘤(也称为 Cushing 病)，剩余 15%由异位分泌 ACTH 的肿瘤引起。15%~20%的 Cushing 综合征是非 ACTH 依赖性的，是由于肾上腺增生、腺瘤或肾上腺皮质癌等导致自主分泌过量皮质醇[30]。除了 Cushing 综合征、Conn 综合征或醛固酮增多症以外，肾上腺增生其他不常见的临床表现可能是由特发性双侧肾上腺增生、特发性单侧肾上腺增生、肾上腺腺瘤或肾上腺皮质癌引起的[30]。在 CT 上，与这些综合征相关的肾上腺增大多为弥漫性的，但也可能是结节性或混合性的[30]。虽然 30%~52%的 Cushing 病患者具有正常的肾上腺[30,51]，但双侧肾上腺光滑而弥漫性增大是 Cushing 病最常见的表现。相比之下，异位 ACTH 分泌肿瘤更常见于结节状或小叶型增大[51]。在 MRI 上，肾上腺增生呈光滑或结节状，一般在所有序

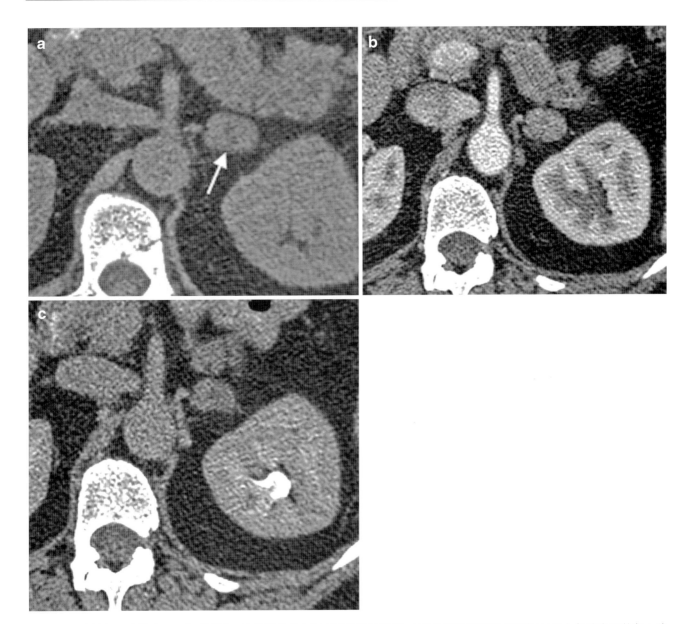

图 5.8　乏脂性肾上腺腺瘤：CT 绝对廓清。这些图像来自患有乳腺癌的患者，在对比增强的胸部 CT（未显示）上偶然发现的肾上腺结节。随后进行了专门的肾上腺 CT。(a) NCCT 测量结节（箭头）为 25HU，与富脂腺瘤不一致。门静脉期(b)和 15 分钟延时图像(c)显示结节分别为 98 HU 和 46 HU。根据 APW 公式计算绝对廓清率为：(98–46)/(98–25)= 52/73 = 71%。因此，这种病变与 CT 上标准的乏脂腺瘤相一致。Park 等[39]比较了 CT 廓清与定量化学位移成像，并发现使用绝对廓清率来诊断腺瘤的敏感性、特异性和准确性分别是 100%(37 例中的 37 例)、83%(6 例中的 5 例) 和 98%(43 例中的 42 例)，而 MRI 化学位移成像则为 41%(37 例中的 15 例)、100%(6 例中的 6 例)和 49%(43 例中的 21 例)。这项研究和其他研究都认为在诊断肾上腺腺瘤方面，CT 廓清法优于 MRI 化学位移成像[39]。

列上信号强度与正常肾上腺相同。但是在反相位图像上，增生的肾上腺，尤其结节样增厚时，可能出现信号丢失[24]。

肾上腺囊肿比较罕见，报道的尸检发病率分别为 0.064% 和 0.18%。约占偶然检测到的肾上腺病变的 5%[40]。肾上腺囊肿分为内皮囊肿(45%)、假性囊肿(39%)、

上皮囊肿(9%)和寄生虫性囊肿(7%)[28,40]。

内皮囊肿，又称为单纯囊肿，通常无症状，除非发生出血或感染，或者大到对邻近结构造成占位效应[24]。超过 90%的内皮囊肿是淋巴管瘤囊肿，其他的是血管瘤。在 CT 上表现为小于 20HU 的低密度液性结构，边缘光滑，具有小于 3mm 的薄壁[52]。偶尔会出现点状或

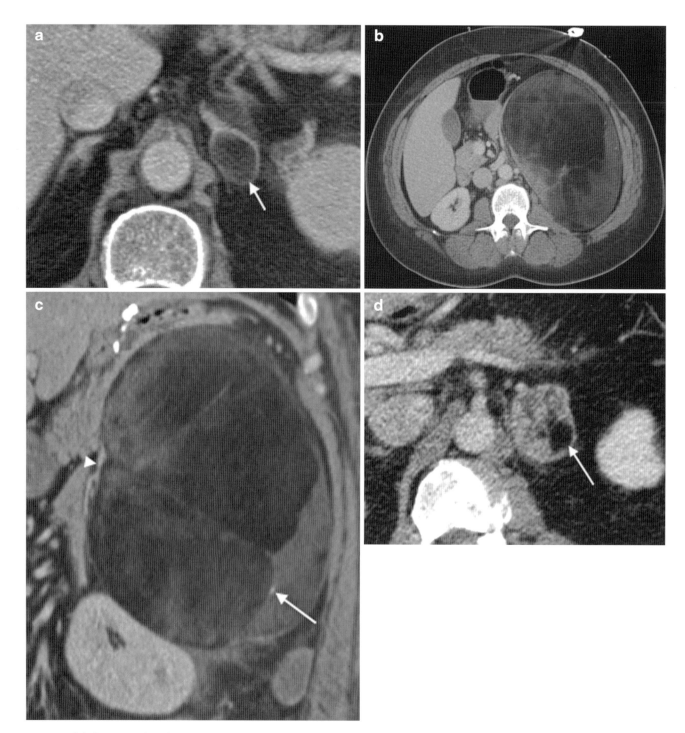

图 5.9　髓脂瘤:CT(a)对比增强 CT 显示在左肾上腺中有一脂肪衰减小结节(箭头),符合经典的髓脂瘤。另一患者的轴位(b)和冠状位 CT 重建(c)对比增强图像显示直径 18cm 的左肾上腺肿块,包含大面积的脂肪与软组织的混合区域,也符合髓脂瘤。这种病变可能与腹膜后脂肪肉瘤混淆。然而关键的鉴别特征是,该肿块与 c 图(箭头)中的左肾上腺是分不开的,并将肾脏向下推移。髓脂瘤的特征比脂肪肉瘤更典型,因此更好定性。要注意病变内的小钙化(箭头)。(d)对比增强 CT 显示主要由软组织构成的直径 5cm 的左肾上腺肿块,但有小部分脂肪聚集(箭头),也符合髓脂瘤。

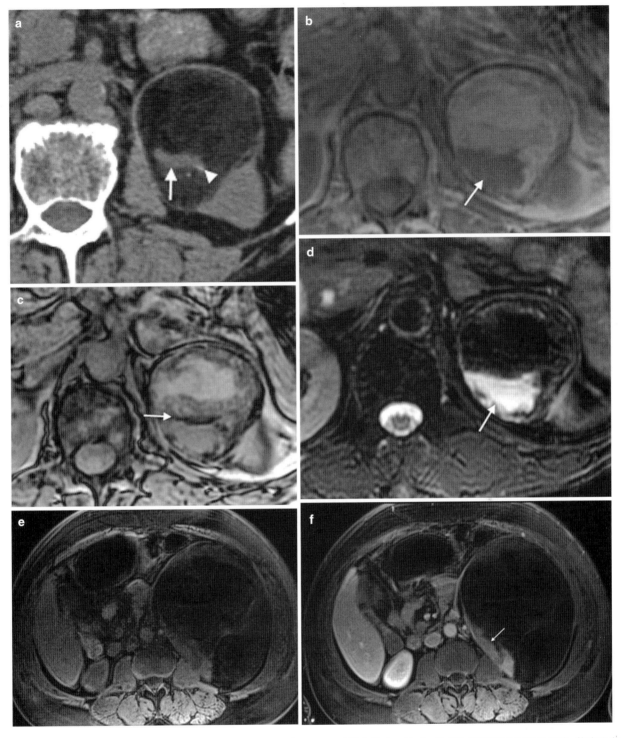

图 5.10 髓脂瘤：MRI。(a)NCCT 显示患者的左肾上腺有一直径 7cm 髓样脂肪瘤。注意，病变的密度衰减主要是脂肪，伴有少部分软组织(箭头)和点状钙化(三角箭头)。(b)轴位 T1WI 同相位非脂肪抑制序列显示病变除了少部分非脂肪组织外(箭头)，信号主要是高的。(c)T1 反相位图像显示在脂肪和软组织交界面处的低信号带(箭头)，由在相同体素中的脂质和水质子的消除引起(所谓的"勾边"现象，形似有人用墨水勾勒出这些结构)。(d)T2WI 脂肪抑制序列(同一病变)显示，由于脂肪抑制，大部分病变的信号降低。然而，非脂肪的软组织成分(箭头)呈高信号。(e,f)T1 加权脂肪抑制自旋回波(T1FS)(e)和对比增强后(f)图像显示一直径为 18cm 的左肾上腺髓样脂肪瘤(与图 5.9b 和 c 中同一患者)。注意，非脂肪成分(f 中的箭头)的强化程度比脂肪成分更大。髓脂瘤的 MR 特征根据病变内的脂肪量而变化。这些病变的脂肪组分在 T1WI 上呈高信号，在 T2WI 上呈等信号，在脂肪抑制序列(T1 和 T2 上)上呈低信号。事实上，在脂肪抑制序列上，肾上腺肿块中的信号丢失证实了脂肪的存在，并因此确诊为髓样脂肪瘤[28]。非脂肪的软组织成分在 T1WI 上呈低到等信号，在 T2WI 上呈不均匀的高信号[28]。实性成分的强化程度比脂肪成分大。

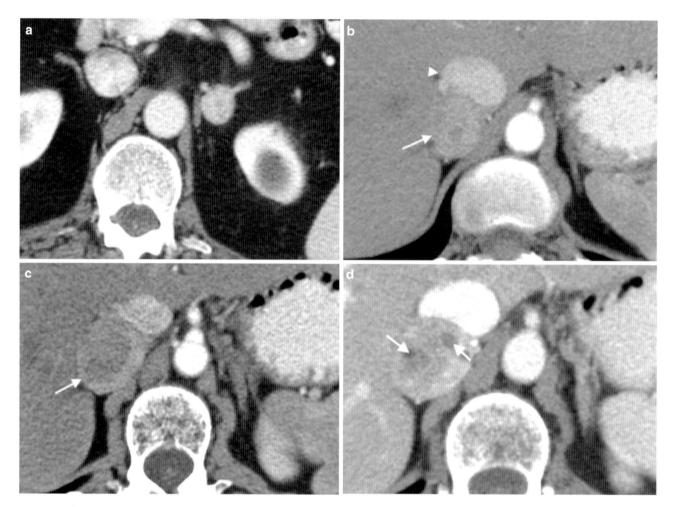

图 5.11 嗜铬细胞瘤:CT。(a)一例 67 岁的黑色素瘤男性患者的门静脉期对比增强 CT 显示,直径 2 cm 的左肾上腺富血供肿块,病理学证实为嗜铬细胞瘤。成像特征是典型的小的嗜铬细胞瘤,但是是非特异性的,并且在活检之前被认为是转移性黑色素瘤。患者除了高血压,没有其他典型的嗜铬细胞瘤症状。(b,c)对比增强 CT 显示位于右肾上腺的直径为 3.5cm,在动脉期(b)和门静脉期(c)均明显强化的肿块(箭头),患者表现为头痛、腹泻、胸痛,儿茶酚胺显著升高(虽然只有轻度高血压)。注意,肿块位于下腔静脉(三角箭头)的后面。(d)稍微下方一点,该肿块含有与坏死一致的低密度区(箭头)。伴有儿茶酚胺升高的患者的富血供肾上腺肿块是特征性的嗜铬细胞瘤。

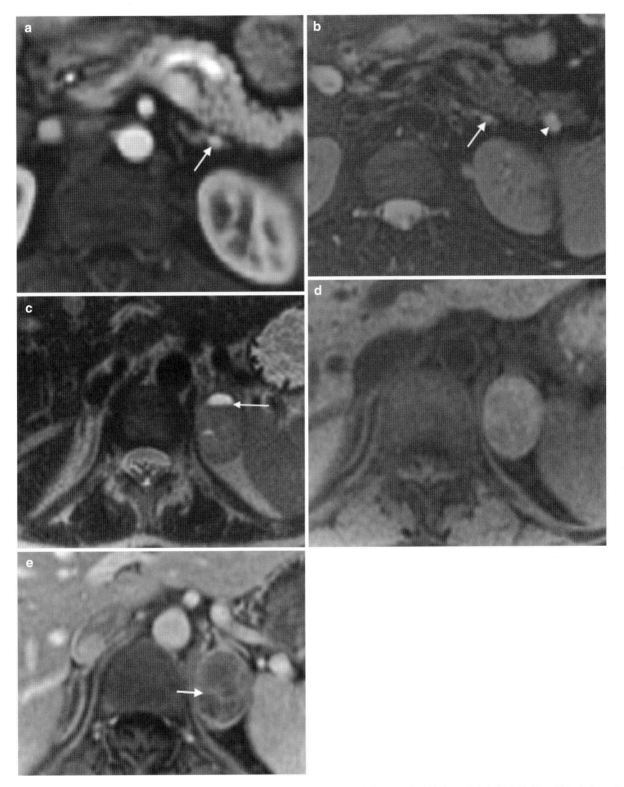

图 5.12　嗜铬细胞瘤：MRI。(a)Von Hippel-Lindau 综合征(VHL)患者的动脉期对比增强图像显示在左肾上腺的一侧支中有一直径 7mm 的密度均匀的富血供结节(箭头)，与嗜铬细胞瘤表现一致。小结节内没有相关的坏死。(b)T2FS 图像中的同一病灶(箭头)呈轻度高信号，但比邻近的胰腺尾部囊肿(三角箭头)中液体的信号低。(c)SSFSE T2WI 非抑脂序列中可见左肾上腺有一直径 3.5cm 的结节，病理证实为嗜铬细胞瘤。液-液平面(箭头)提示囊性坏死成分，T2 信号非常高。(d)同一病变的 T1FS 平扫图像显示，该肿块由于出血呈轻度高信号。(e)门静脉期的增强后 T1WI 显示，肿块大部分坏死，多个强化的分隔符合少量存活的肿瘤组织(箭头)。

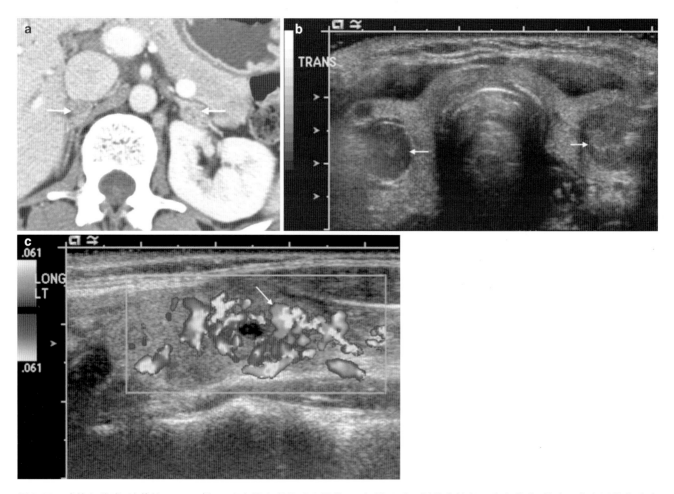

图 5.13　嗜铬细胞瘤：遗传性。(a)一例 32 岁女性患者的对比增强 CT 扫描显示双侧强化的肾上腺小结节(箭头)，伴有尿儿茶酚胺的升高，与多灶性嗜铬细胞瘤一致。(b)同一患者的甲状腺超声显示双侧不均匀的实性甲状腺结节，病理学证实是髓样癌。(c)彩色多普勒成像显示其中一个结节明显的血流信号(箭头)。该患者最初表现为血钙水平的升高，随后发现有甲状旁腺腺瘤。甲状旁腺腺瘤、甲状腺髓样癌和嗜铬细胞瘤三联征称为 2B 型多发性内分泌肿瘤(MEN ⅡB)。(图 c 见彩图)

表 5.1　遗传性嗜铬细胞瘤综合征[42]

综合征	基因缺失	综合征发病率	该群体中嗜铬细胞瘤的发生率(%)	嗜铬细胞瘤的平均发病年龄(岁)	双侧(%)	恶性(%)
MEN 2A 和 MEN 2B 嗜铬细胞瘤、甲状腺髓样癌和甲状旁腺肿瘤(2A)或黏膜皮肤神经瘤(2B)	RET(常染色体显性)	1/40 000	50	36	63	3
VHL 血管网状细胞瘤、嗜铬细胞瘤、胰岛细胞瘤、肾肿瘤、淋巴囊肿	VHL(常染色体显性)	1/36 000	10 ~20 (PCC 或副神经节瘤)	29	44	3
NF1 神经纤维瘤、咖啡斑、皮肤褶皱处雀斑、虹膜 Lisch 结节、视神经胶质瘤、骨发育不良、嗜铬细胞瘤	NF1 (常染色体显性，但高达 50% 可以是散发的)	1/3500	5.7 (尸检高达 13%)	42	14	9

MEN，多发性内分泌瘤形成；NF1，神经纤维瘤病 1 型；VHL ，von Hippel-Lindau 综合征。

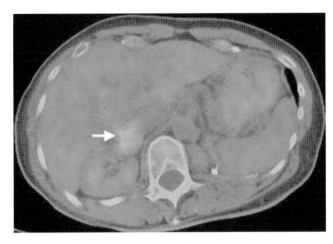

图 5.14　嗜铬细胞瘤:PET。该融合 PET-CT 图像显示直径 3cm 的右肾上腺肿块(箭头),标准化摄取值(SUV)为 5。(见彩图)

线形钙化[40]。在 MRI 上,病变在所有序列上均表现为液体信号:T1 均匀低信号,T2 信号非常高,内部没有增强。淋巴管囊肿偶尔可含有强化的分隔[40]。如果囊肿内发生出血或感染,由于密度增高,依靠单期 CT 难以诊断,而 MRI 可以明确诊断,表现为 T1 信号增高且不强化,证明是囊性。

　　假性囊肿通常是由于陈旧性出血,因此,比内皮囊肿更容易产生症状。它有一层纤维壁,缺乏上皮或内皮细胞。在 CT 上,大多数假性囊肿与其他肾上腺囊肿类似,表现为单侧边界清楚的液性包块。然而,由于假性囊肿通常是陈旧出血造成的,因此比内皮囊肿更容易含有分隔、血液成分和软组织结节[40]。假性囊肿比内皮囊肿(9.5%)更容易伴有钙化(发生率为 20%~56%);钙化通常位于囊壁内,可能非常厚[40,52,53]。由于假性囊肿包含不同时间段的出血,MRI 上的成像表现是多种多样的。

　　上皮囊肿也有类似于其他单纯肾上腺囊肿的非特异性影像表现。

　　寄生虫性囊肿通常由棘球绦虫引起的,称为棘球囊肿病。在疾病的早期即可出现囊肿,这时与其他单纯性囊肿不易鉴别。然而,随着疾病进展,在横断面图像上可以看到囊内出现特征性的"子"囊,提示寄生虫性囊肿[40]。

　　肾上腺囊肿的诊断通常较为简单,但是当囊肿很大时,可能被误诊为肝、肾、胰腺或脾囊肿。冠状位和矢状位图像有助于确定肾上腺来源。NCCT 有另一个诊断难点:由于单纯性(非钙化)囊肿与富含脂质的腺瘤密度相近(-20HU~20HU),NCCT 难以鉴别。静脉注射对比剂可简单鉴别,腺瘤通常强化而囊肿不强化。如果确诊为肾上腺囊肿,一般采取保守治疗,但如果囊壁厚或不规则,难以与恶性病变鉴别时应考虑外科治疗[40]。

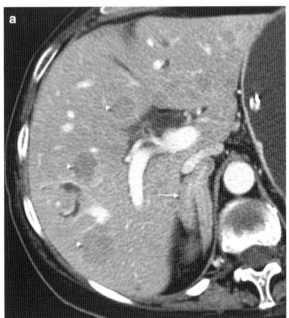
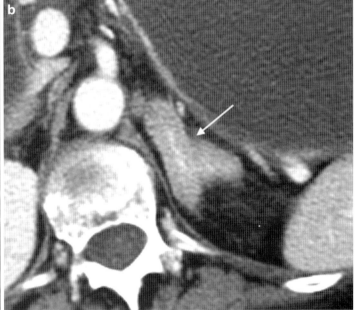

图 5.15　肾上腺增生。(a,b)Cushing 综合征患者的对比增强 CT 显示双侧肾上腺明显弥漫性增厚(箭头),与增生表现一致。随后切除两侧肾上腺,证实为弥漫性肾上腺皮质增生。增生的原因是胰腺转移到肝脏的神经内分泌肿瘤分泌促肾上腺皮质激素(ACTH)(图 a 三角箭头指向转移瘤)。

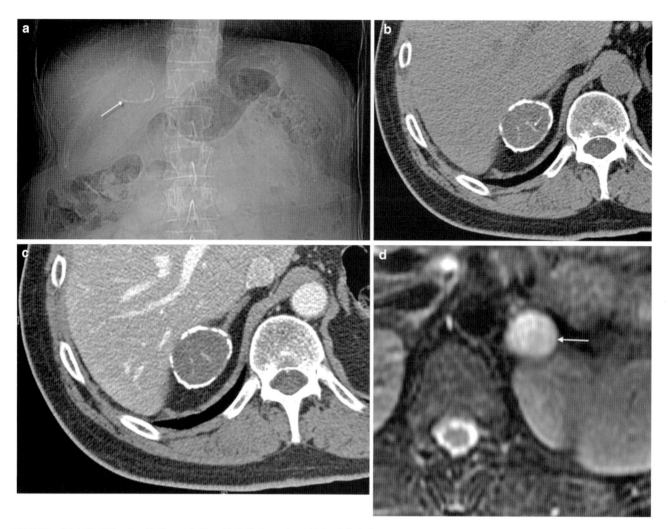

图 5.16　肾上腺囊肿。(a)胸部 CT 中的 X 线定位片显示,一例有肺癌病史的 61 岁男性,在右上象限(箭头)有一直径 3.5cm 的边缘钙化的肿块。(b,c)NCCT 和对比增强 CT 分别显示右肾上腺肿块,伴有边缘钙化和细小钙化分隔(箭头)。非钙化部分在平扫和增强后测量为 35~40 HU,与囊性的出血性病变一致。没有实性强化成分。由于病变的复杂性采取切除,病理学证实为伴有广泛纤维化和钙化的假性囊肿。(d)T2WI 图像显示直径 2cm 的左肾上腺肿块,T2 信号非常高,与囊肿(箭头)一致。

　　肾上腺出血的最常见原因是钝性创伤 (80%),其中右肾上腺更为常见(80%单侧),因为右肾上腺静脉较短,直接汇入下腔静脉,对创伤引起的压力变化更为敏感[54,55]。其他不太常见的原因包括新生儿的压迫性出血、成人的压力性损伤(与手术、败血症、烧伤、低血压相关)、易出血倾向、抗凝状态、肾上腺静脉血栓形成、肾上腺肿瘤或不明原因(特发性)[41,54,55]。肾上腺出血的临床症状包括腹部或背部疼痛和发热,但许多病例在临床上无明显症状[41,52]。在双侧出血的严重病例中,当至少 90%的肾上腺被破坏时,可导致急性原发性肾上腺功能不全(艾迪生病危象)。艾迪生病危象的最常见原因是与压力或出血倾向相关的出血[41]。在横断面图像上,表现为肾上腺体积增大(有时明显增

大),并出现周围筋膜渗出。在 NCCT 上,急性肾上腺出血的 CT 值为 50~90HU,随着血肿发展,在数周至数月内密度逐渐降低,体积逐渐缩小[32]。如果只进行对比增强检查,肾上腺出血可能无法与实性肿瘤区分。有必要对比增强前后的图像,以排除强化的实性肿块。如果 CT 诊断不明确,可以应用 MR 诊断血肿。在急性期的 7 天内,血肿在 T1 加权图像(T1WI)呈典型的等信号或稍低信号,由于细胞内含有脱氧血红蛋白,T2 加权图像(T2WI)上呈明显低信号。在亚急性期(发生后 7 天至 7 周),游离的正铁血红蛋白占主要成分,导致 T1WI 由于 T1 缩短而呈高信号。在第 7 天,T1 信号的增高于病变的周围(图 5.17c)开始,并在几周的过程中逐渐向内填充[41,52]。同时,T2WI 上的病变信号变

亮，部分原因是血清的存在。血肿有时可能是多发的，由于正铁血红蛋白含量不同，每种成分的信号强度都有差异[41]。通常在 7 周后的慢性期，在血肿周围形成特征性的低 T1、低 T2 信号环，这是由于存在含铁血黄素和纤维囊。含铁血黄素的存在可以通过观察梯度回波序列上的"晕征"来确认[41]。较大的血肿通常要比较小的变化慢[41]。最终，大多数血肿将完全吸收，偶尔有残留的钙化。在少数病例中，血肿可能液化并变

成假性囊肿持续存在，有时会有较厚的钙化壁（参见图 5.15）[52]。

当在没有外伤史或其他危险因素的患者中看到肾上腺出血时，应进行 CT 或 MRI 以寻找潜在的肿块。在 Swift 等人[56]的一项研究中，发现肾上腺囊肿或肿瘤是自发性腹膜后出血的第四大常见原因。与具有正常肾上腺的患者相比，有肾上腺肿块的患者在创伤后更容易出血。嗜铬细胞瘤是最可能与肾上腺大量出血相

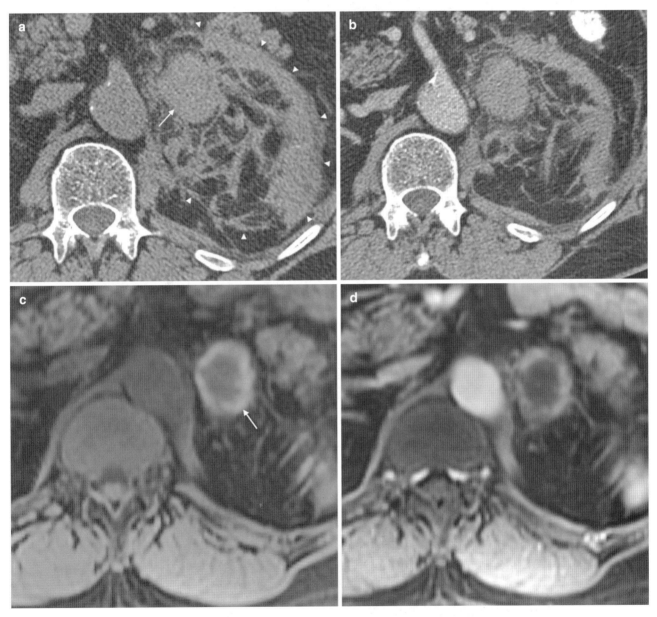

图 5.17 肾上腺血肿。急诊科一例 71 岁男性出现严重急性左侧腹痛，并放射到胸部。(a)NCCT 显示左肾直径 4cm 的高密度肿块，CT 值为 65HU（箭头），并向邻近的肾周脂肪广泛浸润，疑似出血（三角箭头）。(b)同一天晚些时候行对比增强 CT 显示肿块 CT 值仍为 65HU，提示肿块没有强化。(c)两周后行 MR 扫描。轴位 T1FS 图像显示肿块（箭头）有高信号环，与出血一致。(d,e)增强后(d)和减影图像(e)显示病变无中心强化或结节样强化，证实病灶不是实性肿物。边缘薄壁样强化（箭头）可能是正常肾上腺组织和血肿周围纤维壁的混合成分。（待续）

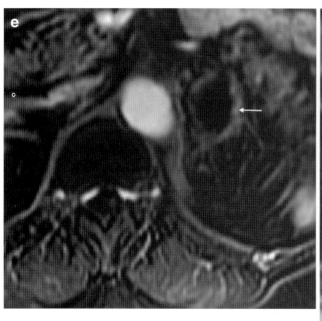

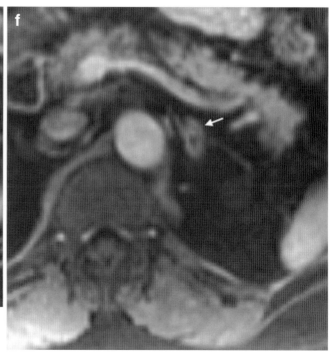

图 5.17(续) (f) 1 年后行随访 MR,血肿几乎完全消失(箭头)。

关的肿瘤,因为嗜铬细胞瘤是富血供的,常常表现为囊变、出血和坏死[41]。在组织学分析中,高达 20% 的髓脂瘤具有与先前出血相关的钙化,尽管只有小部分的髓脂瘤因出血而出现症状[41]。肾上腺血管瘤非常罕见,但是容易出血;而肾上腺腺瘤非常常见,但罕有出血[41]。在恶性病因中,肾上腺皮质癌是较大的肿块,常有出血,但是总体上也很罕见。肾上腺转移瘤虽然常见,但很少与出血相关。当转移瘤发生出血时,最常见的原发性肿瘤为支气管肺癌,其次是黑色素瘤[41]。在没有实性肿块时,出血是无强化的复杂液性成分聚集,但是如果观察到实性的结节样强化(在 MRI 或 CT 上的增强前后的对比图像),应当怀疑肿瘤的存在。MRI 在检测强化方面可能优于 CT,一部分原因是因为 MRI 常规进行图像减影,有助于检测由于钆摄取而导致的 T1 信号的微小变化(对比剂前后信号减影在没有对比增强的情况下应该为零)。MRI 对于检测钙化性假性囊肿(与慢性出血相关)中心的灶性强化也更敏感,因为钙化在 CT 上更加突出,可能会掩盖潜在的增强成分。假性囊肿还会形成不规则厚壁并发生强化,可能被误诊为囊性肿瘤[41]。

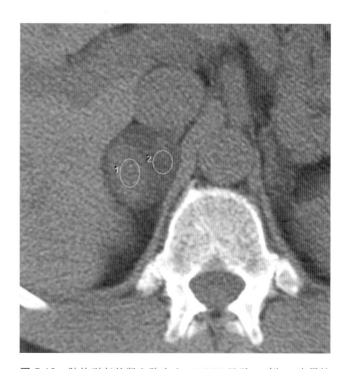

图 5.18 肿块引起的肾上腺出血。NCCT 显示,一例 50 岁男性患者因腰痛偶然发现右肾上腺的不均质肿块。ROI#2 放置在较低的衰减区域上,测量值为 -2HU,提示为腺瘤。ROI#1 放置在较高衰减区域上,测量值为 40HU,提示可能为碰撞肿瘤(在同一器官内的两个共存肿瘤)。手术病理证实为肾上腺腺瘤包含出血,没有发现恶性肿瘤或碰撞肿瘤的证据。

肾上腺恶性肿瘤

转移瘤

　　最常见的转移到肾上腺的肿瘤为肺癌，其次是乳腺癌和黑色素瘤。其他常见的原发性肿瘤有肠癌、胰腺癌和肾癌[24,25]。肾上腺是仅次于肺、骨骼和肝脏的第四位易发生远处转移性疾病的部位。在高达 27% 的恶性上皮肿瘤患者的尸检中可以看到肾上腺转移瘤[24,28,57]。事实上，转移性疾病是迄今为止最常见的肾上腺恶性肿瘤，因为原发性肾上腺恶性肿瘤非常罕见。然而，总体上，肾上腺转移瘤发病率仍低于肾上腺腺瘤（所有肾上腺肿瘤中最常见的）。即使在有原发性恶性肿瘤病史的患者中，偶发性肾上腺结节是腺瘤的可能性比转移性疾病要大[28]。肾上腺双侧转移通常比单侧转移更为常见[24]。转移瘤常较大，密度不均匀（由于坏死所致），且形态不如腺瘤规则，但也有许多转移性病变，特别是较小的病变，密度均匀且边缘光滑，因此单独凭借它们的形态学外观与腺瘤加以区分是不可靠的[3,28]。在 NCCT 上，几乎所有肾上腺转移瘤的 CT 值都大于 10HU。在增强后，通常表现为不均匀强化，但这种表现是非特异性的。在 MRI 上，肾上腺转移瘤通常在 T1 为低信号，T2 为高信号，在钆增强后呈渐进性强化，所有这些表现都是非特异性的[24]。转移瘤的影像表现类似于对应的原发性肿瘤（如肾癌具有富血供表现或大多数肺转移瘤具有乏血供表现）[25]，但是单独的形态学不能准确地区分腺瘤和转移瘤，特别是较小的病变有显著的重叠。

　　由于转移瘤和腺瘤的形态特征在横断面成像上有很大重叠，因此区分这些肿瘤的可靠方法是 CT 密度测量、MR 化学位移成像和 CT 廓清成像。迄今为止，弥散成像在区分良性和恶性肾上腺病变方面是无效的，这是由于二者 ADC 值没有显著差异[58]。肾上腺转移瘤在组织学上与原发性肿瘤相似，因此很少含有胞浆内脂质[28]。而大多数腺瘤含有大量的细胞内脂质，使得在 NCCT 上的密度低于转移瘤[3]。使用 10HU 或更小的值来诊断腺瘤的特异性为 98%。因此，CT 值为 10HU 或更低密度的病灶为恶性肿瘤的概率低于 2%[32]。如果 CT 密度值无法确定，应使用化学位移 MRI 或 CT 廓清技术进一步处理，后者已被证明具有更高的敏感性和准确性[39]。使用化学位移 MRI 来诊断腺瘤是非常具有特异性的，因为病变内细胞内脂质的存在有效地排除

了转移性疾病（特异性接近 100%；转移很少含有足够的胞内脂质使反相位信号丢失）；然而，该方法的敏感性较低。由于许多腺瘤含有的脂质不足以在反相位图像上引起显著的信号丢失。绝对廓清率（见图 5.7）更敏感（100%），且具有非常好的特异性，因此是首选的方法[39]。对于有原发性恶性肿瘤病史的患者，如果肾上腺结节的绝对廓清率≤60%，应当考虑转移性疾病[38]。对于一些患者，包括具有碘对比剂过敏史或担心电离辐射的患者，MRI 仍优于 CT。如果这些检查都无法确诊，PET 成像可能会有帮助，但最终还是需要进行活检以做出明确诊断。

肾上腺皮质癌

　　原发性 ACC 虽然比转移性疾病更罕见，但它是肾上腺最常见的原发性恶性肿瘤，报道的发病率为每百万 1~2 例，峰值发病年龄在 30~70 岁[24,27,28]。ACC 通常较大，所以患者可能表现为腹痛或可触及的肿块。因为 ACC 同腺瘤一样起源于肾上腺皮质，它们可能与类固醇的过量分泌相关。平均 55%（多个研究中为 26%~94%）的 ACC 是功能性的[7]。然而，ACC 中的激素产生效率比正常肾上腺组织中的激素产生效率低，因此并非所有肿瘤都能产生足够的类固醇以引起临床综合征。对于那些分泌过量激素的患者，最常见的临床综合征是 Cushing 综合征，其次是男性化或两者均有。其他内分泌表现，包括 Conn 综合征和女性化，是非常罕见的[3,7,13,14,28]。由于 ACC 中的激素产生是低效的，在这些患者出现临床症状时，肿瘤通常非常大，一般为 4~20cm[24,35]。据报道，10% 的病例是双侧的[35]。表 5.2 列出了 ACC 患者的影像学报告中包含的相关信息。

　　ACC 在 CT 上的典型表现为边缘不规则的大的（>4cm）分叶状肿块，将肾脏推挤到其正常位置的下方（有时位于左侧肾上腺肿瘤的后方）。密度通常不均匀，且含有大面积的中心坏死、出血和囊变。肿块发生强化主要是外周实性成分强化，而坏死中心区域不强化。高达 20%~30% 的病例可见中心钙化[3,16,35]。Fishman 等[59]报道，在 38 例患者的 CT 中有 7 例可见轻度包膜样环形强化。通常在大的 ACC 内部或周围可见到明显的肿瘤血管。与肾癌相似，肿瘤常常累及左肾静脉或下腔静脉，在增强后图像上显示得最好[3]。其他恶性征象包括侵犯相邻器官、腹膜后淋巴结肿大和远处转移。

　　由于大面积的中心坏死，ACC 在 MR 成像上密度非常不均匀。肿瘤的实性部分，非坏死通常位于肿瘤

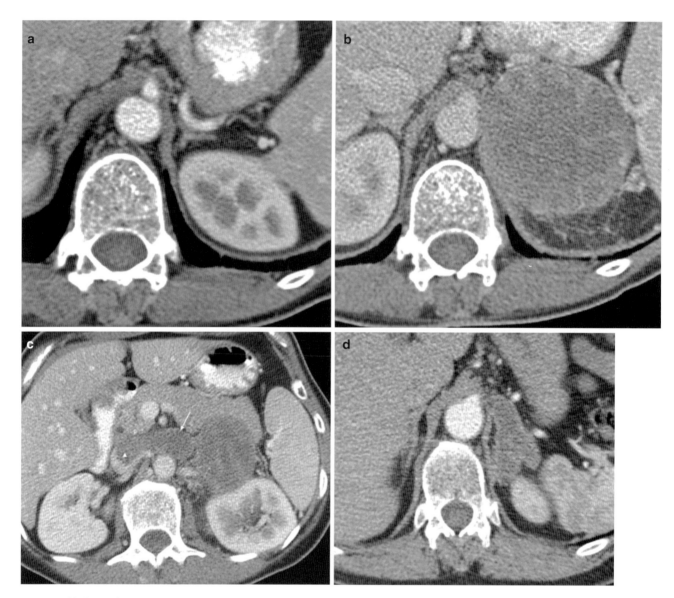

图 5.19 转移性疾病:CT 和 MR 的一般表现。(a)对比增强 CT 显示一例 49 岁女性患者的正常左肾上腺。(b)5 个月后进行对比增强 CT 显示左肾上腺新发的直径 8cm 的不均匀强化肿块,活检证实是转移性的低分化腺癌,最可能来源于肺。(c)在靠下的层面,可以看到来源于肾上腺肿瘤的肿瘤血栓广泛遍布整个左肾静脉(箭头),部分扩散到下腔静脉(三角箭头)。(d)另一例患者的对比增强 CT 图像显示左肾上腺弥散性增大,但仍保持其腺样形状。少数情况下,转移性疾病会累及肾上腺,使肾上腺增大,但仍保留正常形态。(待续)

的外周,在 T1WI 上呈低至等信号,有时可见到呈点状高信号的出血区域。实性部分在 T2WI 上呈等至高信号。肿瘤的坏死部分在 T2 上信号非常高,并且可以根据出血量的多少在 T1WI 上表现为高低不等的信号。实性成分表现为结节样强化并延迟廓清,而坏死成分不强化[3,28]。静脉的侵犯在多平面序列,特别是 T2 加权和增强后图像上能很好地显示。

在没有已知原发性肾上腺外的恶性肿瘤的情况下,几乎所有小于 3cm 的肾上腺肿瘤都是腺瘤,这些病变中的大多数可以通过上文提到的 CT 和 MR 成像技术确诊为腺瘤,无须额外的手段[3]。然而,如果单侧肾上腺肿块大于 4cm,且没有特殊的成像特征(如髓脂瘤、血肿或囊肿),应怀疑 ACC[3,16]。如果其他部位有明显的转移性病变,将进一步支持 ACC 的诊断。然而,

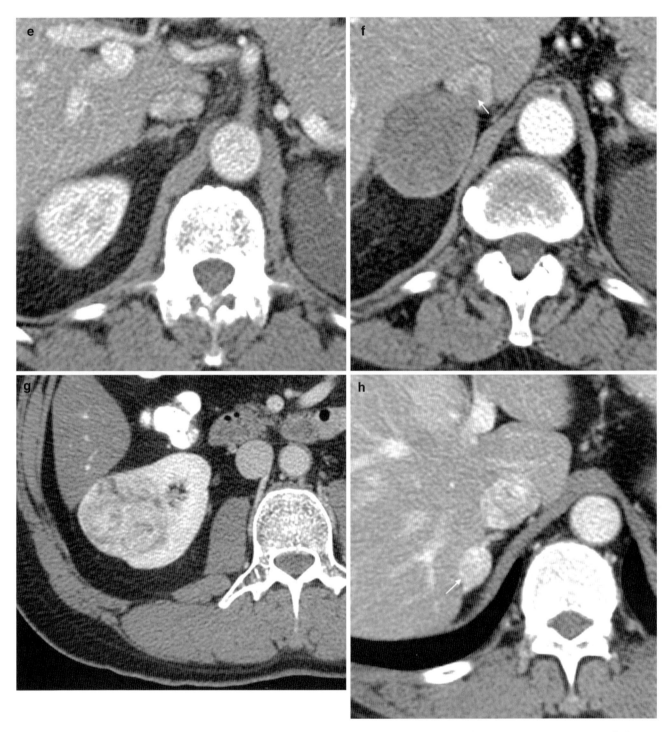

图 5.19(续)　(e)一例 67 岁的黑色素瘤患者的对比增强 CT 显示右肾上腺直径 1cm 的不明确结节。(f)9 个月后 CT 显示结节明显增大,直径为 5cm,与转移性黑素瘤一致。这例患者的肿块是相对均匀的。注意,肿瘤局部通过较短的右肾上腺静脉向下腔静脉内侵犯(箭头)。(g)一例 38 岁男性患者的对比增强 CT 显示右肾直径 5cm 的富血供肿块,与透明细胞癌一致。患者随后进行部分肾切除术。(h)5 年后对同一患者进行 CT 扫描,显示右肾上腺新发的直径 2cm 的富血供结节(箭头),类似于原发性肾肿瘤,与转移性肾癌一致。

表5.2 肾上腺癌患者放射学报告中包括的重要信息[36]

报告中的特征	评论
大小	最大横径、纵径和长径
囊壁完整性	蔓延到周围脂肪/囊壁破裂提示3期或更高分期,并增加转移疾病的可能性
肾脏受累	肿瘤是否浸润同侧肾脏?有无肾脏灌注改变的证据?有无占位效应或肾积水的证据?
邻近结构	右:肝、膈膜
	左:膈膜、主动脉、网膜囊、胃、胰腺
	是否有左肾静脉或下腔静脉侵犯?
肿瘤描述	不均质、坏死、钙化
对侧肾上腺	有无双侧疾病?
对侧肾脏	治疗可能涉及同侧肾切除术;因此,对侧肾的强化和形态描述是有帮助的
淋巴结	腹膜后和腹腔内淋巴结是否存在以及大小
转移瘤	肺、肝、骨

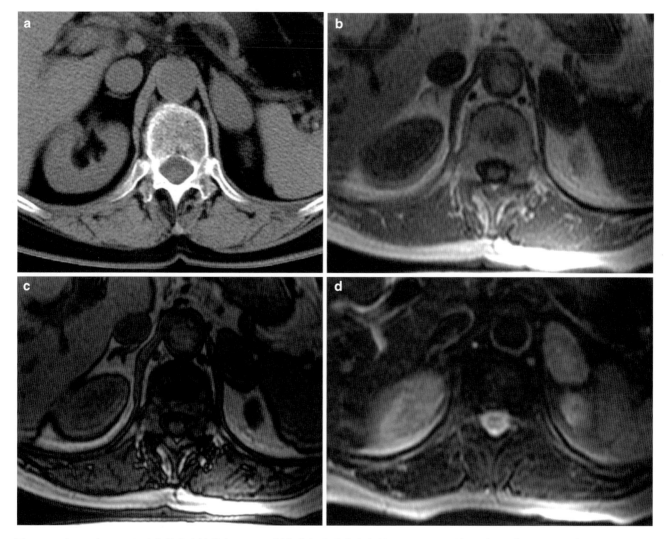

图5.20 在CT和MRI上区分腺瘤和转移瘤。(a)一例非小细胞肺癌患者的NCCT显示左肾上腺CT值为26HU,直径为4cm的肿块。(b,c)轴位T1加权MR图像显示同相位(b)和反相位(c)图像没有显著的信号丢失,表明没有足够的细胞内脂质。(d)轴位T2FS MR图像显示病变呈轻度高信号。(待续)

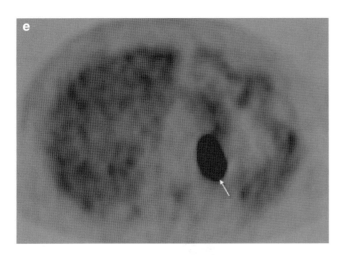

图 5.20(续)　(e)同一患者的 PET 扫描提示标记的 FDG 亲和力与转移性疾病一致(箭头),并通过手术病理学证实为转移瘤。

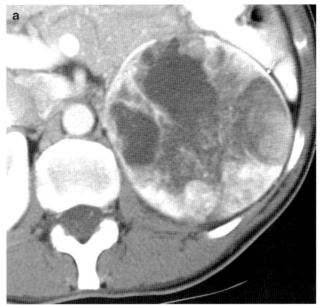

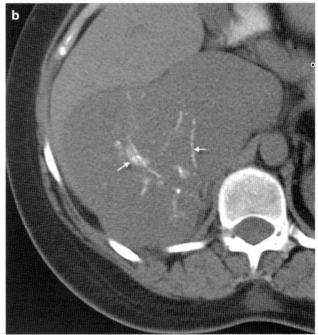

图 5.21　(a)一例 42 岁女性的对比增强 CT 显示左肾上腺直径 9cm 的明显不均匀强化的肿块,与 ACC 一致。该肿块具有 ACC 的典型特征:肿块中心大面积低密度区与坏死一致,外周富血供与存活肿瘤一致表现为肿块周围可见轻度强化的假包膜(箭头)。(b)一例 32 岁女性患者的 NCCT 显示右肾上腺直径 13cm 的肿块,中心含有不规则和线状钙化(箭头)。(待续)

在没有明显转移的情况下,腺瘤诊断将保留。病变越大,ACC 的可能性越大。存在不均匀强化、出血、坏死和钙化也有利于 ACC 的诊断,这些特征也可以在大的腺瘤中见到,但非常罕见[3]。光滑、清晰的边缘有助于诊断为良性肿瘤,但这些特征也不可靠,因为偶尔可以在 ACC[59]中也可见到。Hussain 等人[60]的一项研究表明肿瘤大于 4cm 和不均匀强化是恶性肿瘤最重要的预测因素[60]。与腺瘤不同,ACC 的实性部分密度很少小于 10HU,并延迟强化,导致在 15 分钟时绝对廓清率<60%,相对廓清率为 40%[16]。当对可疑 ACC 使用 CT 密度测量和 CT 廓清率测量时,必须注意避免可能影响结果的坏死成分。由于能产生激素,少数 ACC,特别是分化良好的 ACC 可能含有足够的胞浆内脂质导致在化学位移 MRI 上丢失信号。因此,如果直径大于 5cm 的肾上腺肿块在反相位图像上信号丢失,特别是如果同时肿块包含坏死,出血和钙化,则应怀疑为 ACC。Faria 等人[61]的一项研究评估 MR 波谱在使用胆碱-肌酸峰和胆碱-脂质峰来区分腺瘤、嗜铬细胞瘤与转移瘤、ACC 时具有高敏感性和特异性,显示了有前景的早期结果[61]。病变在连续多次检查中不断增大,特别是那些迅速增大的病变,应怀疑为恶性肿瘤。腺瘤和髓脂瘤罕见情况下也可能在连续检查中缓慢增大。良性病变快速增大的一个罕见原因是突然出血。此外,至少 6 个月保持稳定的病变几乎都是良性的,因为未经治疗的肾上腺恶性肿瘤几乎都是在该时间段内生长[37]。如果不能通过成像进行特异性诊断的话,对于大于 6cm 的病变,应进行经皮活检或肾上腺切除术(开腹或腹腔镜检查)[3]。鉴别腺瘤和 ACC 是至关重要的,因为如果不进行治疗,ACC 患者的中位生存期仅为 6 个月。而如果早期发现的话,通过手术便有可能治愈[59]。

由于美国癌症联合委员会和国际抗癌联合会没有制订正式的 ACC 分期系统,一般使用修正后的 Mc-

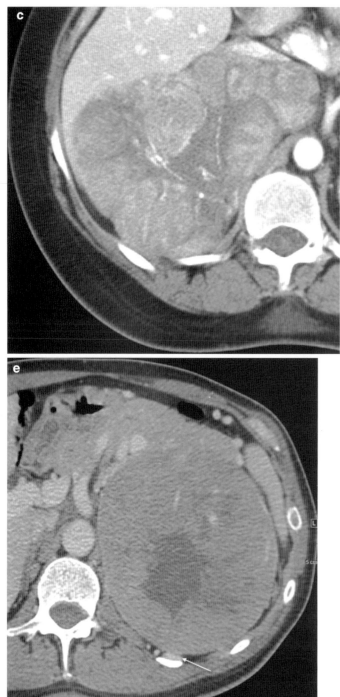

图 5.21(续)　(c)同一患者的增强后 CT 显示右肾上腺分叶状肿块,呈不均匀强化,与 ACC 一致。该患者患 Cushing 综合征,表明肿瘤具有代谢活性。(d)55 岁男性患者的动脉期 CT 显示左侧肾上腺直径 15cm 的 ACC 中有多条明显的动脉(箭头),与肿瘤血管一致。(e)同一肿块在门静脉期显示围绕肿瘤的多条明显的引流静脉(箭头)。

Farlane 系统(见表 5.3)进行分期[36]。欧洲肾上腺肿瘤研究网络使用的方法与修正后的 McFarlane 系统类似,但是他们将静脉侵犯归入 Ⅲ 期病变。

　　CT 和 MR 是用于肾上腺癌分期的主要影像学方法。T1 期和 T2 期肿瘤仅通过大小来区分,后者大于 5cm。然而,因为肾上腺的包膜侵犯难以进行放射学评估,因此 T1 期和 T2 期肿瘤与 T3 期肿瘤会难以区分。然而,这种区分并不是最重要的,因为 T1、T2 和 T3 期

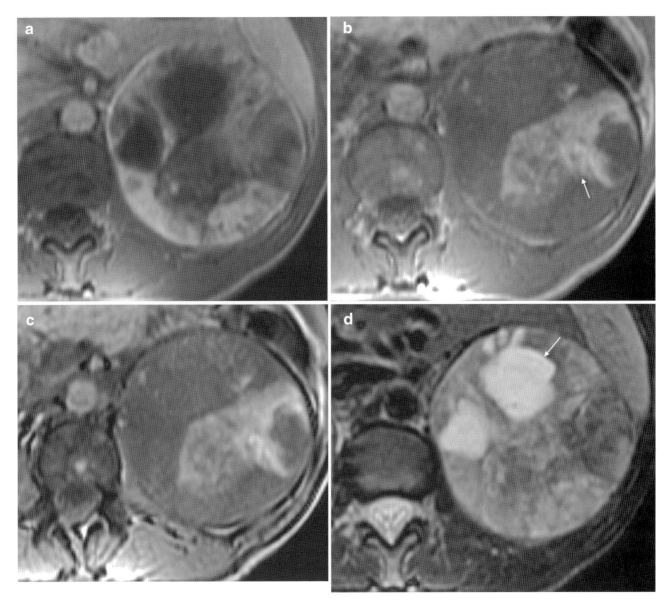

图 5.22　肾上腺皮质癌：MRI。(a)与图 5.21a 同一患者的门静脉期增强 MR 图像。左肾上腺大肿块呈明显不均匀强化。外周明显强化的高信号区域为存活肿瘤，而中心低信号区为肿瘤坏死。(b)同一患者的轴位同相位 T1WI 显示肿块大部分呈低信号，内部包含大面积的出血(箭头)。(c)对应的反相位图像显示在肿瘤内不存在任何信号丢失，表明缺乏显著的细胞内脂质。此外，患者没有出现过量肾上腺皮质激素产生的任何症状。(d)轴位 T2WI 抑脂序列显示肿块不均匀，内部可见与囊性改变一致的液性信号区(箭头)。(待续)

肿瘤都适合在没有远处转移的情况下进行手术。肝脏和同侧肾脏是 ACC 最常侵犯的器官[28]。肿瘤周围脂肪层的存在表明它没有侵犯邻近器官，提示为 T3 期或以下的分期。然而，在腹膜后脂肪较少的患者中，这种方法很难区分[16]。左肾静脉和下腔静脉(IVC)受累也常见于 ACC，IVC 的侵犯更常见于右侧肿瘤，因为右侧肿瘤更接近 IVC(右肾上腺静脉直接汇入 IVC，而左肾上腺静脉汇入左侧肾静脉后再汇入 IVC)[7]。MRI 在显示 IVC 是否受累及其程度方面优于 CT[3,16]。在 Chiche[62]的文献综述中，51% 的 IVC 受累的患者的肿瘤至少扩散至肝上方的 IVC，有些甚至延伸到右心房[62]。当 ACC 变得非常大并且侵犯 IVC 时，可能难以确定肿瘤的起源，因为肾癌、肝细胞癌和上腔静脉平滑肌肉瘤也可能扩散到 IVC[7]。

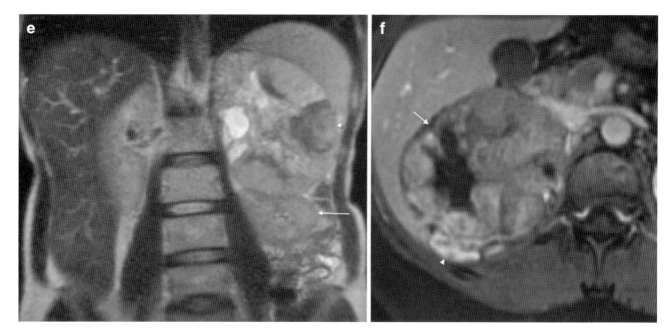

图 5.22(续) (e)冠状位 T2 SSFSE 图像再次证实与囊性改变一致的 T2 高信号区,以及由于出血引起的 T2 低信号区(三角箭头)。注意,肿块向下移至左肾(长箭头)。(f)另一例 ACC 患者的增强后 T1FS 图像显示右肾上腺直径 14cm 的中度强化的肿块,具有相对较小的坏死区。注意,肝脏和肿块之间的脂肪界面完整,脂肪饱和(箭头)在该序列上呈黑色。肿瘤周围明显血管化,常见于较大的 ACC(三角箭头)。

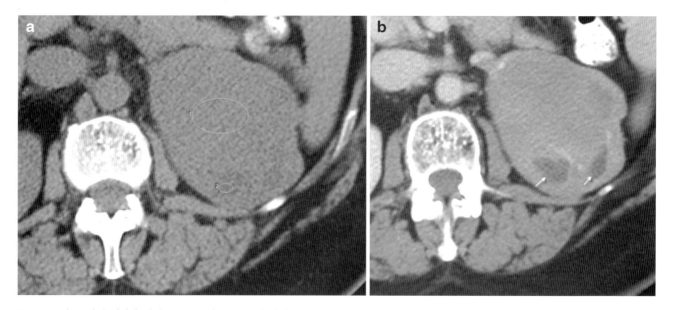

图 5.23 肾上腺皮质癌与腺瘤。(a)一位 68 岁腹部疼痛的女性行 NCCT 显示左肾上腺直径 8.5cm 的肿块。ROI#1 测量值为 31HU(未显示)。ROI#2 放置在一个小坏死区,测量值为 13HU。(b)门静脉期的对比增强图像显示,除了周边小的低密度区(箭头),密度几乎是完全均匀的。15 分钟延时图像(未显示)显示绝对廓清率小于 60%,与腺瘤不一致。PET 扫描(未显示)显示的最大 SUV 为 2.3,是良性和恶性病变之间的界限值。这种肿瘤很特殊,因为它同时具有良性(非常均匀)和恶性病变(大尺寸和分叶状形态)的特征。肿块由于很大被切除,病理学显示为级别非常低的恶性肿瘤,其主要侵犯肾上腺包膜,但缺乏细胞核异形性。该患者至少在 2 年内没有复发。

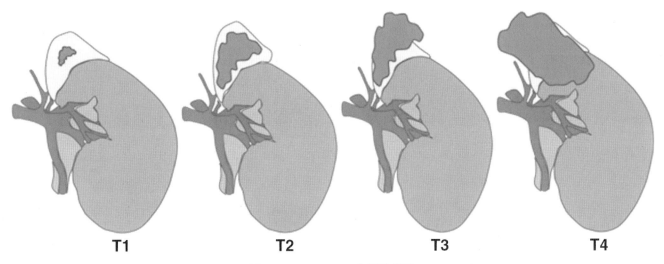

图 5.24 ACC T1~T4 分期示意图。

表 5.3 肾上腺癌分期[26]

肿瘤分期(T)

T1	T2	T3	T4
肿瘤<5cm	肿瘤>5cm	肿瘤超出肾上腺包膜(侵犯肾周围脂肪)	肿瘤侵犯邻近器官/肾脏
局限于包膜内	局限于包膜内		

淋巴结分期(N)

N0:无淋巴结阳性

N1:淋巴结阳性

转移分期(M)

M0:无转移

M1:存在转移

上述分期可以进行如下分组[36]

分期分组	T 分期	N 分期	M 分期
I	T1	N0	M0
II	T2	N0	M0
III	T1	N1	M0
	T2	N1	M0
	T3	N0	M0
IV	任何 T	任何 N	M1
	T3	N1	M0
	T4	N1	M0

肾上腺皮质癌的治疗

肾上腺皮质癌有三种主要的治疗方法：手术、药物治疗和放射治疗。根治性肾上腺切除术是局限性 ACC 的首选治疗,是实现长期治愈的唯一选择[28,63]。除肾上腺切除术之外,淋巴结清扫术能显著降低疾病复发和疾病相关死亡的风险[64]。只要肿瘤在 IVC 内且原发灶处能够完全切除,那么 IVC 受累并不是手术禁忌证[62]。即使肿瘤扩散到右心房中,某些情况下也可以进行手术。瘤栓的包膜一般是完整的,通常能从静脉中完整切除[16]。从影像上确定 IVC 受累的确切水平位置对于外科手术计划是至关重要的,因为这决定了外科医生切除肿瘤时进行血管结扎的位置[3]。偶尔,IV 期肿瘤和 IVC 受累的患者会进行姑息性切除术,以改善占位效应引起的症状,缓解功能性 ACC 的激素症状或预防肿瘤血栓形成[62]。肾上腺切除术的可能并发症包括感染、出血、肺栓塞、气胸、Cushing 综合征患者的肾上腺功能不全(因为对侧的肾上腺被过量激素所抑制)、左侧切除时的脾脏和胰腺损伤,以及右侧切除时的十二指肠和肝脏损伤。尽管很容易恢复并且与腹腔镜相关的并发症越来越少,但腹腔镜肾上腺切除术应用于 ACC 的价值数年来一直存在争议[65,66]。然而,最近的研究对微创技术与开腹手术的评估是相似的[65]。而腹腔镜肾上腺切除术可能最适合有经验的医疗中心每年做超过 20 例的小于 10cm 且没有其他部位侵犯的肿瘤[63,65]。

在辅助治疗中,术后放疗可以预防大多数患者的局部复发,因此被建议用于高危患者的切除部位[67]。姑息性放疗对有症状的病变(如骨转移)的患者有帮助,并在高达 57% 的患者中有反应[68]。

对于不适合根治性手术切除的病例,首选治疗是单独使用米托坦或与细胞毒性治疗相结合。25% 的病例会产生部分反应,尽管持续时间一般相对较短,且完全反应很少[69]。目前正在进行的工作是评价细胞毒性剂与靶向治疗相结合的方法,其中最引人注目的

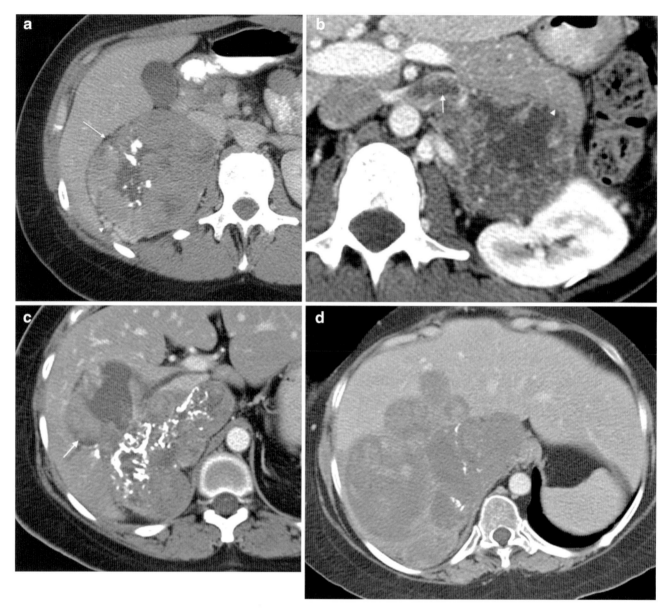

图 5.25 肾上腺皮质癌的 T 分期。(a)一例 30 岁女性患者(与图 5.22f 为同一患者)的对比增强 CT 扫描显示位于右肾上腺的直径
为 14cm 含有中心钙化和坏死的肿块。注意肿块和肝脏之间的完整脂肪平面(箭头),表明没有肝脏受累。在肿瘤周围也能看到明显
的引流静脉(三角箭头)。随后切除肿块,肿瘤证实为具有阴性手术边缘的 T3 期肾上腺皮质癌。患者在术后随访 5 年内没有复发。
(b)一例 33 岁女性患者表现为腹痛,其对比增强 CT 显示在左肾上腺有一直径为 10cm 的非均匀强化肿块,与 ACC 一致。肿瘤侵入
左肾静脉(箭头),并向后推挤左肾,但未侵犯左肾。肿瘤与胰腺尾部(三角箭头)相邻,更上方的脾和胃(未显示)也未受累。这种肿瘤
由于肾静脉受累而归为 T3 期病变,但是没有切除,因为患者在出现症状时已有肝和肺转移 (M1),从而可以定为 Ⅳ 期病变
(T3N0M1)。(c)一例 37 岁的 Cushing 综合征女性患者的对比增强 CT 显示右侧钙化的 ACC 大量侵入肝右叶(箭头),与 T4 期病变
一致。(d)一年后,肝脏浸润显著增加。(待续)

是 IGF-1 受体抑制剂。

　　对于肾上腺切除术后的 ACC 患者,没有严格的
影像学监测指南,但 CT、MRI 和 PET-CT 是可选择的
方式[16]。在接受完全手术切除的患者中,35%~85%最
终将发展成局部肿瘤复发或远处转移[70,71]。在腹膜内

术区任何位置的强化结节均代表局部复发。复发性肿
块具有与原发性肿瘤相似的成像特征,如明显强化,
除了坏死程度通常小于原发性肿瘤,这是因为复发性
肿瘤结节在首次发现时通常较小。ACC 患者的 5 年
总生存率为 38%。当手术治疗 Ⅰ 期和 Ⅱ 期肿瘤时,5

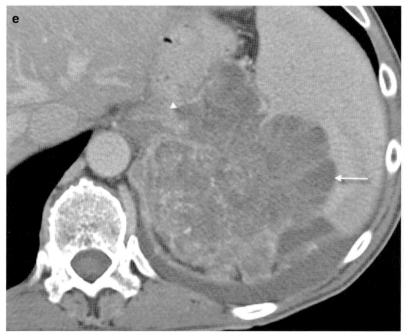
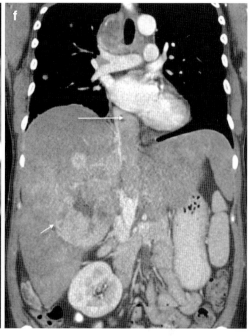

图 5.25(续) (e)一例 53 岁男性患者的左侧 ACC 显示脾(箭头)和胃壁(三角箭头)可能受累,与 T4 病变一致。同时存在左肾和胰尾受累(未显示)。(f)一例 42 岁女性患者的冠状位 CT 图像部分显示了右侧 ACC(短箭头),IVC 中可见广泛的肿瘤血栓,延伸至与右心房的交界处(长箭头)。

年生存率约为 65%,但Ⅲ期肿瘤降至 40%,Ⅳ期则降至 10%[16]。

肝脏是 ACC 中最常见的转移部位(不同样本中为 48%~96%)[7,16]。肝脏转移瘤通常是富血供的,在动脉期图像上观察最佳[16]。其他常见的转移部位是肺(45%~97%)、区域/主动脉淋巴结(25%~46%)和骨(11%~33%)[16]。患者就诊时常伴有转移的影像学证据。

淋巴瘤

原发性肾上腺淋巴瘤极为罕见,在医学英文文献中报道的仅有 70 例[72]。涉及其他部位的非霍奇金淋巴瘤(NHL)患者继发性累及肾上腺的发生率比报道中的 1%~4% 更高[37]。NHL 比霍奇金淋巴瘤更可能累及淋巴部位,因此累及肾上腺的发生率更高[73]。在大约 50% 的病例中能看到肾上腺的双侧受累,由于正常肾上腺组织被大量替代,偶尔会引起肾上腺功能不全[24,31,74]。在 CT 上,在疾病早期,肾上腺可能正常或弥散性增厚,同时保持其腺样形状,与增生类似[28,37]。随着疾病的进展,肾上腺呈结节样改变,最终变成散在的圆形、均质且边界清晰的肿块[3,28,31]。其他证据包括常常出现腹膜后淋巴结肿大。在一些淋巴瘤中,肾上腺可能被广泛的腹膜后淋巴结肿大浸润[3]。淋巴瘤在 CT 上的增强方式是均匀强化的,强化程度小于主动脉和下腔静脉[3]。在 MRI 上,肾上腺淋巴瘤通常在 T1WI 上信号均匀降低,在 T2WI 上信号均匀升高,而在注射钆后表现为轻度渐进性强化[3,24,37]。PET-CT 可用于区分淋巴瘤与其他肾上腺肿瘤和增生,因为淋巴瘤的 FDG 亲和力与其他部位的淋巴瘤一致[37]。同样,如果肾上腺外的淋巴瘤由于治疗反应而显示 FDG 摄取降低,则肾上腺的淋巴瘤也会有同样的表现[37]。因此,PET 可能是一种有价值的非侵入性成像方法,可用于诊断、分期和评估肾上腺淋巴瘤患者的治疗反应[72]。总之,在已知 NHL 的患者中发现非腺瘤性的肾上腺肿块应怀疑淋巴瘤的可能性[73]。只有当肾上腺肿物的成像方式与其他确定部位的肿瘤不同,或者与其他部位病灶的治疗反应不同时,才应该考虑其他诊断。

PET-CT 评估肾上腺肿瘤

由于恶性肾上腺病变的代谢活性增加,[18]F FDG 被保留在细胞内,因此能在 PET 上显示摄取增加。这种摄取的增加可以采取视觉评估或测量最大 SUV 定量评估。如果 FDG 摄取大于肝脏 (正常 SUV 为 1.5~2),肾上腺病变通常被认为是恶性的。然而,生理性肾

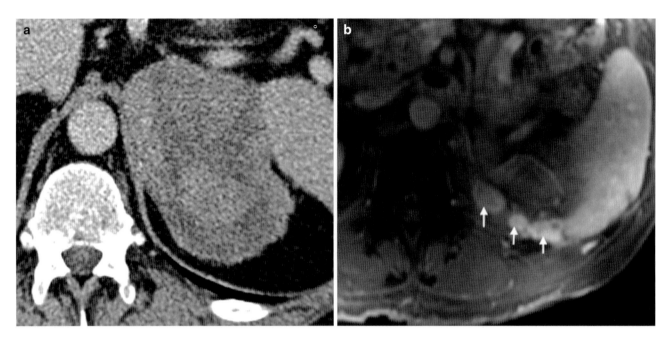

图 5.26 复发性肾上腺皮质癌。(a)65 岁男性的对比增强 CT 显示左肾上腺直径 11cm 的肿块,与 ACC 一致。病变广泛贴近脾脏,但是它们之间存在平滑的界面,表明可能没有侵袭。病理证实为 T3 高级别肾上腺皮质癌伴有阳性手术切缘。(b)切除术后 5 个月 MRI 显示切面中的 3 个富血供结节(垂直箭头所示),与局部肿瘤复发一致。

上腺摄取是可以变化的,SUV 为 0.95~2.46,在一定程度上与恶性病变重叠[74]。然而,据 Mester 等[75]报道,在利用 PET-CT 分析 175 例肾上腺肿块的研究中,使用 3.1 的 SUV 来区分良恶性病变,敏感性为 99%,特异性为 92%。近期一项包括 21 项研究的荟萃分析显示,在 1217 例患者和 1391 例肾上腺病变中,PET 成像可用于诊断恶性肿瘤,敏感性为 97%,特异性为 91%,使用视觉评估和 SUV 值的定量方法或标准化摄取率的准确性没有显著差异[76]。将 PET-CT 与其他 CT 方法[包括 CT 密度测定法、CT 直方图分析(已在一些研究中用于鉴定腺瘤的单像素衰减的分析方法)和 CT 廓清技术] 结合起来比单独使用 PET-CT 研究具有更高的敏感性[77,78]。然而,FDG PET 不能区分不同类型的恶性肾上腺病变,包括转移、ACC、淋巴瘤和恶性嗜铬细胞瘤,这些病变都可能具有相似的 SUV 值。在含有大面积坏死或出血的恶性病变中,由于 FDG 摄取不足,可能出现假阴性结果。已经成功治疗的恶性病变通常显示 FDG 摄取减少,这使得 PET-CT 可用于监测治疗反应。此外,某些类型的转移瘤特征性地具有非常低的 FDG 亲和力,其中最显著的是支气管肺泡癌(肺高分化腺癌)和类癌,会导致 PET-CT 上的假阴性结果[79]。据报道,肾上腺病变(良性病变伴 FDG 摄取增加)有高达 5% 的假阳性率。可能的原因包括肉芽肿性病变,如

结节病和结核病,内皮囊肿,肾上腺皮质增生和小部分肾上腺腺瘤[80]。肾上腺腺瘤的 FDG 摄取确实与含脂程度相关(脂质丰富和脂质贫乏的腺瘤都可能显示摄取增加)[76]。

除了在区分良性和恶性病变中的互补作用之外,PET-CT 在 ACC 患者的分期和监测疾病状态中具有重要作用,因为 PET-CT 对确定转移部位非常敏感[37]。PET-CT 对于监测肾上腺淋巴瘤患者非常有价值,因为未治疗的淋巴瘤的 FDG 摄取通常相当高,而 SUV 值一般在成功治疗后显著降低,表现出与治疗反应良好的相关性。然而,存在某些淋巴瘤亚型,如边缘区淋巴瘤、周围型 T 细胞淋巴瘤和低级别淋巴瘤,它们的 FDG 摄取通常可以相当低;PET-CT 在这些患者中作用不大[37]。

其他罕见肾上腺肿瘤

成人其他非常罕见的肾上腺肿瘤包括良性肿瘤中的血管瘤、神经鞘瘤和成熟畸胎瘤,恶性肿瘤中的原发性肉瘤和原发性黑色素瘤。血管瘤通常是海绵状的,可能非常大并且常含有钙化[28]。对比增强 CT 和 MRI 可能表现为边缘强化,延迟图像与其他器官中的血管瘤类似。血管瘤在 T2WI 呈高信号[28]。神经鞘瘤是一种良性周围神经鞘肿瘤,代表了 5% 的腹膜后肿瘤,

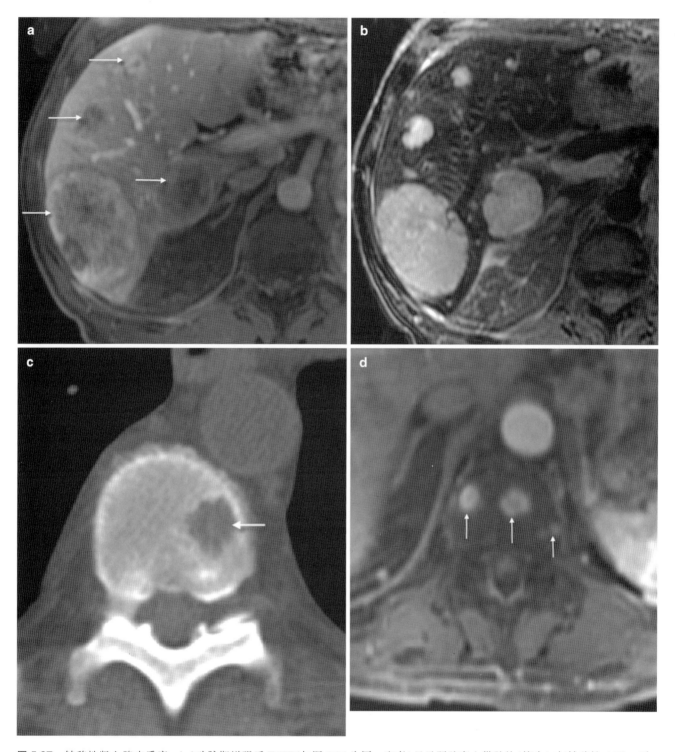

图 5.27　转移性肾上腺皮质癌。(a)动脉期增强后 T1WI(与图 5.26 为同一患者)显示肝脏富血供肿块(箭头),与转移性 ACC 一致。(b)相应的 T2WI 抑脂序列显示 T2 呈高信号。(c)同一患者的胸部 CT 显示 T10 椎体中的溶骨性病变(箭头),与转移性病变一致。(d)同一患者的动脉期 T1WI 抑脂序列显示 T12 椎体含有多个小的强化病灶(箭头),与骨转移一致。(待续)

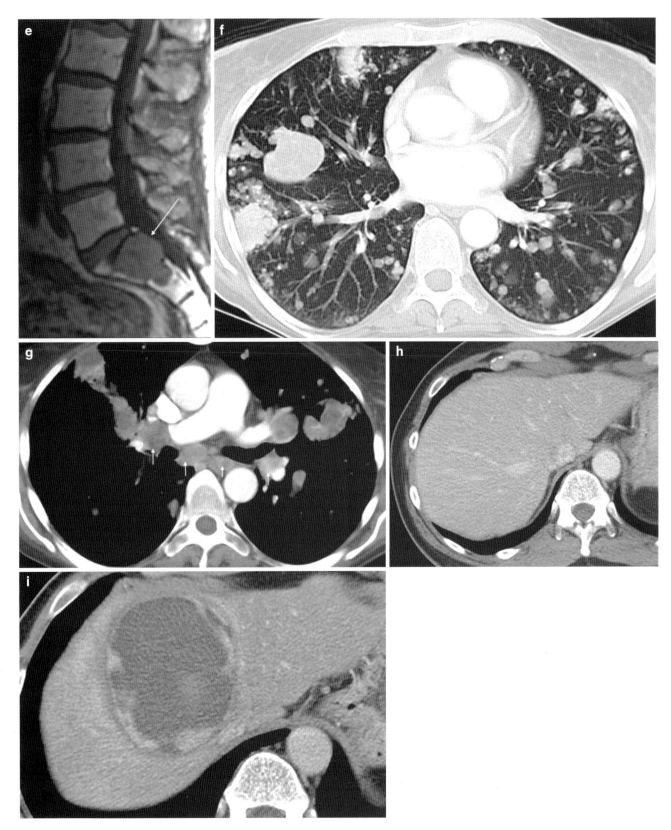

图 5.27(续)　(e)同一患者的腰椎 MR T1WI 显示累及第 1 和第 2 骶椎的低信号转移瘤(箭头)。(f)42 岁男性 ACC 患者的胸部 CT 肺窗显示广泛的双侧肺转移。(g)不同层面的软组织窗显示除肺转移之外的纵隔和双侧肝门淋巴结转移(箭头)。(h)一例 57 岁男性患者 1 年前切除了直径为 15cm 左右的 ACC。图像显示正常的肝右叶。(i)6 个月后,形成了具有不规则周围强化的直径 9.5cm 的中心坏死肿块,与转移性病变一致。

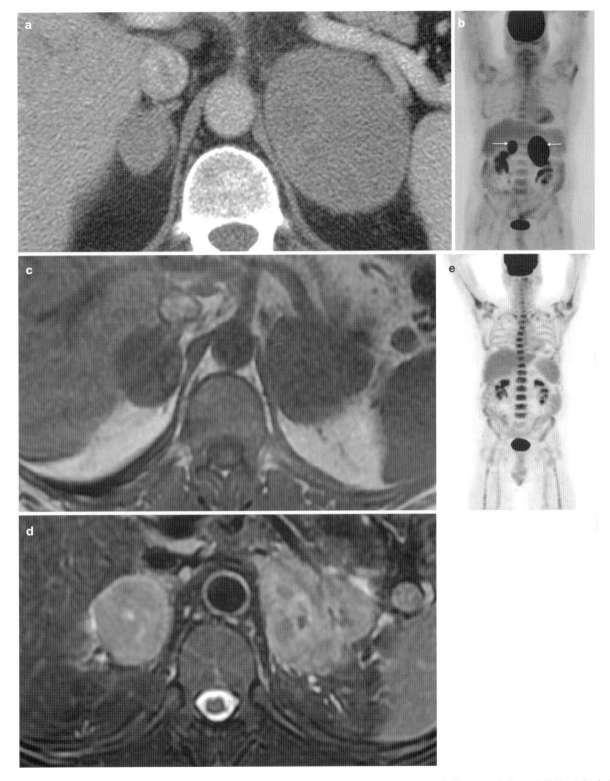

图 5.28　肾上腺淋巴瘤。(a)一例 12 年前有直肠癌治疗史的 63 岁男性患者的对比增强 CT 扫描显示双侧肾上腺肿块,左侧直径为 8cm,右侧直径为 3cm。肿块呈轻度均匀强化[增强后 60HU,增强前 40HU(未显示)]。转移性直肠癌被认为是不可能的,因为在过去 12 年中身体其他部位没有发生过转移。此外,肿块的异常均匀性对于这种大小的转移来说是不典型的。(b)PET 扫描最大密度投影 (MIP)在双侧肾上腺肿块(箭头;左侧 SUV 为 31)上显示出极高的活性。没有看到其他异常活性。(c)在行如 a 图所示的 CT 扫描后 3 周,T1 同相位 MR 图像显示双侧肾上腺的低信号肿块。(d)对应的 T2WI 表现为双侧肾上腺轻度不均匀的高信号肿块。随后的活 检证实为弥散性大 B 细胞淋巴瘤。(e)在开始化疗后 1 个月进行的 PET 扫描显示双侧肾上腺中都没有残留的异常摄取,与治疗反 应一致。同一检查的 CT 图像(未显示)显示肿块显著缩小。

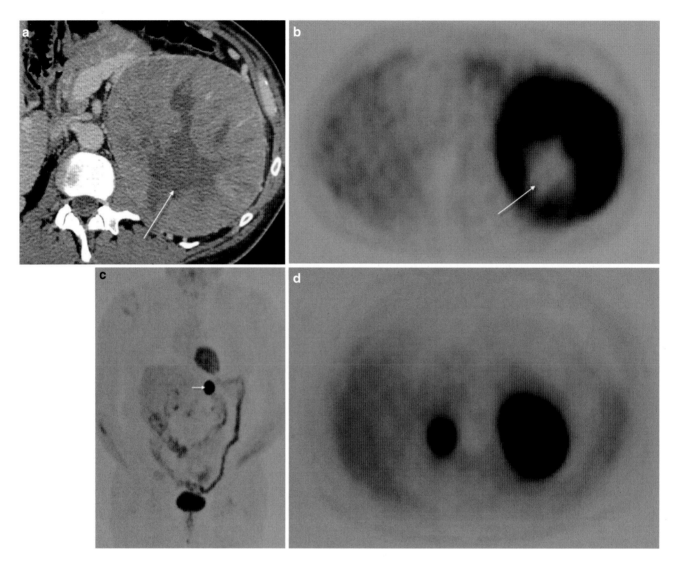

图 5.29　PET-CT 在区分良性和恶性肾上腺肿块中的准确性。(a)肾上腺皮质癌患者的 CT 扫描显示左肾上腺有一直径为 16cm 含有中心坏死的肿块(箭头)。(b)相同层面的 PET 图像显示除了对应 CT 上坏死区的中心区域(箭头)之外,肿块显著摄取 FDG(SUV 为 15.7)。(c)图 5.20e 中的肺癌患者的 PET 扫描,显示左肾上腺(箭头)具有显著的 FDG 亲和力(SUV 为 30),符合转移性疾病。(d)图 5.28 中的同一患者的双侧肾上腺淋巴瘤 PET 扫描,显示两个肾上腺(SUV 高达 31)均有 FDG 摄取,符合恶性肿瘤。

当发生在肾上腺部位时, 有时可能类似肾上腺肿瘤。然而, 原发性肾上腺神经鞘瘤极为罕见,文献中只有少数病例报道[40]。畸胎瘤通常起源于性腺,但也发生在身体其他很多部位,几乎所有的都位于中线。肾上腺畸胎瘤仅报道过几例。畸胎瘤影像表现为起源于外胚层, 中胚层和内胚层的各种组织成分, 包括脂肪、液体、软组织和钙化[40]。在少数报道的肾上腺肉瘤病例中,大多数是血管肉瘤和平滑肌肉瘤[81]。肾上腺肉瘤的典型表现是不均匀强化和具有明显坏死的大肿块。主要诊断困难在于将非常罕见的原发性肾上腺肉瘤与更常见的累及肾上腺的腹膜后肉瘤区分开[81]。黑色素

瘤是转移到肾上腺的最常见的肿瘤之一,但原发性肾上腺髓质瘤极为罕见;然而,黑色素瘤可以由肾上腺髓质中的神经外胚层细胞产生(嗜铬细胞和黑色素细胞具有共同的胚胎起源)[81],其成像特征与黑色素瘤相同,包括出血、坏死和黑色素的存在,其在 MR 上呈 T1 高信号。原发性肾上腺黑色素瘤只能在没有皮肤、黏膜或眼黑色素瘤的既往史;肿物含有黑色素;发生于单侧;尸检中检测到的唯一疾病部位时做出诊断[81]。值得注意的最后一个罕见病变是"碰撞瘤",其被定义为在同一器官中共存的两个独立肿瘤,并且两个肿瘤的组织成分没有明显的混合[81]。一些更常见的碰撞瘤包

括肾上腺转移瘤和腺瘤，同一肾上腺中的腺瘤和髓脂瘤。肾上腺碰撞肿瘤的影像表现出两种肿瘤的特征，彼此并列。例如，在具有共存的富脂肾上腺腺瘤和转移瘤的患者中，腺瘤将在反相位图像上显示信号丢失，而转移瘤成分则不会[82]。

（赵金坤　薛杨　译）

参考文献

1. Bovio S, Cataldi A, Reimondo G, et al. Prevalence of adrenal incidentaloma in a contemporary computerized tomography series. Endocrinol Invest. 2006;29:298–302.
2. Mansmann G, Lau J, Blak E, et al. The clinically inapparent adrenal mass: update in diagnosis and treatment. Endocr Rev. 2004; 25:309–40.
3. Dunnick NR, Korobkin M. Imaging of adrenal incidentalomas. AJR Am J Roentgenol. 2002;179:559–68.
4. Young Jr WF. The incidentally discovered adrenal mass. N Engl J Med. 2007;356:601–10.
5. Kloos RT, Gross MD, Francis IR, et al. Incidentally discovered adrenal masses. Endocr Rev. 1995;16:460–84.
6. Young Jr WF. Management approaches to adrenal incidentalomas: a view from Rochester, Minnesota. Endocrinol Metab Clin North Am. 2000;29:159–85.
7. Johnson PT, Horton KM, Fishman EK. Adrenal mass imaging with multidetector CT: pathologic conditions, pearls and pitfalls. Radiographics. 2009;29:1333–51.
8. Bülow B, Ahrén B. Swedish research council study group of endocrine abdominal tumours. Adrenal incidentaloma—experience of a standardized diagnostic programme in the Swedish prospective study. J Intern Med. 2002;252:239–46.
9. Caplan RH, Strutt PJ, Wickus GG. Subclinical hormone secretion by incidentally discovered adrenal masses. Arch Surg. 1994;129:291–6.
10. Reincke M, Nieke J, Krestin GP, et al. Preclinical Cushing's syndrome in adrenal "incidentalomas": comparison with adrenal Cushing's syndrome. J Clin Endocrinol Metab. 1992;75:826–32.
11. Bernini GP, Vivaldi MS, Argenio GF, et al. Frequency of pheochromocytoma in adrenal incidentalomas and utility of the glucagon test for the diagnosis. J Endocrinol Invest. 1997;20:65–71.
12. Mannelli M, Colagrande S, Valeri A, Parent G. Incidental and metastatic adrenal masses. Semin Oncol. 2010;37:649–61.
13. Wooten MD, King DK. Adrenal cortical carcinoma: epidemiology and treatment with mitotane and a review of the literature. Cancer. 1993;72:3145–55.
14. Nader S, Hickey RC, Sellin RV, Samaan NA. Adrenal cortical carcinoma: a study of 77 cases. Cancer. 1983;52:707–11.
15. Luton JP, Cerdas S, Billaud L, et al. Clinical features of adrenocortical carcinoma, prognostic factors, and the effect of mitotane therapy. N Engl J Med. 1990;322:1195–201.
16. Bharwani N, Rockall A, Sahdev A, et al. Adrenocortical carcinoma: the range of appearances on CT and MRI. AJR Am J Roentgenol. 2011;196:W706–14.
17. Willatt JM, Francis IR. Radiologic evaluation of incidentally discovered adrenal masses. Am Fam Physician. 2010;81:1361–6.
18. Patnaik MM, Deshpande AK. Diagnosis: Addison's disease secondary to tuberculosis of the adrenal glands. Clin Med Res. 2008;6:29.
19. Frilling A, Tecklenborg K, Weber F, et al. Importance of adrenal incidentaloma in patients with a history of malignancy. Surgery. 2004;136:1289–96.
20. Song JH, Chaudhry FS, Mayo-Smith WW. The incidental adrenal mass on CT: prevalence of adrenal disease in 1,049 consecutive adrenal masses in patients with no known malignancy. AJR Am J Roentgenol. 2008;190:1163–8.
21. Bernardino ME, Walther MM, Phillips VM, et al. CT-guided adrenal biopsy: accuracy, safety, and indications. AJR Am J Roentgenol. 1985;144:67–9.
22. Francis IR, Smid A, Gross MD, et al. Adrenal masses in oncologic patients: functional and morphologic evaluation. Radiology. 1988;166:353–6.
23. McGahan JP. Adrenal gland: MR imaging. Radiology. 1988;166: 284–5.
24. Elsayes KM, Mukundan G, Narra VR, et al. Adrenal masses: MR imaging features with pathologic correlation. Radiographics. 2004;24:S73–86.
25. Zornoza J, Bracken R, Wallace S. Radiologic features of adrenal metastases. Urology. 1976;8:295–9.
26. Dighe M, Francis IR, Casalino DD, et al. ACR appropriateness criteria on obstructive voiding symptoms secondary to prostate disease. J Am Coll Radiol. 2010;7:255–9.
27. Hedican SP, Marshall FF. Adrenocortical carcinoma with intracaval extension. J Urol. 1997;158:2056–61.
28. Krebs TL, Wagner BJ. MR imaging of adrenal gland: radiologic pathologic correlation. Radiographics. 1998;18:1425–40.
29. Wilms G, Baert A, Marchal G, Goddeeris P. Computed tomography of the normal adrenal glands: correlative study with autopsy specimens. J Comput Assist Tomogr. 1979;3:467–9.
30. Johnson PT, Horton KM, Fishman EK. Adrenal imaging with MDCT: nonneoplastic disease. AJR Am J Roentgenol. 2009;193:1128–35.
31. Lee MJ, Hahn PF, Papanicolaou N, et al. Benign and malignant adrenal masses: CT distinction with attenuation coefficients, size, and observer analysis. Radiology. 1991;179:415–8.
32. Boland GW, Lee MJ, Gazelle GS, et al. Characterization of adrenal masses using unenhanced CT: an analysis of the CT literature. AJR Am J Roentgenol. 1998;171:201–4.
33. Boland GW, Blake MA, Hahn PF, Mayo-Smith WW. Incidental adrenal lesions: principles, techniques and algorithms for imaging characterization. Radiology. 2008;249:756–75.
34. Haider MA, Ghai S, Jhaveri K, Lockwood G. Chemical shift MR imaging of hyperattenuating (> 10 HU) adrenal masses: does it still have a role? Radiology. 2004;231:711–6.
35. Mayo-Smith WW, Boland GW, Noto RB, Lee MJ. State-of-the-art adrenal imaging. Radiographics. 2001;21:995–1012.
36. Hricak H, Husband J, Panicek DM. Oncologic imaging: essentials of reporting common cancers. Philadelphia: Saunders/Elsevier; 2007.
37. Blake MA, Cronin CG, Boland GW. Adrenal imaging. AJR Am J Roentgenol. 2010;194:1450–60.
38. Caoili EM, Korobkin M, Francis IR, et al. Delayed enhanced CT of lipid-poor adrenal adenomas. AJR Am J Roentgenol. 2000;175: 1411–5.
39. Park BK, Kim CK, Kim B, Lee JH. Comparison of delayed enhanced CT and chemical shift MR for evaluating hyperattenuating incidental adrenal masses. Radiology. 2007;243:760–5.
40. Guo YK, Yang ZG, Li Y, et al. Uncommon adrenal masses: CT and MRI features with histopathologic correlation. Eur J Radiol. 2007;62:359–70.
41. Kawashima A, Sandler CM, Ernst RD. Imaging of nontraumatic hemorrhage of the adrenal gland. Radiographics. 1999;19:949–63.
42. Welander J, Söderkvist P, Gimm O. Genetics and clinical characteristics of hereditary pheochromocytomas and paragangliomas. Endocr Relat Cancer. 2011;18:R253–76.
43. Carney JA. Gastric stromal sarcoma, pulmonary chondroma, and extra-adrenal paraganglioma (Carney triad): natural history, adrenocortical component, and possible familial occurrence. Mayo Clin Proc. 1999;74:543–52.

44. Yun M, Kim W, Alnafisi N, et al. 18 F-FDG PET in characterizing adrenal lesions detected on CT or MRI. J Nucl Med. 2001;42: 1795–9.

45. Shulkin BL, Thompson NW, Shapiro B, et al. Pheochromocytomas: imaging with 2-[fluorine-18]fluoro-2-deoxy-D-glucose PET. Radiology. 1999;212:35–41.

46. Wong KK, Arabi M, Bou-Assaly W, et al. Evaluation of incidentally discovered adrenal masses with PET and PET/CT. Eur J Radiol. 2012;81:441–50.

47. Gross MD, Gauger PG, Djekidel M, Rubello D. The role of PET in the surgical approach to adrenal disease. Eur J Surg Oncol. 2009;35:1137–45.

48. Imani F, Agopian VG, Auerbach MS, et al. 18 F-FDOPA PET and PET/CT accurately localize pheochromocytomas. J Nucl Med. 2009;50:513–9.

49. Win Z, Al-Nahhas A, Towey D, et al. 68 Ga-DOTATATE PET in neuroectodermal tumours: first experience. Nucl Med Commun. 2007;28:359–63.

50. Naji M, Zhao C, Welsh SJ, et al. 68 Ga-DOTA-TATE PET vs. 123I-MIBG in identifying malignant neural crest tumours. Mol Imaging Biol. 2011;13:769–75.

51. Sohaib SA, Hanson JA, Newell-Price JD, et al. CT appearance of the adrenal glands in adrenocorticotrophic hormone-dependent Cushing's syndrome. AJR Am J Roentgenol. 1999;172:997–1002.

52. Rozenblit A, Morehouse HT, Amis ES. Cystic adrenal lesions: CT features. Radiology. 1996;201:541–8.

53. Asbeshouse GA, Goldstein RB, Asbeshouse BS. Adrenal cysts: review of literature and report of three cases. J Urol. 1959;81: 711–9.

54. Peppercorn PD, Reznek RH. State-of-the-art CT and MRI of the adrenal gland. Eur Radiol. 1997;7:822–36.

55. Burks DW, Mirvis SE, Shanmuganathan K. Acute adrenal injury after blunt abdominal trauma: CT findings. AJR Am J Roentgenol. 1992;158:503–7.

56. Swift DL, Lingeman JE, Baum WC. Spontaneous retroperitoneal hemorrhage: a diagnostic challenge. J Urol. 1980;123:577–82.

57. Abrams HL, Spiro R, Goldstein N. Metastases in carcinoma: analysis of 1000 autopsied cases. Cancer. 1950;3:74–85.

58. Tsushima Y, Takahashi-Taketomi A, Endo K. Diagnostic utility of diffusion-weighted MR imaging and apparent diffusion coefficient value for the diagnosis of adrenal tumors. J Magn Reson Imaging. 2009;29:112–7.

59. Fishman EK, Deutch BM, Hartman DS, et al. Primary adrenocortical carcinoma: CT evaluation with clinical correlation. AJR Am J Roentgenol. 1987;148:531–5.

60. Hussain S, Belldegrun A, Seltzer SE, et al. Differentiation of malignant from benign adrenal masses: predictive indices on computed tomography. AJR Am J Roentgenol. 1985;144:61–5.

61. Faria JF, Goldman SM, Szejnfeld J, et al. Adrenal masses: characterization with in vivo proton MR spectroscopy–initial experience. Radiology. 2007;245:788–97.

62. Chiche L, Dousset B, Kieffer E, Chapuis Y. Adreno-cortical carcinoma extending into the inferior vena cava: presentation of a 15-patient series and review of the literature. Surgery. 2006;139: 15–27.

63. Zini L, Porpiglia F, Fassnacht M. Contemporary management of adrenocortical carcinoma. Eur Urol. 2011;60:1055–65.

64. Reibetanz J, Jurowich C, Erdogan I, et al. Impact of lymphadenectomy on the oncologic outcome of patients with adrenocortical carcinoma. Ann Surg. 2012;255:363–9.

65. Porpiglia F, Fiori C, Daffara F, et al. Retrospective evaluation of the outcome of open versus laparoscopic adrenalectomy for stage I and II adrenocortical cancer. Eur Urol. 2010;57: 873–8.

66. Porpiglia F, Miller BS, Manfredi M, et al. A debate on laparoscopic versus open adrenalectomy for adrenocortical carcinoma. Horm Cancer. 2011;2:372–7.

67. Fassnacht M, Hahner S, Polat B, et al. Efficacy of adjuvant radiotherapy of the tumor bed on local recurrence of adrenocortical carcinoma. J Clin Endocrinol Metab. 2006;91:4501–4.

68. Polat B, Fassnacht M, Pfreundner L, et al. Radiotherapy in adrenocortical carcinoma. Cancer. 2009;115:2816–23.

69. Hahner S, Fassnacht M. Mitotane for adrenocortical carcinoma treatment. Curr Opin Investig Drugs. 2005;6:386–94.

70. Ng L, Libertino JM. Adrenocortical carcinoma: diagnosis, evaluation and treatment. J Urol. 2003;169:5–11.

71. Pommier RF, Brennan MF. Management of adrenal neoplasms. Curr Probl Surg. 1991;28:657–739.

72. Paes FM, Kalkanis DG, Sideras PA, Serafini AN. FDG PET/CT of extranodal involvement in non-Hodgkin lymphoma and Hodgkin disease. Radiographics. 2010;30:269–91.

73. Paling MR, Willimason BRJ. Adrenal involvement in non-hodgkins lymphoma. AJR Am J Roentgenol. 1983;141:303–5.

74. Mester U, Goor O, Lerman H, et al. PET–CT of extranodal lymphoma. AJR Am J Roentgenol. 2004;182:1579–86.

75. Blake MA, Prakash P, Cronin CG. PET/CT for adrenal assessment. AJR Am J Roentgenol. 2010;195:W91–5.

76. Mester U, Miller E, Lerman H, et al. 18 F-FDG PET/CT in the evaluation of adrenal masses. J Nucl Med. 2006;47: 32–7.

77. Boland GW, Dwamena BA, Jagtiani Sangwaiya M, et al. Characterization of adrenal masses by using FDG PET: a systematic review and meta-analysis of diagnostic test performance. Radiology. 2011;259:117–26.

78. Blake MA, Slattery JM, Kalra MK, et al. Adrenal lesions: characterization with fused PET/CT image in patients with proved or suspected malignancy—initial experience. Radiology. 2006;238:970–7.

79. Perri M, Erba P, Volterrani D, et al. Adrenal masses in patients with cancer: PET/CT characterization with combined CT histogram and standardized uptake value PET analysis. AJR Am J Roentgenol. 2011;197:209–16.

80. Chong S, Lee KS, Kim HY, et al. Integrated PET-CT for the characterization of adrenal gland lesions in cancer patients: diagnostic efficacy and interpretation pitfalls. Radiographics. 2006;26:1811–24.

81. Otal P, Escourrou G, Mazerolles C, et al. Imaging features of uncommon adrenal masses with histopathologic correlation. Radiographics. 1999;19:569–81.

82. Schwartz LH, Macari M, Huvos AG, Panicek DM. Collision tumors of the adrenal gland: demonstration and characterization at MR imaging. Radiology. 1996;201:757–60.

第 **6** 章   睾丸肿瘤

Harpreet K. Pannu , Ariadne M. Bach , Jerrold B. Teitcher

背景与概述

    睾丸癌是青年男性最常见的恶性肿瘤，常见于15~35 岁，约占男性所有恶性肿瘤的 1%[1,2]。危险因素包括隐睾、克兰费尔特综合征(即先天性曲细精管发育不全综合征)、睾丸肿瘤家族性遗传病、对侧存在肿瘤、生精小管生殖细胞内瘤(见表 6.1)。如果接受恰当治疗，肿瘤整体生存率较高，可达 90% 以上[1]。根据影像学中原发瘤的位置及病变范围、实验室标志物、病理学结果可将其分为低、中、高风险。尽管睾丸癌的典型症状为无痛性阴囊肿胀，但约 10% 的患者可因瘤内出血或梗死而出现急性疼痛[1]。约 20% 的患者也可伴有远处的症状，如腹膜后淋巴结肿大引起的后背疼痛、肺部转移引起的呼吸道症状、肿瘤分泌激素继发乳腺增大。

组织学与肿瘤标记物

    生殖细胞肿瘤约占睾丸肿瘤的 95%，分为精原细胞瘤型与非精原细胞瘤型两种亚型，各占生殖细胞瘤的 40%~45%，其余为混合型[2]。非精原细胞瘤常包含不止一种细胞类型，可能为精原细胞瘤混合其他生殖细胞肿瘤，如胚胎细胞癌、绒毛膜癌、卵黄囊瘤与畸胎

H.K. Pannu, M.D.(✉) • A.M. Bach, M.D. • J.B. Teitcher, M.D.
Department of Radiology, Memorial Sloan-Kettering Cancer Center,
1275 York Avenue, New York, NY 10065, USA
e-mail: pannuh@mskcc.org; bacha@mskcc.org; teitchej@mskcc.org

表 6.1　睾丸癌相关的危险因素[3,4]

隐睾	危险性增加 2.5~14 倍
睾丸癌病史	存在对侧肿瘤危险性增加 20 倍
生精小管生殖 　细胞内瘤	高达 50% 的患者发展为浸润性肿瘤
基因缺陷	克兰费尔特综合征、唐氏综合征、12 号染 　色体异常短臂
家族史	若一级亲属患有睾丸癌，危险性增加 6 倍
白色人种	与黑色人种相比，危险性增加 5 倍
多个乳头	危险性增加 4.5 倍

瘤。血清甲胎蛋白(AFP)仅在非精原细胞瘤分泌，因此有助于鉴别单纯精原细胞瘤与混合型肿瘤。约 20% 的临床 I 期肿瘤患者 AFP 升高，而 50% 伴有转移的患者出现 AFP 升高[1]。人体绒毛膜促性腺激素(hCG)特异性稍差，在精原细胞瘤与非精原细胞瘤中均可升高。乳酸脱氢酶(LDH)在两种肿瘤类型中均可作为评价肿瘤负荷的指标，50% 以上的晚期肿瘤患者的 LDH 升高。睾丸的非生殖细胞肿瘤包括淋巴瘤、睾丸支持细胞瘤、睾丸间质细胞瘤[2]。肿瘤组织学类型的确定通常需要根治性睾丸切除术，包括切除睾丸、在腹股沟结扎精索(见表 6.2)。

睾丸癌的分期

    睾丸肿瘤分期主要依据局部肿瘤的范围、区域淋巴结的存在与大小、血清肿瘤标记物和远处转移(见表 6.3)[1]。局部病变范围肿瘤局限于睾丸与附睾(T1)，

表 6.2　睾丸肿瘤[2-4]

生殖细胞肿瘤	占睾丸肿瘤的 95%
	精原细胞瘤占 40%~45%
	非精原细胞瘤占 40%~45%
	混合型恶性生殖细胞肿瘤占 10%
	生精小管生殖细胞内瘤–前体病变
	胚胎癌　　AFP 和(或)β-hCG 升高
	卵黄囊瘤　AFP 升高
	绒癌　　　β-hCG 升高
	畸胎瘤　　成熟或不成熟成分
	混合型肿瘤　含有一种或多种非精原细胞瘤亚型,伴或不伴精原细胞瘤
性索间质肿瘤	90%为良性
	睾丸间质细胞瘤–间质肿瘤
	滋养细胞肿瘤–性索肿瘤
	颗粒细胞瘤
	纤维–卵泡膜瘤
	间质细胞瘤　最常见,30%可产生雌激素或雄激素
混合性性索间质与生殖细胞肿瘤	性腺母细胞瘤
淋巴来源	淋巴瘤约占睾丸患者>60 岁,B 细胞淋巴瘤肿瘤的 4%
其他	肉瘤
	转移瘤

表 6.3　睾丸肿瘤分期[4]

睾丸癌的分期	
局部淋巴结	N1:<2cm;N2>2cm,<5cm;N3>5cm
Ⅰ 期	包括 T1~T4,无淋巴结或远处转移
Ⅱ 期	腹膜淋巴结转移,N1~N3。无远处转移
Ⅲ 期	非区域淋巴结转移或其他远处转移
T 分期	
T0	无原发性肿瘤(可能是睾丸的纤维化)
T1	局限于睾丸和附睾,无血管、淋巴、鞘膜侵犯
T2	局限于睾丸和附睾
	可存在血管、淋巴、鞘膜受侵
T3	精索受侵
	可存在血管、淋巴、鞘膜受侵
T4	阴囊受侵
	可存在血管、淋巴、鞘膜受侵
N 分期	
N0	无区域淋巴结转移
N1	区域淋巴结转移<5 个,每个<2cm
N2	区域淋巴结转移>5 个(每个小于 5cm)或淋巴结直径为 2~5cm
N3	区域转移淋巴结>5cm
M 分期	
M0	无远处转移
M1a	转移至非区域淋巴结或肺
	转移至其他远处部位(除了非区域淋巴结或肺)
血清学肿瘤标记物分期	
S0	正常
S1	LDH<1.5 倍正常值
	hCG<5000mIU/mL
	AFP<1000ng/mL
S2	LDH 1.5~10 倍正常值
	hCG 5000~50 000mIU/mL
	AFP 1000~10 000ng/mL
S3	LDH>10 倍正常值
	hCG>50 000mIU/mL
	AFP >10 000ng/mL

伴血管/淋巴侵犯或肿瘤经白膜延伸至鞘膜(T2),肿瘤侵犯精索(T3),肿瘤侵犯阴囊(T4)。Ⅰ 期肿瘤包括从 T1(Ⅰa)至 T4(Ⅰb 或 Ⅰs)期,但无淋巴结或远处转移。Ⅰb 期肿瘤血清肿瘤标记物为阴性,Ⅰs 期血清肿瘤标记物则为阳性。血清肿瘤标记物也可通过 LDH、hCG、AFP 的升高程度进行分类,S0 指标记物水平在正常范围。S1、S2、S3 指这些肿瘤标记物的血清水平异常升高。区域淋巴结分为临床分期和病理分期,直径阈值为 2~5cm。临床分期中, 局部淋巴结≤2cm 为 N1,2~5cm 为 N2, 5cm 以上为 N3。病理学评估还包括阳性淋巴结数目。Ⅱ 期睾丸癌患者若伴有腹膜后淋巴结播散,Ⅱa,Ⅱb,Ⅱc 分别伴 N1、N2、N3 淋巴结病变。Ⅲ 期伴有远处转移,M1a 为除区域淋巴结(腹膜后淋巴结)以外的其他淋巴结转移或肺转移,M1b 为肺以外的其他脏器转移,如转移至脑、骨骼和肝脏。淋巴结和远处转移常用 CT 检查来评估。

淋巴结疾病

　　睾丸癌的区域淋巴结指位于腹膜后, 与每侧睾丸的初始淋巴液引流通道相连的结节。主要包括腔静脉前、腔静脉旁、腔静脉与主动脉间淋巴结引流右侧睾丸肿瘤, 主动脉旁、主动脉前淋巴结引流左侧肿瘤。对侧淋巴结增大常见于肿瘤体积较大和右半侧肿瘤，但若没有同侧淋巴结转移则罕见对侧淋巴结转移。转移性淋巴结表现为软组织密度或囊实性不均匀密度，后者常见于非精原细胞瘤型。进一步播散常发生在膈脚后、隆突下、锁骨上淋巴结。腹部巨大淋巴结转移压迫导致淋巴回流受阻时常继发盆腔淋巴结的增大[2]。肿瘤侵犯阴囊壁时也可发生腹股沟淋巴结转移。尽管常以短径为 10mm 作为评估淋巴结的标准，但在淋巴引流路径上的较小淋巴结也可以发生转移[5]。

腹膜后淋巴结与早期的精原细胞与非精原细胞性肿瘤的初始治疗和治疗后管理方式不同（见表 6.4）。早期精原细胞瘤的腹膜后淋巴结可不切除，但对于非精原细胞瘤可以进行切除。与非精原细胞瘤不同，精原细胞瘤对放疗敏感，对于临床 I 期患者的腹膜后淋巴结可进行放疗或监测复发，中位复发时间为 15 个月，约占 15%[1]。对于非精原细胞瘤的患者，约 30% 的临床 I 期患者伴有淋巴结转移，这些患者可进行腹膜后淋巴结切除、化疗或监测复发（常发生在第 1 年）[1,2]。如果患者存在淋巴血管侵犯、胚胎癌或阴囊侵犯等危险因素时应当考虑淋巴结切除。

随着时间的推移，腹膜后淋巴结清扫术也已经改进，即对于早期病变仅单侧清扫肾下方水平的淋巴结。目的是为了最大限度地切除转移性淋巴结，同时减少发病率。若条件允许，则保留交感神经来保留其射精功能。根据既往关于绘制淋巴结站图谱的研究，有几个与侧别相关的模型可以用于指导清扫术。对于右侧肿瘤，须切除腔静脉前淋巴结、腔静脉旁淋巴结、主动脉与腔静脉间淋巴结、睾丸静脉淋巴结，也有人认为主动脉前淋巴结、同侧髂淋巴结也需要切除[6,7]。对于左侧肿瘤，须切除主动脉前、主动脉旁、睾丸静脉淋巴结、主动脉与腔静脉间淋巴结、同侧髂淋巴结[6,7]。

监测可以作为早期睾丸癌患者的一个临床选择，可以避免淋巴结切除和放疗、化疗引起的并发症，但有长期心血管并发症和继发肿瘤的风险[8]。患者须进行血清学肿瘤标记物、胸片或胸部 CT 以及腹部 CT 检查，该检查方法在治疗后第 1 年最为敏感。MRI 无电离辐射，是除 CT 以外监测腹膜后病变的另一种选择[9]。对于晚期的精原细胞瘤和非精原细胞瘤，需要进行化疗（表 6.5）。

如果腹膜后淋巴结进行非手术治疗，如放疗或化疗，70% 以上的患者在影像学图像中可见到残余肿块[10]。在精原细胞瘤患者中，残余肿块大部分为纤维组织，而无活跃的肿瘤细胞或畸胎瘤，随访观察即可[2]。但如果肿物大于 3cm 而且在 PET 扫描中显示高代谢则需要考虑手术切除，然而由于明显的促结缔组织增生反应，完全切除肿瘤困难较大。与精原细胞瘤相比，只要非精原细胞瘤患者的残余肿物大于 1cm 即可进行切除，因为这些患者中，40% 含有畸胎瘤，10% 含有可见的肿瘤[10]。畸胎瘤可能是因为原始畸胎瘤成分的存在或肿瘤化疗后转变[3]。在向分化成熟的畸胎瘤进化过程中，肿物可能变为单纯囊性，但也需要切除，因为在约 5% 的患者中，肿瘤有生长和恶性变的潜能[1,2,8,11]。囊实混合性的残余肿块可以为纤维化、肿瘤和（或）坏死，因此也需要切除。[18]F-FDG-PET 检查中残余肿瘤摄取增高提示肿瘤组织仍有活性[12,13]。

其他转移与复发

尽管睾丸肿瘤主要为淋巴系统转移，但也可能发生血行转移。血行转移更多见于非精原细胞瘤，常见于肺、肝脏、脑和骨骼。睾丸癌的远期复发为初始治疗结束后 2 年以上的复发，发生率为 2%~6%，中位期为 6 年，常见发生部位为腹膜后、肺、纵隔[1,14]。生殖细胞肿瘤的预后指标为血清肿瘤标记物、原发性肿瘤的位

表 6.4　精原细胞与非精原细胞瘤主要鉴别点

精原细胞瘤	非精原细胞生殖细胞瘤（NSGCT）
血清 AFP 无升高	血清 AFP 可升高
临床 I 期肿瘤监测或放疗	临床 I 期肿瘤，腹膜后淋巴结清扫、监测或化疗
畸胎瘤样改变罕见	化疗后结节内可见畸胎瘤样改变
残留的腹膜后>3cm、FDG 明显摄取的肿块须切除	腹膜后>1cm 残余肿块无须考虑 PET 活性均应切除，因为畸胎瘤不摄取 FDG

表 6.5　精原细胞癌的影像学评估

诊断	主要方式：睾丸超声
	进一步检查：睾丸 MRI 检查
分期	淋巴结或脏器转移：胸部、腹部、盆腔 CT
	高风险或有症状的脑转移患者：颅脑 CT
	脑或骨骼转移：MRI
治疗后评估	肺部复发：胸平片
	头 3 年腹部复发：CT 或 MRI
	评估残留肿瘤或 CT/MRI 表现正常但血清肿瘤标记物升高：FDG-PET

置和内脏转移。不考虑原发性肿瘤的位置及血清肿瘤标记物指标,精原细胞瘤患者如果没有肺部以外的其他脏器转移均为低风险,而如果伴有肺部以外的其他脏器转移则为中等风险[1]。对于非精原细胞瘤患者,低风险的指标包括性腺或腹膜后原性发肿瘤,无肺脏以外的其他脏器转移、血清肿瘤标记物正常或 1 期;血清肿瘤标记物为 2 期则为中等风险;存在纵隔原发性肿瘤或肺脏以外的其他脏器转移为高风险。

睾丸癌的危险因素

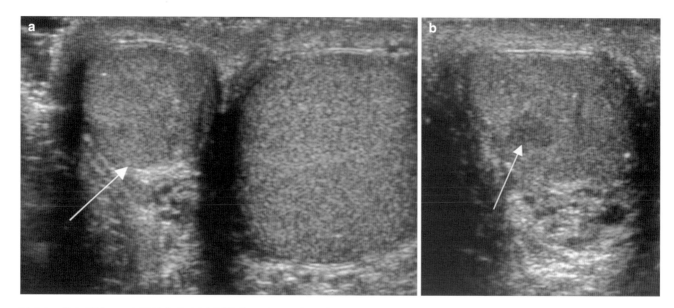

图 6.1　睾丸萎缩。35 岁男性患者,因右侧阴囊不适,服用抗生素无缓解,行阴囊超声。(a)灰阶图显示双侧睾丸不对称,右侧睾丸萎缩(箭头)。(b)右侧睾丸灰阶图显示一 5mm 大小的低回声轻度分叶小结节(箭头)。背景睾丸实质为稍低回声伴散在点状钙化。睾丸萎缩是睾丸癌的一个危险因素。提示该病变可能为恶性,睾丸切除术证实为 1cm 的精原细胞瘤。

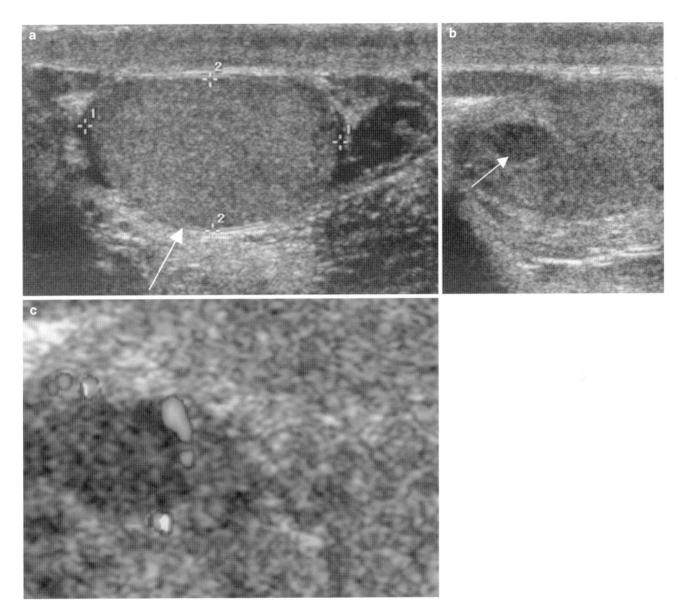

图 6.2 睾丸癌病史，睾丸切除术后。12 年前患者因右侧睾丸胚胎癌与精原细胞瘤，行右侧睾丸切除术。(a)灰阶图显示左侧睾丸萎缩(箭头)。灰阶图(b)和彩色多普勒(c)显示左侧睾丸内边界清晰的新发病灶(图 b 中箭头)，周围可见血流信号。病理学结果为 2cm 大小的混合型生殖细胞肿瘤，65%为精原细胞瘤，35%为胚胎癌。患者有两个睾丸癌的危险因素：既往睾丸癌病史和残余睾丸萎缩。(图 c 见彩图)

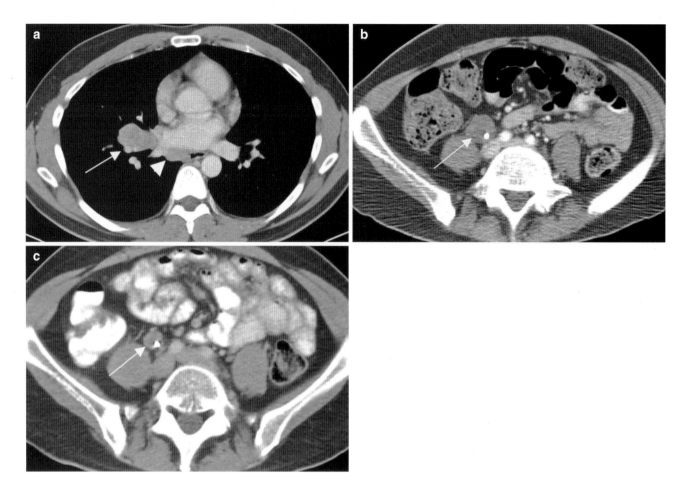

图6.3　睾丸癌病史。40岁男性患者的轴位CT图像,因左侧睾丸癌行左侧睾丸切除术和腹膜后放疗。14年后患者出现右侧睾丸增大,超声检查回声不均匀。(a)胸部CT检查示右肺门(箭头)与食管旁(三角箭头)淋巴结增大。患者有结节病病史,组织活检证实非坏死性上皮样肉芽肿,无恶性病变。右侧睾丸根治性切除术后证实为右侧睾丸精原细胞瘤。因曾经接受过腹膜后放疗,故患者接受化疗。几个月后患者出现背部疼痛,腹部CT检查(b)示腹膜后肿块(箭头)包绕右侧输尿管。活检组织病理学结果证实为精原细胞瘤转移,给予化疗。化疗3个月后腹部CT(c)示腹膜后肿块减小(箭头)。

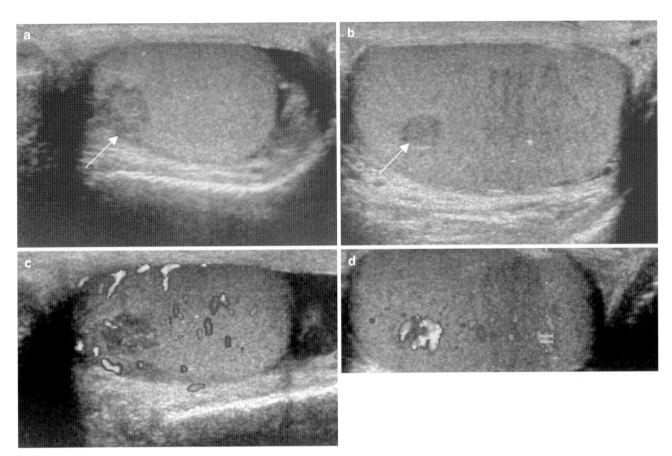

图 6.4　25 岁男性患者,因隐睾行睾丸固定术史。超声图像示阴囊肿胀。示左侧 (a)、右侧 (b) 睾丸的灰阶图分别可见低回声肿块(箭头)伴散在点状钙化,左侧睾丸肿块较大伴分叶。左侧 (c)、右侧 (d) 睾丸的彩色多普勒图像示病变内血流,右侧更显著。患者血清学肿瘤标记物正常。术前左侧睾丸活检为阳性并进行手术切除,病理结果为 0.9cm 的混合型生殖细胞肿瘤,主要是胚胎癌亚型,伴血管浸润;右侧病灶活检结果为睾丸间质细胞增生。(图 c 和图 d 见彩图)

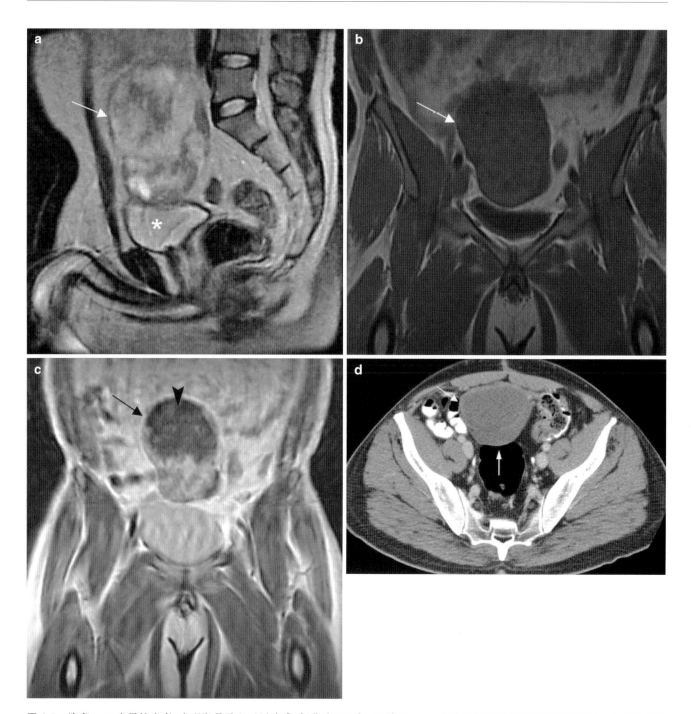

图 6.5　隐睾。40 岁男性患者,出现耻骨弓上区压迫感,行盆腔 MR 与 CT 检查。(a)盆腔的矢状位 T2WI 见膀胱(星号)上方不均匀高信号肿块(箭头)。增强前(b)、增强后(c)冠状位 T1WI 可见肿块下部为强化的软组织(箭头)和肿块上部的坏死(三角箭头)。盆腔肿物活检为低分化卵黄囊瘤。超声(未显示)显示右侧正常睾丸,但左侧睾丸未显示。行左侧阴囊手术,切除标本未见确切睾丸组织。患者行化疗和 CT 随访检查。CT 检查(d)示盆腔上部中间可见低密度肿块(箭头)。(待续)

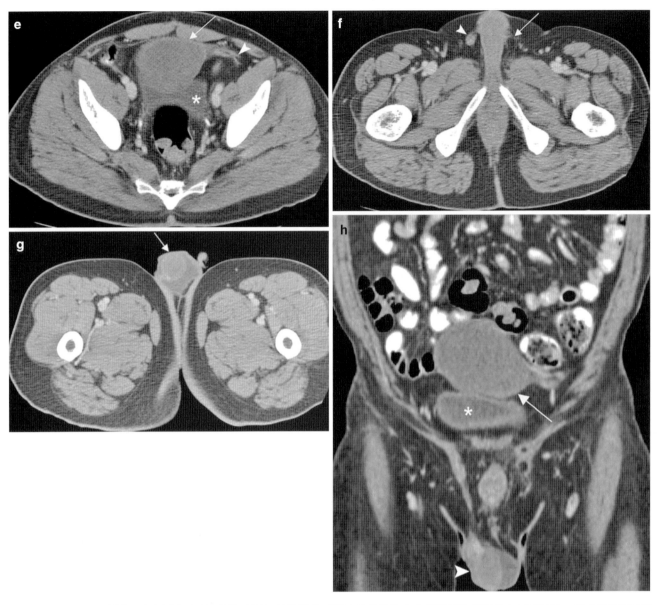

图 6.5(续)　(e)CT 图像,更下方层面可见膀胱(星号)紧贴肿物(箭头)并见肿物向左侧腹股沟管延伸(三角箭头)。(f)盆腔下部 CT 检查见左侧精索缺失(箭头);(g)阴囊水平层面显示孤立的睾丸(箭头)伴少量积液;(h)冠状位 CT 检查显示肿物(箭头)、膀胱(星号)和阴囊内孤立的睾丸(三角箭头)。化疗后行盆腔肿物切除术,组织学为睾丸组织伴实质明显萎缩和坏死组织,无残存可见肿瘤。

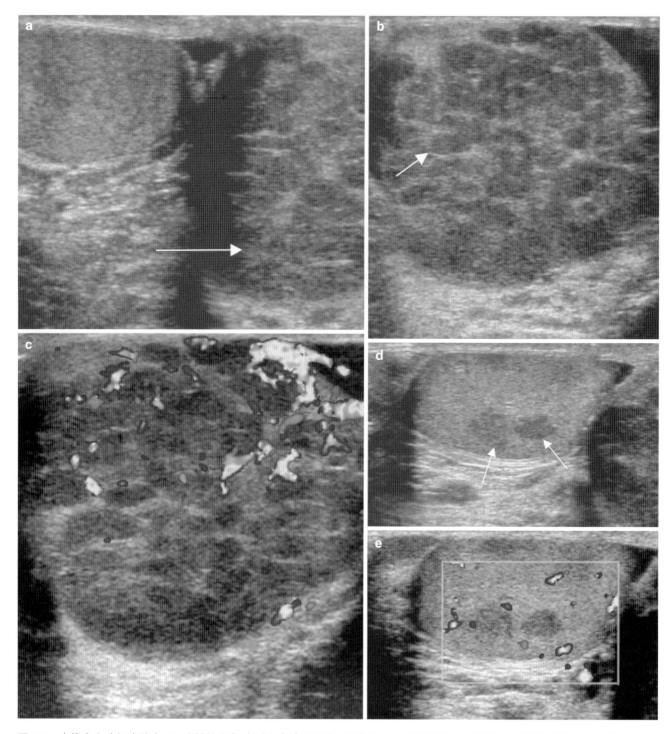

图 6.6　小管内生殖细胞肿瘤。30 岁男性患者,触诊左侧睾丸肿物。阴囊超声 (a) 灰阶图显示两侧睾丸不对称(箭头),左侧睾丸体积增大。灰阶图 (b) 和彩色多普勒 (c) 显示左侧睾丸实质被多发融合的低回声结节替代。灰阶图 (d) 和彩色多普勒 (e) 显示右侧睾丸两侧局灶性低回声结节(箭头),边界相对较清晰。双侧睾丸切除后显示左侧睾丸内 5.5cm 的精原细胞瘤和小管内生殖细胞肿瘤,右侧睾丸萎缩伴灶性小管内生殖细胞肿瘤。(图 c 和图 e 见彩图)

睾丸癌的表现方式

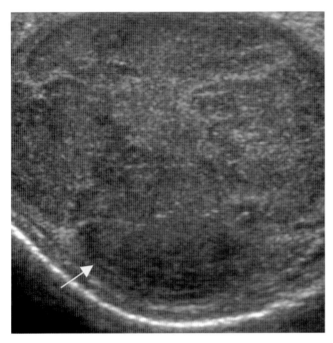

图 6.7　触诊睾丸肿块。患者 20 岁出头,阴囊触诊肿块伴体重减轻。左侧睾丸超声灰阶图显示睾丸体积增大伴低回声肿块(箭头)。睾丸切除术后证实为精原细胞瘤。睾丸癌的常见表现为触诊肿块。

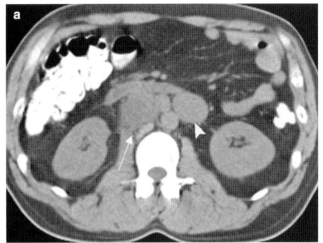

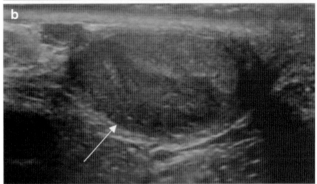

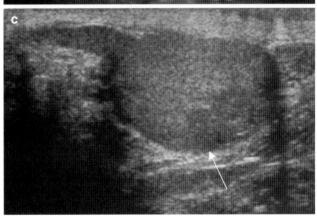

图 6.8　精原细胞瘤 II 期,表现为侧腹痛。男性患者,35 岁,侧腹痛,行 CT 检查评估是否有肾结石。(a)腹盆部 CT 检查无尿路系统结石和积水。但腹膜后腔静脉后(箭头)和左侧主动脉旁(三角箭头)可见增大淋巴结。由于增大的淋巴结位于睾丸淋巴的引流途径,怀行超声检查来评估是否存在原发性睾丸的病变。(b)灰阶图显示右侧睾丸低回声肿块(箭头),占据了睾丸实质的大部分,可疑恶性。腹膜后淋巴结活检结果为精原细胞瘤,患者接受化疗。(c)化疗 3 个月后行右侧睾丸超声检查,残留的睾丸实质呈低回声,肿瘤切除后呈纤维化,但无可见肿瘤。纤维化且无可见肿瘤组织为精原细胞瘤治疗后的常见病理学表现。

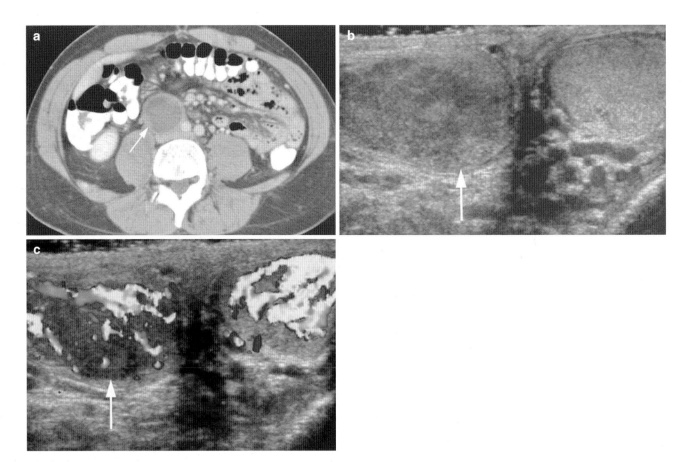

图 6.9   精原细胞瘤Ⅱ期,表现为腹痛。40 岁男性患者,曾有炎性肠病腹痛病史。(a)口服和静脉注射对比剂腹部轴位 CT 增强检查显示腹膜后厚壁囊性肿块(箭头)。肿块活检组织病理学为坏死的低分化肿块,可能为淋巴瘤,但样本不足,不能进行进一步分类。睾丸超声检查灰阶图(b)和彩色多普勒检查(c)显示右侧睾丸肿块(箭头),睾丸切除术后证实为精原细胞瘤伴透明瘢痕,同时伴有部分退化的生殖细胞肿瘤。(图 c 见彩图)

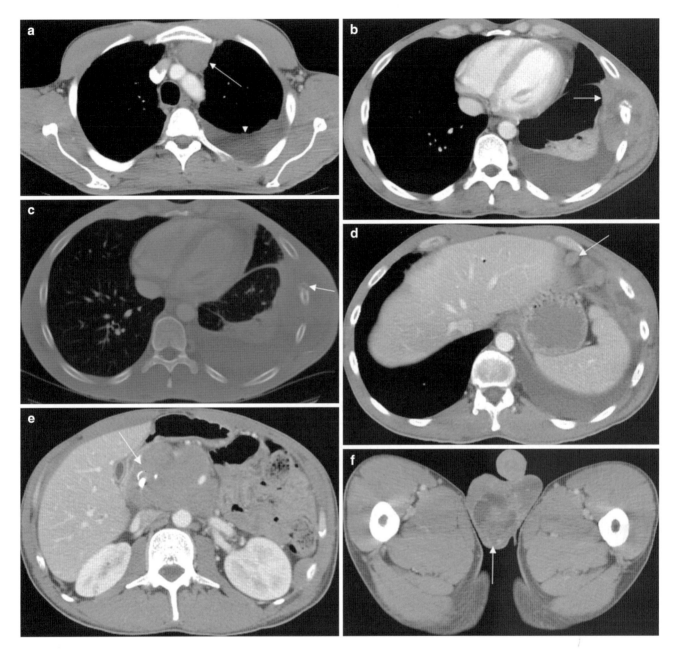

图 6.10　精原细胞瘤Ⅲ期,表现为胸痛。30 岁,因胸痛行胸部 CT 检查。(a)轴位 CT 增强检查显示前纵隔淋巴结肿大(箭头)和左侧胸腔积液(三角箭头)。软组织窗(b)和骨窗(c)显示左侧胸部肿块(箭头),邻近肋骨骨质破坏。(d)下胸部前膈肌淋巴结肿大(箭头)。实验室检查显示患者存在黄疸。腹部 CT 检查(e)显示巨大胰周肿块(箭头)。(f)右侧阴囊(箭头)体积增大,密度不均匀。肋骨病变活检不能完全确认肿瘤类型,因此行睾丸切除术,结果证实为精原细胞瘤。

睾丸肿物的超声表现

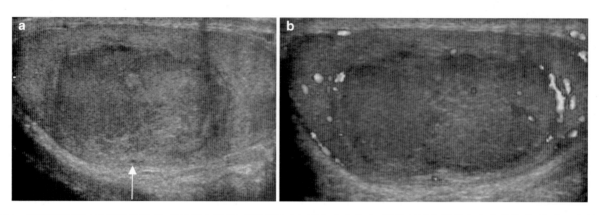

图 6.11 精原细胞瘤。25 岁男性患者,触诊睾丸肿瘤。灰阶图(a)与彩色多普勒(b)图像显示左侧睾丸内实性肿块(箭头),边界清晰伴瘤内血流信号。睾丸切除术后显示为单纯的精原细胞瘤。精原细胞瘤的典型表现为低回声的均质肿块。(图 b 见彩图)

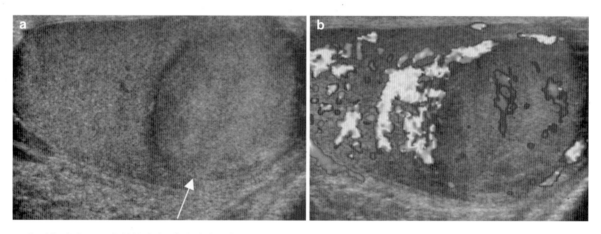

图 6.12 胚胎细胞癌。30 岁男性患者,睾丸疼痛。灰阶图(a)与彩色多普勒图像(b)显示右侧睾丸均匀等回声肿块(箭头)伴瘤内血流信号。睾丸切除术后病理证实为单纯胚胎细胞癌。单纯胚胎细胞癌不常见,发生率约为 3%。胚胎癌常表现为边界不清的低回声肿块,常常为混合型生殖细胞瘤的一部分[4,15]。(图 b 见彩图)

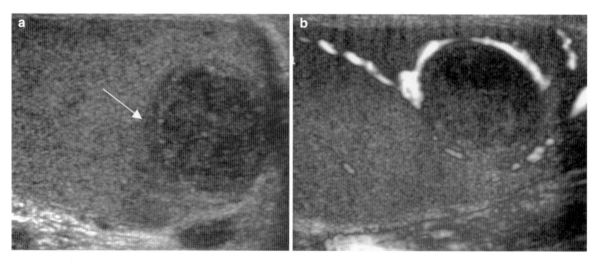

图 6.13 胚胎细胞癌。20 岁男性患者,触诊睾丸肿块。灰阶图(a)与彩色多普勒图像(b)显示右侧睾丸低回声肿块(图 a 中箭头)伴瘤周血流信号。睾丸切除术后证实为 1.4cm 的胚胎细胞癌伴血管侵犯。(图 b 见彩图)

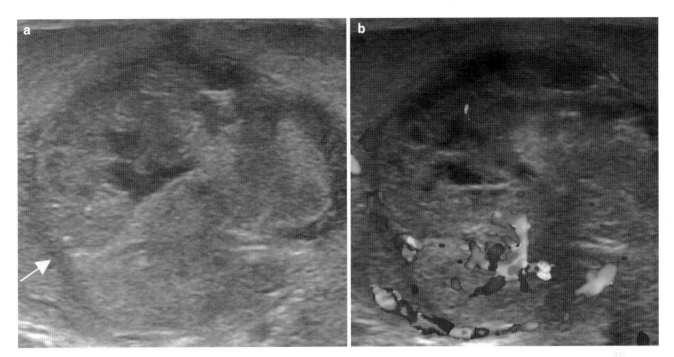

图 6.14　混合性生殖细胞瘤。20 岁男性患者，进行性背部疼痛和呕吐。腹部 CT 检查显示腹膜后肿大淋巴结（未显示），进一步行阴囊超声检查。灰阶图（a）与彩色多普勒图像（b）显示不均质囊实性混合的肿块（a 图中箭头）伴瘤内血管。睾丸切除术后病理学结果显示为混合性生殖细胞肿瘤，主要为胚胎癌成分，伴少部分的绒癌、卵黄囊瘤和成熟性畸胎瘤。非精原细胞生殖细胞肿瘤常常为不均质，伴囊性和强回声成分。强回声常常由钙化、纤维化和出血所致，囊性可能是由于畸胎瘤、坏死或睾丸导管的扩张。明显坏死和出血可以使绒癌表现为混合囊实性肿块。囊性区域常见于畸胎瘤，畸胎瘤也可伴有局灶性骨与软骨的强回声[4,15]。（图 b 见彩图）

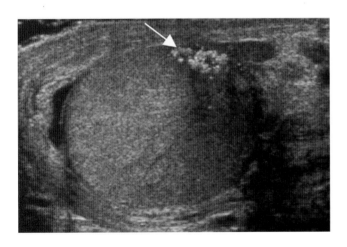

图 6.15　"退化"的睾丸肿瘤。青少年患者，腰部疼痛和疲劳，CT 检查显示腹膜后肿大淋巴结（未显示），血清 hCG 水平升高。阴囊超声灰阶图显示左侧睾丸簇状粗大钙化（箭头），无独立的低回声肿瘤，钙化灶后伴声影。睾丸切除术后可见钙化瘢痕但无肿瘤，被认为是"退化"的肿瘤。肿瘤"退化"常由于肿瘤生长过快，血供不足引起梗死，并进一步发生纤维化。睾丸内残余肿物可表现为强回声灶或小的低回声肿块[4,15]。

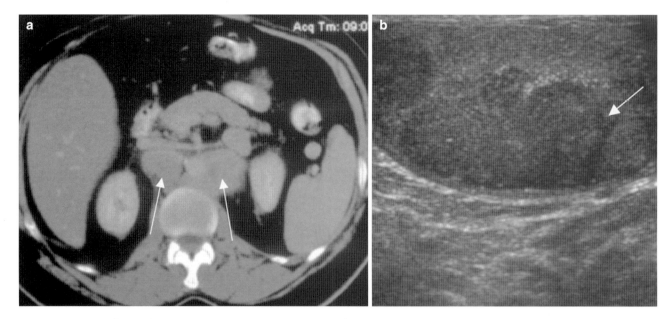

图 6.16　"退化"的睾丸肿瘤。50 岁男性患者,患者 30 年前有右侧睾丸精原细胞瘤病史。腹痛,体重减轻。(a)轴位 CT 检查显示腹膜后淋巴结增大(箭头),活检证实为精原细胞瘤。(b)超声灰阶图显示低回声肿块(箭头)伴小斑点状钙化。睾丸肿瘤切除术后见大量的瘢痕伴透明样变和局灶性钙化,类似于退化的睾丸肿瘤。

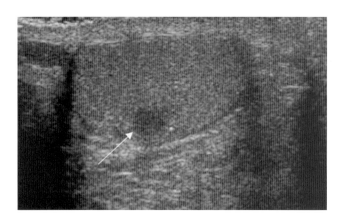

图 6.17　"退化"的睾丸肿瘤。40 岁男性患者,背部疼痛,脊椎 MRI 检查见腹膜后肿块(未显示)。肿块活检证实为睾丸低分化生殖细胞瘤并行睾丸超声检查。灰阶图显示小的边界清晰的睾丸肿块(箭头)。睾丸切除术结果证实为小管内生殖细胞肿瘤和瘢痕,瘢痕可能是因浸润性生殖细胞瘤退化形成。

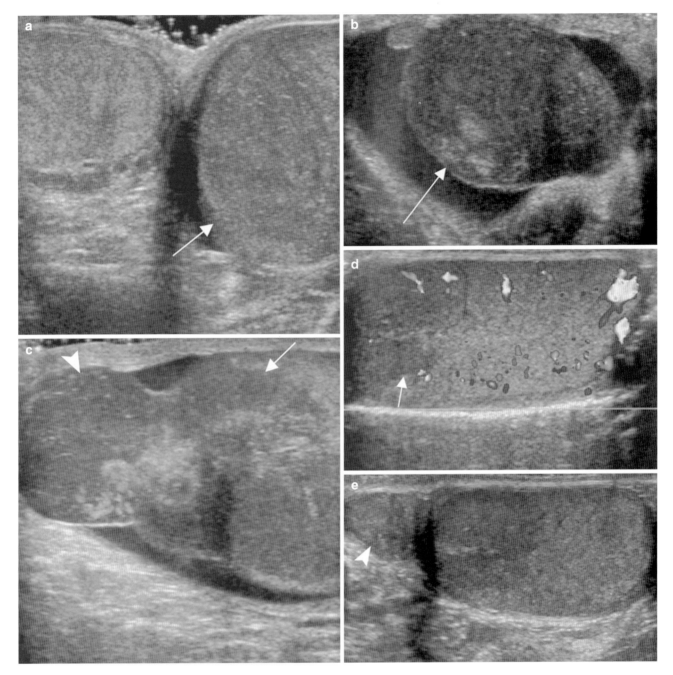

图 6.18　白血病睾丸浸润。青少年患者,近期有白血病复发,左侧睾丸增大。(a)超声灰阶图显示双侧睾丸不对称,左侧睾丸体积增大(箭头)。左侧睾丸(b)和右侧附睾(c)灰阶图显示睾丸(箭头)和左侧附睾(三角箭头)低回声组织浸润。(d,e)化疗后 2 周超声随访显示左侧睾丸病变明显好转。(d)睾丸彩色多普勒图像显示除白血病浸润睾丸的少量低回声外的正常睾丸实质。(e)灰阶图显示左侧附睾肿胀减轻(三角箭头)及正常的睾丸轮廓。(图 d 见彩图)

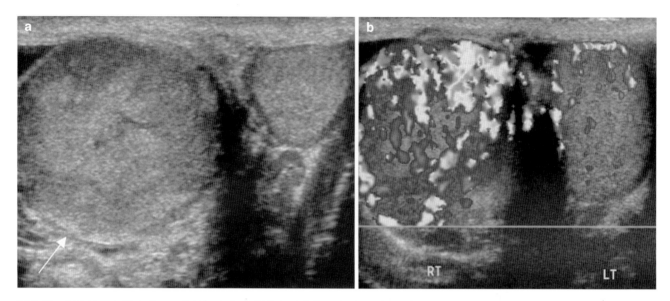

图 6.19　原发性睾丸淋巴瘤。60 岁男性患者，右侧睾丸无痛性肿胀，触及肿块。灰阶图(a)和彩色多普勒(b)显示双侧睾丸不对称，右侧睾丸体积增大(图 a 中箭头)，弥漫性回声不均匀，血流信号增加。睾丸切除后证实为弥漫大 B 细胞淋巴瘤。不伴全身系统性淋巴结增大。睾丸淋巴瘤常为 B 细胞非霍奇金淋巴瘤。单发或多发的低回声均质肿块为典型表现。睾丸增大，可侵犯附睾。彩色多普勒检查示血供增加[4,15]。(图 b 见彩图)

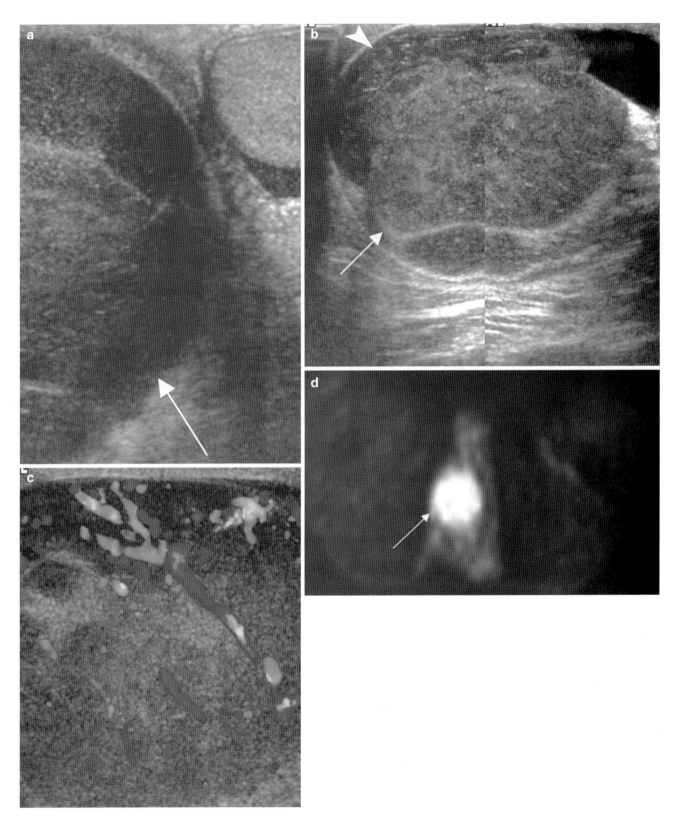

图 6.20 睾丸淋巴瘤复发。60 岁男性患者,原发性中枢神经系统淋巴瘤病史,出现右侧睾丸无痛性增大。(a)超声灰阶图显示双侧睾丸不对称,右侧睾丸体积增大(箭头)。灰阶图(b)和彩色多普勒(c)显示右侧睾丸弥散性低回声,血供增加。图 b 中也可看到右侧附睾低回声肿瘤浸润(图 b 中三角箭头)。(d)PET-CT 轴位图像显示右侧睾丸肿瘤高摄取(箭头),脑和淋巴结无复发。睾丸切除术结果证实为右侧睾丸和附睾弥散性大 B 细胞淋巴瘤。(图 c 见彩图)

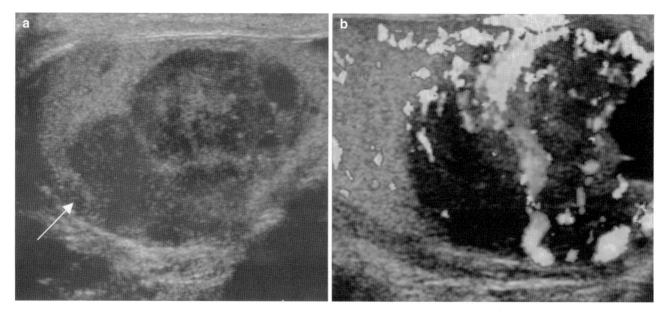

图 6.21　性索间质肿瘤，未分类型。75 岁患者，无痛性右侧睾丸肿块。右侧睾丸超声检查灰阶图(a)和彩色多普勒(b)显示睾丸分叶状低回声肿块(图 a 中箭头)及内部血流。睾丸切除术后结果证实为未分类型性索间质肿瘤。患者未行进一步治疗，无病生存期为 4 年。(图 b 见彩图)

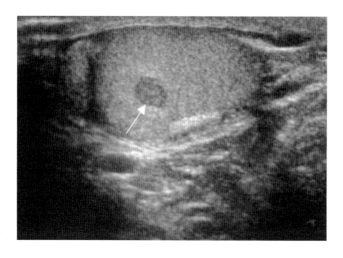

图 6.22　性索间质肿瘤，睾丸间质细胞型。25 岁患者，因睾丸不适行阴囊超声检查。右侧睾丸超声灰阶图显示一个小的低回声肿块(箭头)，病理证实为 0.6cm 的睾丸间质细胞肿瘤。性索间质肿瘤常表现为边界清晰的低回声肿块。睾丸间质细胞瘤表现各异，可能有出血和坏死[4,15]。

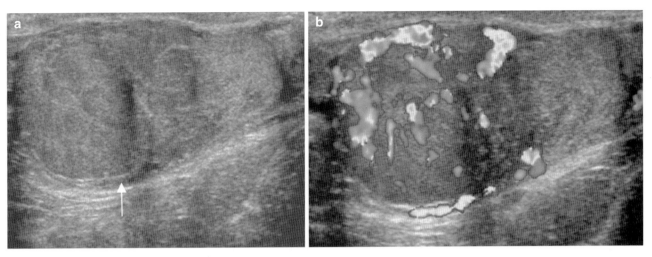

图 6.23　性索间质肿瘤，睾丸间质细胞型。55 岁患者，触诊睾丸发现质硬的肿块。右侧睾丸超声检查灰阶图(a)和彩色多普勒(b)显示分叶状低回声肿块(图 a 中箭头)伴内部血流信号。肿块使睾丸体积增大并可见带状回声，可能是纤维化表现。病理结果为睾丸间质细胞瘤。(图 b 见彩图)

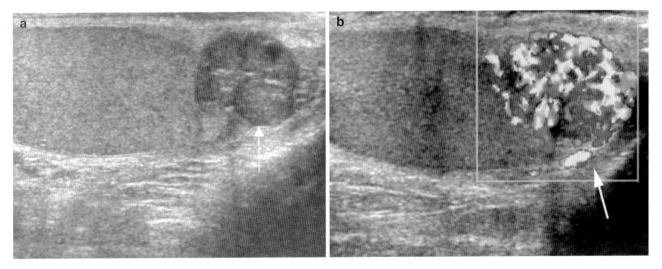

图 6.24　性索间质肿瘤，睾丸间质细胞型。60 岁患者，左侧隐睾行睾丸切除术，出现右侧睾丸肿块。右侧睾丸超声检查灰阶图(a)和彩色多普勒(b)显示右侧睾丸边界清晰的低回声外生性肿块(箭头)伴内部显著的血流信号。病理学结果证实为 1.2cm 的性索间质肿瘤浸润但未穿透白膜。(图 b 见彩图)

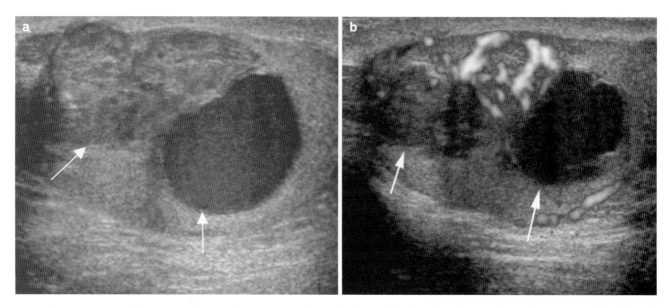

图 6.25　性索间质肿瘤，支持细胞型。20 岁患者，触及肿块。右侧睾丸超声检查灰阶图 (a) 和彩色多普勒 (b) 显示一分叶状囊实性混合肿块 (箭头)，占据了右侧睾丸的大部分，包膜扭曲。睾丸切除后证实为 3.2cm 的支持细胞肿瘤，内含实性成分和含浆液的单房囊性成分，未扩散至睾丸外。(图 b 见彩图)

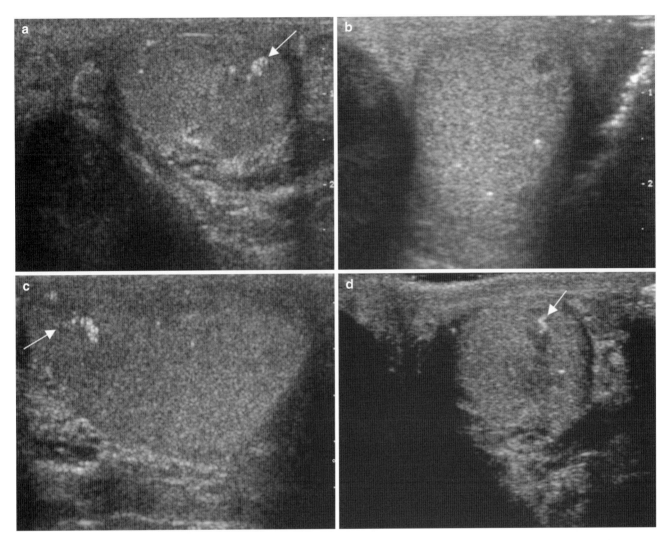

图 6.26　性索间质肿瘤,大细胞钙化性支持细胞型。青少年患者,体检发现睾丸体积增大,睾丸超声显示双侧钙化性睾丸肿块,右侧多发(未显示)。腹部 CT 检查无转移性证据。行右侧睾丸切除术,术中行左侧睾丸肿块活检,若活检结果显示左侧为恶性则行睾丸切除。两侧睾丸均为大细胞钙化性支持细胞肿瘤。左侧睾丸超声灰阶图(a~c)见粗大钙化和小的低回声肿块,活检证实为钙化性支持细胞肿瘤(箭头),随访 1 年无明显变化(d)。大细胞钙化性支持细胞型肿块常为两侧多发,主要为钙化,与黑斑息肉综合征和 Carney 综合征相关。良性肿瘤可见于儿童,但年长患者可发生恶变[4,15]。

淋巴结通路

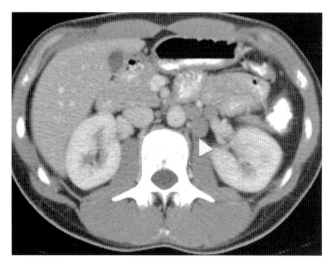

图 6.27　左侧睾丸肿瘤的淋巴结位置。左侧睾丸肿瘤患者,静脉注入对比剂并口服造影剂后,腹部轴位 CT 图像显示左肾静脉下方、主动脉左侧淋巴结增大(三角箭头)。左侧睾丸肿瘤常为主动脉左侧和主动脉前淋巴结增大。

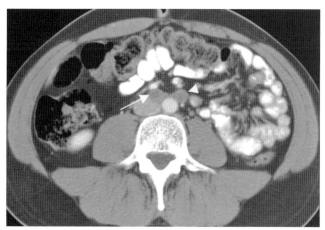

图 6.29　右侧睾丸肿瘤对侧淋巴结增大。静脉注入对比剂并口服造影剂后腹部轴位 CT 图像显示同侧主动脉与腔静脉间增大的淋巴结(箭头)和对侧主动脉左旁淋巴结(三角箭头)。

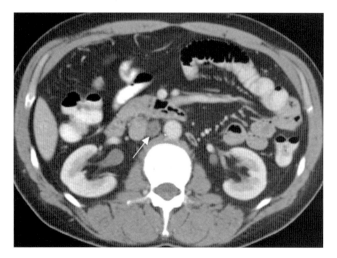

图 6.28　右侧睾丸肿瘤的淋巴结位置。右侧睾丸肿瘤患者,静脉注入对比剂并口服造影剂后,腹部轴位 CT 图像显示肾静脉下方水平主动脉与腔静脉间淋巴结增大(箭头)。右侧睾丸肿瘤的淋巴结区域为主动脉与腔静脉间,下腔静脉前、下腔静脉旁区域。

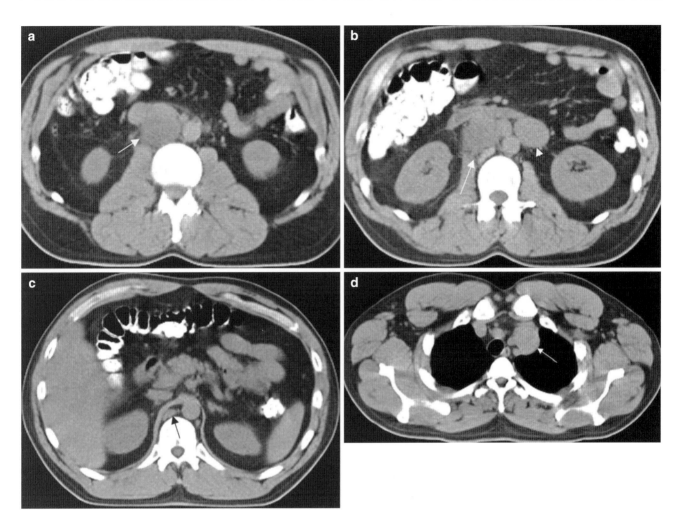

图 6.30　右侧睾丸肿瘤的淋巴结和扩散路径。淋巴结的头侧扩散是沿着胸导管至膈脚后、隆突下和血管前间隙。右侧睾丸肿瘤患者，口服造影剂后的胸腹部轴位 CT 图像。(a)肾下极水平、肾静脉下方 CT 图像显示同侧腔静脉后淋巴结增大(箭头)。(b)肾中部水平 CT 图像显示同侧主动脉与腔静脉间(箭头)和对侧主动脉旁淋巴结增大(三角箭头)。(c)膈肌水平 CT 图像显示膈肌脚后淋巴结(箭头)。(d)进一步检查见上纵隔血管前方淋巴结(箭头)。

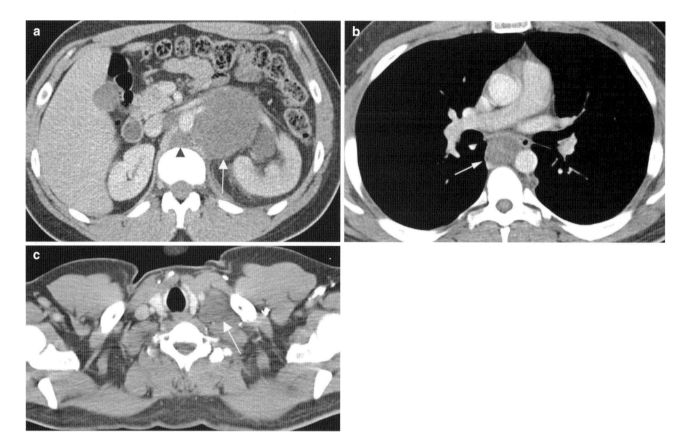

图 6.31   疾病扩散的淋巴结路径。淋巴结头侧延伸至后纵隔和胸部锁骨上区。左侧睾丸肿瘤患者的胸部和腹部轴位 CT 图像。(a)
肾水平 CT 图像显示左侧主动脉旁淋巴结增大(箭头)延伸至主动脉后区域到右侧膈肌脚(三角箭头)。(b)气管隆嵴下水平 CT 图像
显示后纵隔增大的淋巴结(箭头)。(c)胸部上水平 CT 检查显示左侧锁骨上窝肿大淋巴结(箭头)。

淋巴结分期

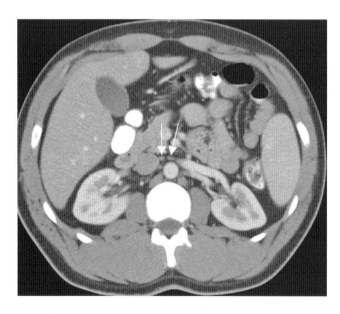

图 6.32   N1 期。右侧睾丸肿瘤,口服造影剂后的轴位 CT 图像
显示主动脉与腔静脉间小淋巴结(箭头),切除后行组织病理学
检查为阳性转移。N1 期肿瘤的淋巴结小于 2cm。

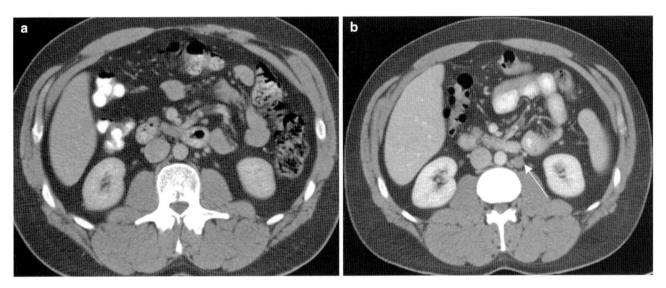

图 6.33　N1 期。左侧睾丸肿瘤患者，口服造影剂并静脉注入对比剂后的轴位 CT 图像。(a)诊断时的初始 CT 图像显示主动脉旁左侧小淋巴结，淋巴结大小正常。(b)1 个月后随访 CT 可见主动脉旁左侧淋巴结增大(箭头)，怀疑转移。

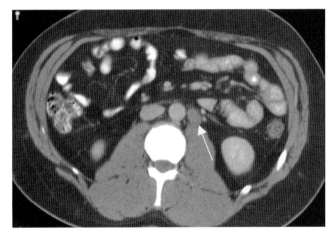

图 6.34　N2 期。左侧睾丸肿瘤。口服造影剂并静脉注入对比剂后的轴位 CT 图像。主动脉旁左侧淋巴结增大(箭头)，怀疑转移。淋巴结大于 2cm 但小于 5cm，符合 N2 期标准。

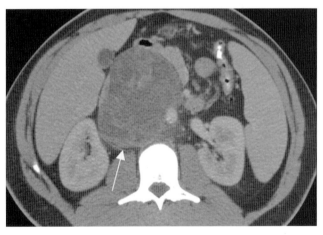

图 6.35　N3 期。右侧睾丸肿瘤，口服造影剂并静脉注射造影剂的腹部轴位 CT 图像。下腔静脉旁淋巴结增大(箭头)，怀疑转移。淋巴结大于 5cm，符合 N3 期标准。

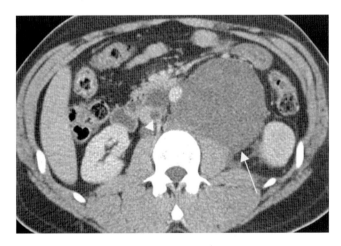

图 6.36　浸润性淋巴结。左侧睾丸肿瘤，静脉注射对比剂后的腹部轴位 CT 图像。主动脉旁左侧淋巴结增大(箭头)，怀疑转移。淋巴结延伸至主动脉后方并侵犯下腔静脉(IVC)，可见下腔静脉内非闭塞性低密度栓子(三角箭头)。下腔静脉肿块切除后被证实为转移性畸胎瘤。

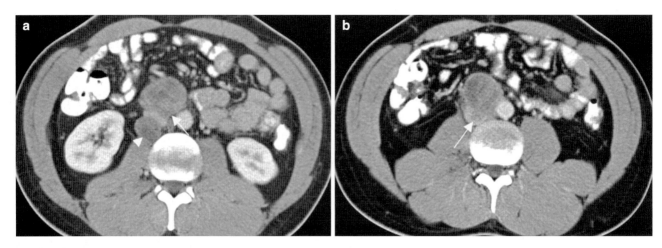

图 6.37 浸润性淋巴结。右侧睾丸肿瘤,口服造影剂并静脉注入对比剂后的腹部轴位 CT 图像。(a)下腔静脉旁(箭头)和下腔静脉后(三角箭头)淋巴结增大。(b)不同水平的 CT 图像显示肿块侵犯下腔静脉。下腔静脉前缘瘤栓为增强血管腔内的低密度影(箭头)。

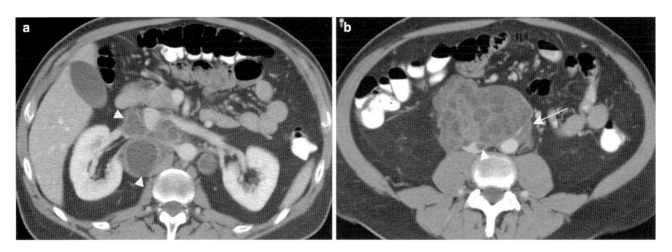

图 6.38 浸润性淋巴结。右侧睾丸肿瘤,口服造影剂并静脉注入对比剂后的腹部轴位 CT 图像。(a)下腔静脉后(三角箭头)和下腔静脉旁(三角箭头)增大的淋巴结包绕肾血管。(b)更下层水平,一个大的不均质腹膜后淋巴结增大,包绕肠系膜下动脉(箭头)并侵犯下腔静脉(三角箭头)。

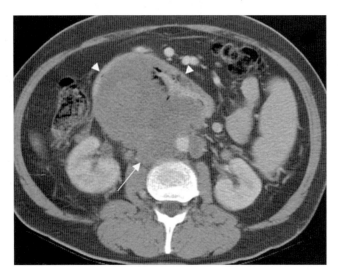

图 6.39 浸润性淋巴结。右侧睾丸肿瘤伴腹膜后淋巴结明显增大。静脉注入对比剂后的腹部轴位 CT 图像。肿块(箭头)包绕、阻塞下腔静脉,肿块与十二指肠分界不清(三角箭头),十二指肠向前移位。患者有上消化道出血症状,内镜显示肿瘤侵入、阻塞十二指肠。肿瘤活检结果为低分化的生殖细胞肿瘤,由胚胎癌和精原细胞瘤组成。

疾病分期

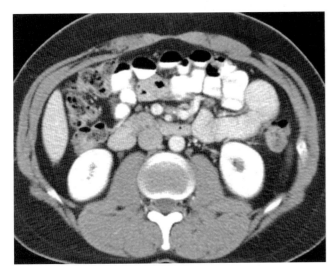

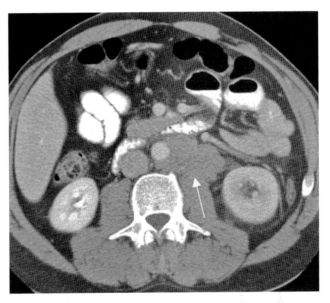

图 6.40　Ⅰ期精原细胞瘤。右侧睾丸直径为 1cm 的精原细胞瘤患者，口服造影剂，静脉注入对比剂后的腹部轴位 CT 图像。肿瘤局限于睾丸，符合Ⅰ期标准。

图 6.41　Ⅱ期精原细胞瘤。口服造影剂、静脉注入对比剂后腹部轴位 CT 图像显示左侧睾丸精原细胞瘤伴主动脉左旁增大淋巴结（箭头）。没有非区域性淋巴结和远处转移，符合Ⅱ期肿瘤标准。腹膜后淋巴结大于 5cm，因此分期为ⅡC 期。

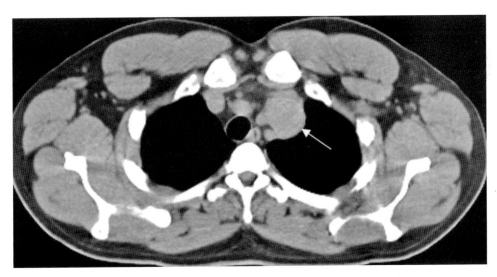

图 6.42　Ⅲ期精原细胞瘤。右侧睾丸精原细胞瘤患者的胸部轴位 CT 图像显示纵隔淋巴结增大（箭头）。胸前淋巴结增大为精原细胞癌非区域性淋巴结，符合Ⅲ期表现。

Ⅰ期疾病的管理

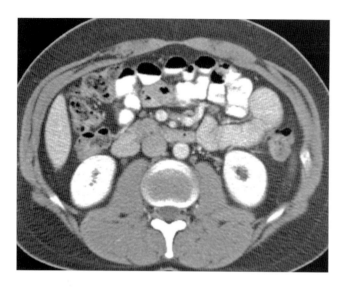

图 6.43　Ⅰ期精原细胞瘤,随访无复发。口服造影剂、静脉注入对比剂后的腹部轴位 CT 图像示右侧睾丸直径为 1cm 的精原细胞瘤,无淋巴结转移。由于肿瘤亚型(精原细胞瘤)为低风险,病理证实无血管侵犯,肿瘤标记物无升高,无症状。CT 随访示无淋巴结增大。Ⅰ期精原细胞瘤通常随访或放疗,而不进行腹膜后淋巴结切除。大多数临床Ⅰ期患者(70%~75%)无腹膜后淋巴结转移[7]。

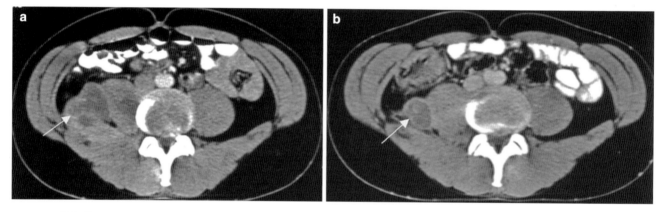

图 6.44　Ⅰ期精原细胞瘤患者,随访腹膜后淋巴结转移。口服造影剂、静脉注入对比剂后的腹部轴位 CT 图像。患者曾因 8cm 的睾丸精原细胞瘤行右侧睾丸切除术,伴白膜和血管侵犯。接受放疗后 1 年随访,可见腹主动脉旁复发,4 年后血清肿瘤标记物升高。CT 图像(未显示)显示右侧腰大肌旁肿块,活检显示为转移性精原细胞瘤。患者接受化疗后,肿瘤基本消失,但 2 年后又复发。(a)CT 图像示右侧腰大肌旁复发肿瘤(箭头),内见坏死。(b)再次化疗后,行随访 CT 检查,肿块体积减小(箭头)。剩余组织切除后证实为坏死组织,未发现肿瘤组织。

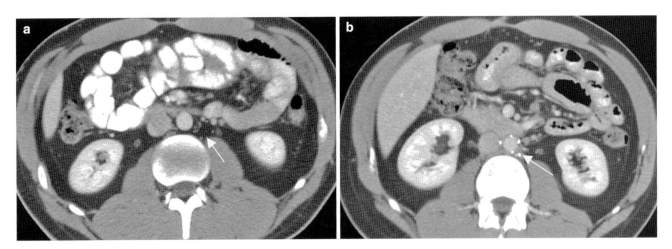

图 6.45　Ⅰ期非精原细胞性生殖细胞肿瘤(NSGCT)，行腹膜后良性淋巴结切除。左侧睾丸混合性生殖细胞肿瘤，主要为胚胎细胞癌亚型伴血管侵犯。口服造影剂、静脉注入对比剂后的腹部轴位 CT 图像。(a)腹膜后可见几个小淋巴结(箭头)。因为是胚胎细胞癌亚型伴血管侵犯，故患者具有较高的复发率(约 50%)，因此行腹膜后淋巴结切除，而非随访。术后所有结节均为良性。(b)术后 CT 图像显示腹主动脉旁左侧(箭头)、腹主动脉前方、主动脉与腔静脉间淋巴结切除后改变，特别是同侧淋巴结。临床ⅡA 期患者中有 20%~30%腹膜后淋巴结切除后病理证实为阴性。腹膜后淋巴结切除可以帮助患者决定下一步的治疗。伴淋巴结转移患者接受化疗，而无淋巴结转移者可以随访，无须化疗[7]。

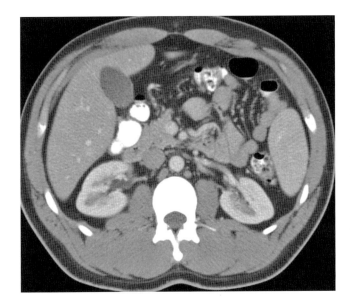

图 6.46　Ⅰ期非精原细胞性生殖细胞肿瘤(NSGCT)，行腹膜后恶性淋巴结切除。右侧睾丸单纯胚胎细胞癌型生殖细胞瘤，无血管侵犯。口服造影剂、静脉注入对比剂后的腹部轴位 CT 图像显示淋巴结无增大，血清学肿瘤标记物不高。然而因为是胚胎细胞癌，复发风险高，因此行腹膜后淋巴结切除，而非随访。主动脉与腔静脉间的一个淋巴结为阳性，随后患者进行化疗。20%~30%的患者通过 CT 进行分期。对于伴淋巴结转移临床Ⅰ期患者，腹膜后淋巴结切除的治疗方法是有效的。而对于接受化疗而未行腹膜后淋巴结切除的临床Ⅰ期患者，2 年后其中一小部分可发生晚期复发[7]。

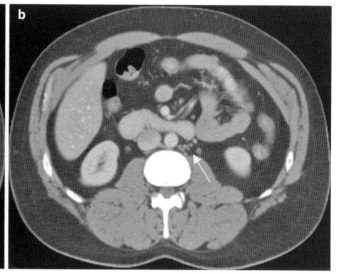

图 6.47 Ⅰ期非精原细胞性生殖细胞肿瘤(NSGCT),随访复发。左侧睾丸混合性生殖细胞肿瘤,主要为胚胎细胞癌亚型伴血管侵犯。口服造影剂、静脉注入对比剂后的腹部 CT 轴位图像。(a)诊断后 6 个月内复查见腹主动脉旁左侧新发增大淋巴结(箭头)。(b)化疗后 3 个月随访 CT 示淋巴结(箭头)体积减小。化疗后行腹膜后淋巴结切除术,淋巴结为纤维化和坏死组织,无可见的肿瘤组织。患者有高风险肿瘤复发的特征,如肿瘤的亚型(胚胎细胞癌)和血管侵犯。对于Ⅰ期患者,腹膜后淋巴结切除后,腹膜后复发的概率小于 2%,随访检查主要集中在胸部检查是否有转移和血清学肿瘤标记物,90%的患者复发常发生在第 1 年。若临床Ⅰ期患者进行积极随访,应当包括腹部 CT 检查。约 25%的患者会发生腹膜后复发[7]。

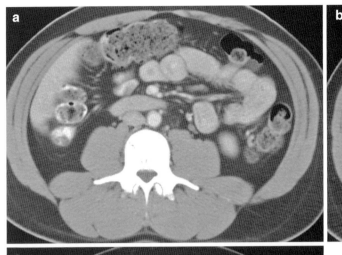

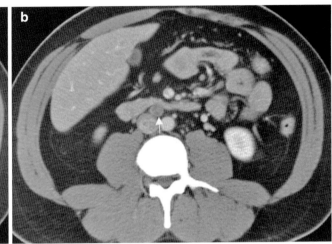

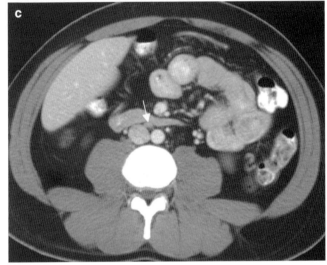

图 6.48 Ⅰ期非精原细胞性生殖细胞肿瘤 (NSGCT)，随访复发。右侧睾丸精原细胞瘤，单纯胚胎细胞癌伴血管侵犯。尽管患者为复发高风险，但因患者曾有腹股沟手术史，可能改变了淋巴引流途径，因此只进行了随访而未行腹膜后淋巴结清扫。口服造影剂、静脉注入对比剂后的腹部 CT 轴位图像。(a)诊断睾丸癌时的 CT 图像示腹膜后无增大淋巴结。(b)1 年后 CT 检查见主动脉与腔静脉间新发淋巴结(箭头)。同时血清肿瘤标记物升高。患者进行化疗后继续随访。(c)2 个月后淋巴结(箭头)变小。腹膜后淋巴结切除后病理显示为成熟性畸胎瘤和纤维化。

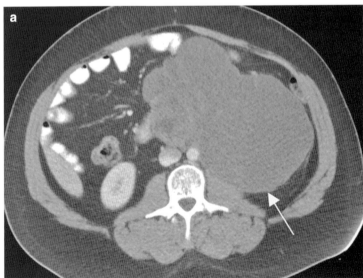

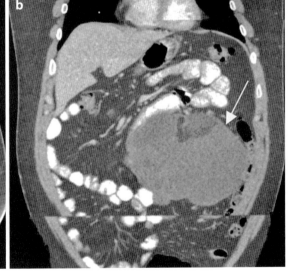

图 6.49 Ⅰ期非精原细胞性生殖细胞肿瘤(NSGCT)，随访复发。双侧睾丸肿瘤病史，口服造影剂、静脉注入对比剂后的腹部 CT 图像。患者 5 年前因左侧精原细胞瘤行睾丸切除术并进行预防性腹膜后放疗。3 年后患者因右侧睾丸混合性生殖细胞瘤(主要为胚胎细胞癌)伴血管侵犯，行右侧睾丸切除术。22 个月后患者因腹痛和肿瘤标记物升高进行随访。CT 检查(未显示)显示腹膜后直径为 25cm 的肿块复发并进行化疗。治疗后腹膜后轴位(a)和冠状位(b)CT 图像显示较大的残余囊性肿块(箭头)。残余肿块切除后显示为生殖细胞肿瘤转移，内含畸胎瘤和继发的体细胞恶性横纹肌肉瘤。肿块大部分(90%)为坏死区，剩余部分内含肿瘤组织。

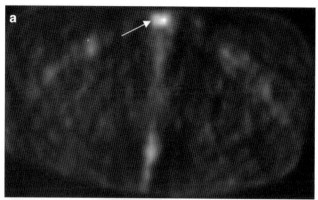

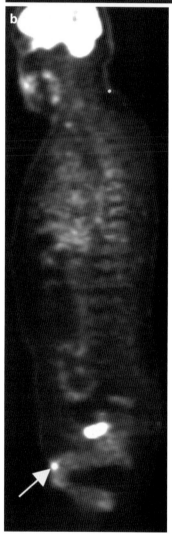

图 6.50 阴茎 I 期精原细胞瘤晚期转移，轴位和冠状位 PET-CT 图像。患者 2 年前因精原细胞瘤行睾丸切除术并行预防性腹膜后放疗。在发现阴茎肿物前一直良好。切除活检结果为精原细胞瘤。PET-CT 图像显示其他部位未发现肿瘤。随后患者行化疗，无病生存 3 年。轴位(a)和矢状位(b)PET-CT 阴茎区局部摄取增加(箭头)。

II 期疾病的管理

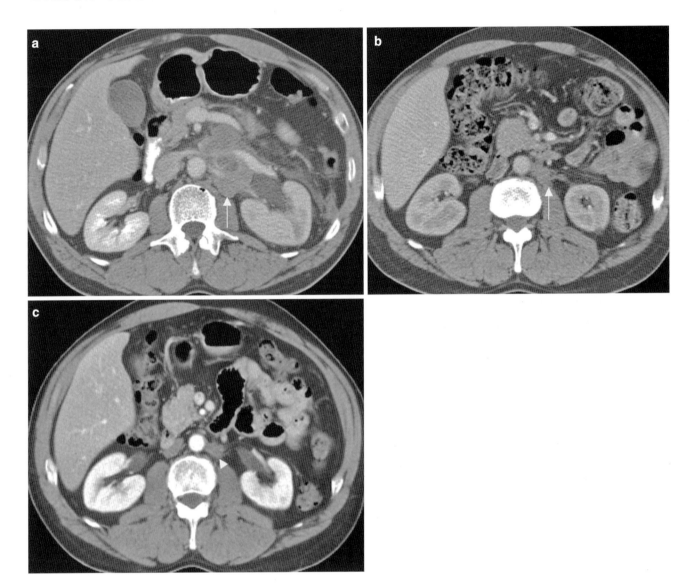

图 6.51 II C 期精原细胞瘤化疗后随访。左侧睾丸精原细胞瘤伴腹膜后转移。口服造影剂、静脉注入对比剂后的腹部轴位 CT 图像。(a)治疗前,主动脉旁左侧肿大淋巴结(箭头),向上延伸至左肾门水平。化疗后,淋巴结变小。化疗后图像(b,c),显示紧邻左肾静脉(图 b 中箭头)与主动脉旁左侧区(图 c 中三角箭头)残余少量软组织密度影。残余组织在 PET-CT 检查中无摄取,且随访 1 年无变化。可能是促结缔组织增生反应,无可见肿瘤组织,患者继续随访。与非精原细胞性生殖细胞肿瘤(NSGCT)相比,90% 的精原细胞瘤患者的残余肿块为坏死组织,腹膜后淋巴结切除对疾病无显著意义。由于常常有明显的促结缔组织增生反应,因此手术也具有难度。精原细胞瘤患者中罕见畸胎瘤,约 10% 的病例中可伴发。为平衡残余肿瘤的低风险性与手术难度之间的关系,除非残余肿瘤较大精原细胞瘤残余肿块通常须随诊观察[7]。

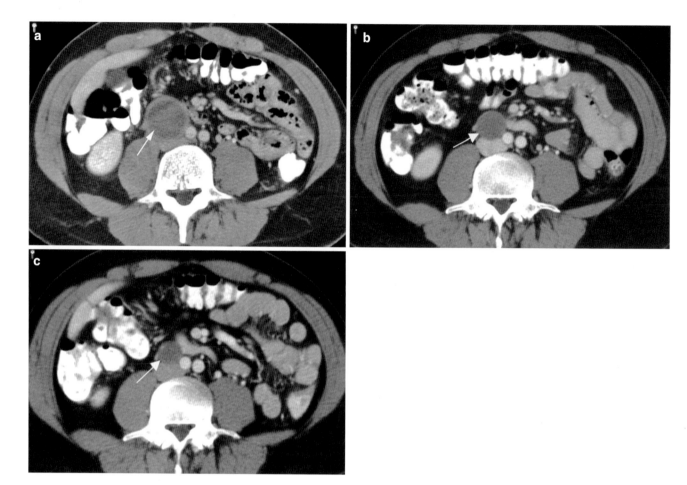

图 6.52 Ⅱ 期精原细胞瘤，化疗后腹膜后残余肿瘤稳定。右侧睾丸精原细胞瘤伴腹膜后转移。口服造影剂、静脉注入对比剂后的腹部轴位 CT 图像。(a)肿瘤诊断时 CT 检查示腔静脉前厚壁囊性肿块(箭头)，为转移的生殖细胞瘤。化疗结束后随访 CT(b) 和 2 年后随访 CT(c) 显示肿块体积略减小，但仍保持稳定。PET 检查 FDG 无摄取(未显示)。残余肿块的大部由纤维组织组成，无肿瘤组织或畸胎瘤，因此随访观察。

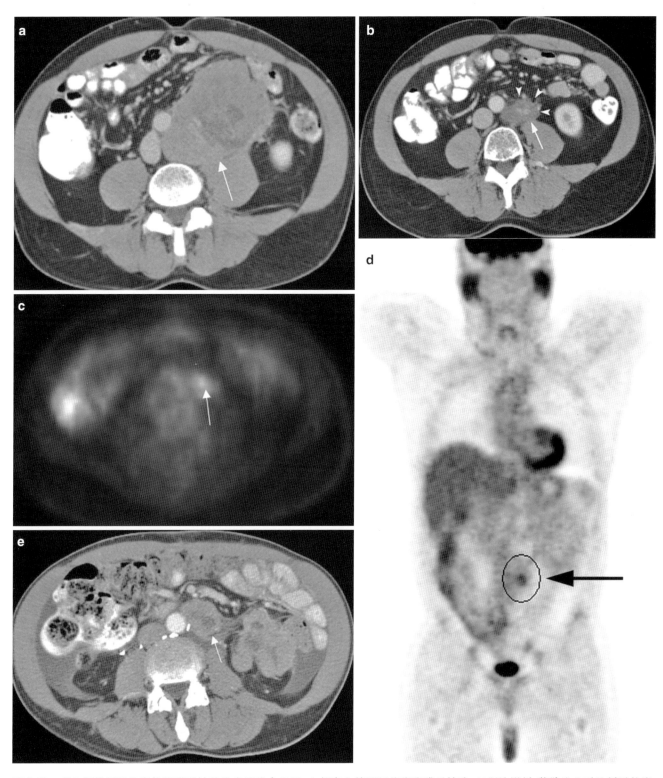

图 6.53　Ⅱ C 期精原细胞瘤伴腹膜后转移化疗后残余组织。左侧睾丸精原细胞瘤腹膜后转移。口服造影剂、静脉注入对比剂后的腹部轴位 CT 图像。(a)肿瘤诊断时 CT 检查示主动脉旁肿块(箭头)。(b)化疗后随访 CT 和 PET-CT 检查(c,d)显示肿块(箭头)体积减小,FDG 摄取增加(箭头)。肿块 FDG 摄取增加,怀疑存在肿瘤组织,因此行腹膜后淋巴结切除。CT 示肿块边缘模糊的纤维反应(三角箭头),精原细胞瘤的这一典型表现使完全切除肿块变得困难。病理学检查可见 0.8cm 的、局灶性转移性精原细胞瘤及大范围坏死和组织细胞反应。(e)术后 4 年随访示腹膜后肿块(箭头),再次行周期性化疗。对于精原细胞瘤残余肿块大于 3cm 的患者,高达 27%。FDG-PET 检查有助于评估肿块并处理[7]。

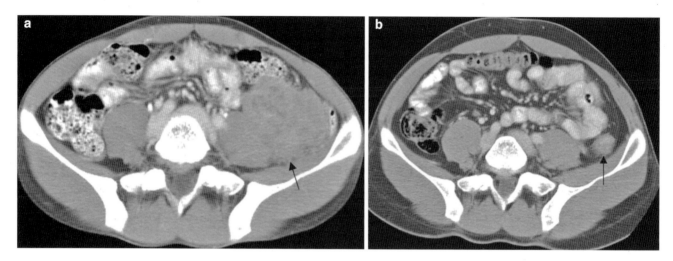

图 6.54　Ⅱ期精原细胞瘤，化疗后腹膜后复发。左侧精原细胞瘤伴腹膜后转移。口服造影剂、静脉注入对比剂后的腹部轴位 CT 图像。诊断时 CT 图像显示左侧主动脉旁肿大淋巴结，进行放射治疗。随访 2 年后，患者的肿瘤标记物升高并行 CT 检查。(a)左侧腰大肌外侧肿块(箭头)，为放疗视野外复发肿块。(b)化疗后随访 CT 示肿块减小，残余小部分软组织(箭头)，后期随访中稳定不变，可能为促纤维结缔组织增生，无肿瘤成分。

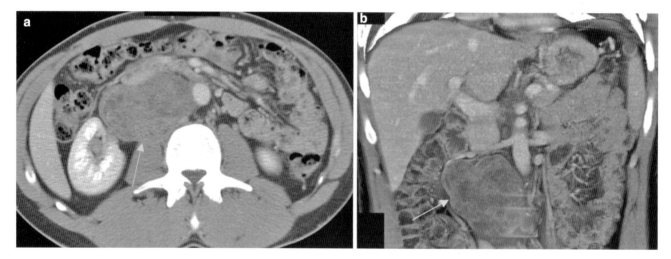

图 6.55　Ⅱ期精原细胞瘤，伴化疗后日益增长的畸胎瘤综合征。左侧精原细胞瘤伴腹膜后转移。口服造影剂、静脉注入对比剂后行腹部 CT 轴位检查。患者腹膜后可见肿大淋巴结(未显示)，行化疗。化疗后轴位(a)和冠状位 CT(b)检查显示一个大的、不均匀的腔静脉后肿块(箭头)，尽管行化疗，但肿块较化疗前增大。患者无症状，PET-CT 检查肿块无 FDG 摄取(未显示)。切除肿块后，证实为转移性成熟性畸胎瘤。非精原细胞性生殖细胞瘤转移至腹膜后化疗后典型表现为畸胎瘤样改变。畸胎瘤病理学证实为良性，但有生长趋势并可压迫邻近结构，对化疗耐受，且可恶变为肉瘤或其他肿瘤。因此对于腹膜后畸胎瘤须手术切除。

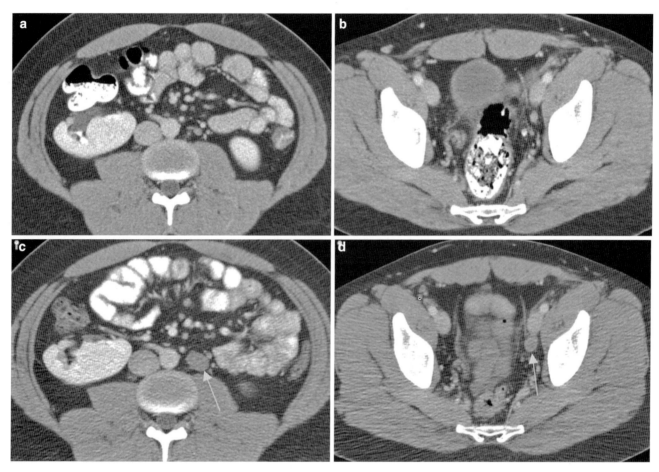

图 6.56　Ⅱ期非精原细胞性生殖细胞瘤(NSGCT)伴淋巴结增大。口服造影剂、静脉注入对比剂后的腹部轴位 CT 图像。睾丸癌诊断时腹部(a)及盆腔(b)CT 检查未见肿大淋巴结。睾丸原发性肿瘤切除后见血管侵犯,使其具有转移风险。第一次 CT 检查后 6 周后再次行 CT 检查。腹部(c)与盆腔(d)随访 CT 显示主动脉旁及左侧髂外淋巴结增大(箭头)。这些肿大的淋巴结怀疑转移,结合患者胚胎癌伴血管侵犯病史,故行化疗。

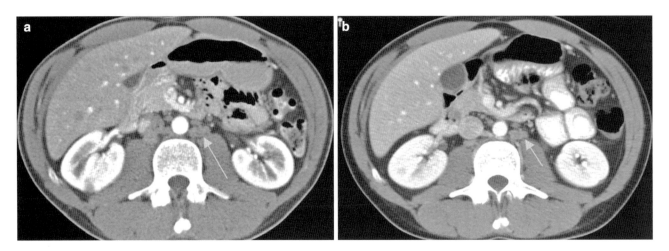

图 6.57 临床 Ⅱ 期非精原细胞性生殖细胞瘤伴腹膜后良性淋巴结。左侧睾丸混合性生殖细胞瘤,口服造影剂、静脉注入对比剂后腹部轴位 CT 图像。患者左侧主动脉旁肿大淋巴结,位于左侧睾丸恶性肿瘤淋巴引流路径中,因此怀疑为转移。(a)初诊 CT 示主动脉旁轻度增大淋巴结,给予化疗。(b)3 个月后结节大小稳定(箭头)。因患者睾丸肿块主要为胚胎癌且有血管侵犯,有复发高风险,因此行腹膜后结节切除。病理学证实结节为良性。肿块内亦无纤维化,提示为非治疗后肿块。

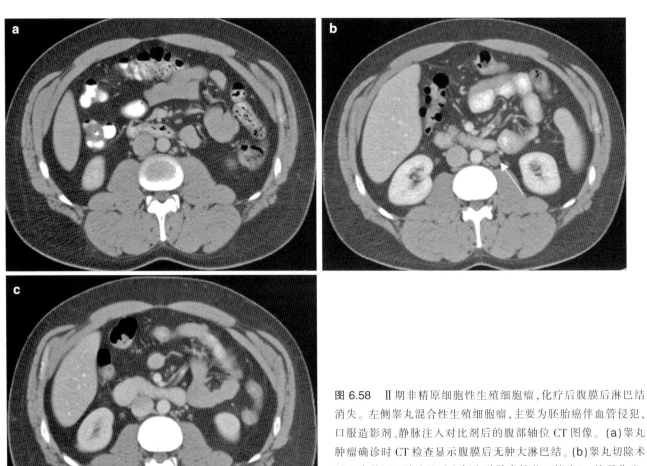

图 6.58 Ⅱ 期非精原细胞性生殖细胞瘤,化疗后腹膜后淋巴结消失。左侧睾丸混合性生殖细胞瘤,主要为胚胎癌伴血管侵犯,口服造影剂、静脉注入对比剂后的腹部轴位 CT 图像。(a)睾丸肿瘤确诊时 CT 检查显示腹膜后无肿大淋巴结。(b)睾丸切除术后 1 个月,CT 随访显示左侧主动脉旁结节(箭头),给予化疗。(c)化疗后 3 个月 CT 随访显示增大的淋巴结消失。腹膜后淋巴结切除显示为纤维化及坏死,但无肿瘤组织。腹膜后淋巴结切除可以治愈 65% 的 Ⅱ 期、血清学肿瘤标记物正常的患者。

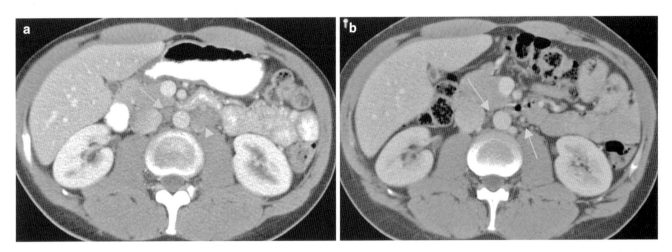

图 6.59　Ⅱ 期混合性生殖细胞肿瘤,化疗后残余腹膜后亚厘米淋巴结切除。左侧混合性生殖细胞瘤,主要为胚胎癌,小部分为精原细胞瘤,口服造影剂、静脉注入对比剂后的腹部轴位 CT 图像。(a)肿瘤诊断时 CT 示左侧腹主动脉旁(三角箭头)、主动脉与腔静脉间(箭头)淋巴结,给予化疗并行 CT 随访(b)显示结节体积减小(箭头)呈亚厘米级。由于残余病变有复发风险,行腹膜后淋巴结切除,显示为含巨噬细胞的纤维组织而无可见的肿瘤成分。

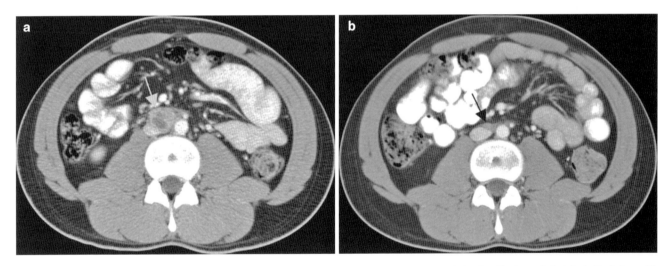

图 6.60　Ⅱ 期非精原细胞性生殖细胞瘤,化疗后残余肿块无恶性肿瘤。右侧睾丸胚胎癌伴腹膜后转移、血清肿瘤标记物升高,口服造影剂、静脉注入对比剂后的腹部轴位 CT 图像。(a)肿瘤诊断时 CT 检查示腹主动脉与腔静脉间坏死性结节(箭头)。给予化疗。(b)6 周后随访 CT 检查示腹主动脉与腔静脉间结节体积减小,残余部分为软组织(箭头)。随后行腹膜后结节切除,显示为坏死组织,在残余肿块内无肿瘤组织与畸胎瘤。患者存在 6mm 的基底神经节转移(未显示),放疗成功治愈,无病生存约 5 年。因 NSGCT 患者化疗后肿块块内仍有残余肿瘤或畸胎瘤的风险,因此化疗后肿块须切除。

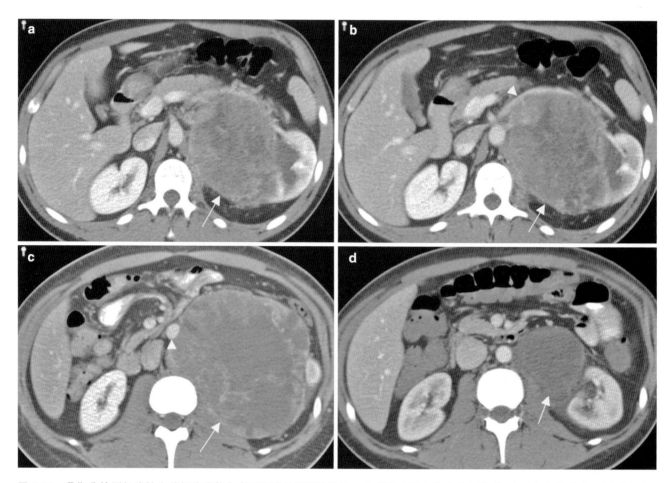

图 6.61　Ⅱ期非精原细胞性生殖细胞瘤伴化疗后腹膜后坏死性肿块。左侧睾丸混合性生殖细胞瘤，主要为卵黄囊瘤，无血管侵犯，口服造影剂、静脉注入对比剂后的腹部轴位 CT 图像。(a~c)肿瘤诊断时 CT 检查显示左侧腹膜后大的坏死性肿块(箭头)紧邻主动脉(三角箭头)，左肾静脉受推挤被拉长(三角箭头)。肿块与左侧腰大肌分界不清。给予化疗，随访 CT(d)显示腹膜后肿块(箭头)体积减小，呈低密度。(e)PET 检查显示肿块外周 FDG 摄取增加(箭头)，怀疑为存活肿瘤。腹膜后结节切除后证实为坏死组织但无肿瘤组织。(待续)

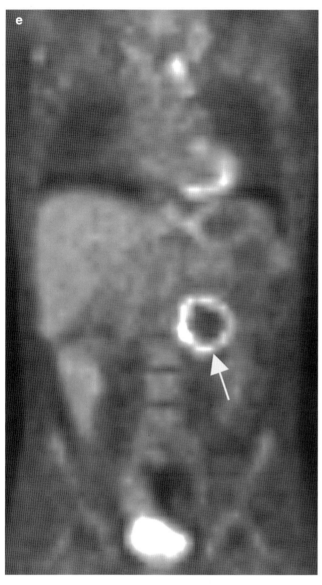

图 6.61(续)

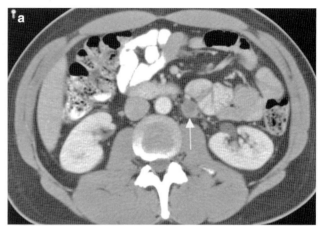

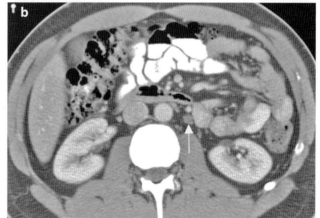

图 6.62 Ⅱ期非精原细胞性生殖细胞瘤伴化疗后腹膜后残余肿块。左侧睾丸混合性生殖细胞瘤,主要为胚胎癌,口服造影剂、静脉注入对比剂后的腹部轴位 CT 图像。(a)肿瘤诊断时 CT 检查显示左侧主动脉旁不均质结节(箭头)。(b)化疗后 3 个月 CT 检查示结节(箭头)变小。因有高复发风险,行腹膜后结节切除,结节含有 0.7cm 可见的胚胎癌。其他切除结节显示为治疗相关性改变,如坏死和纤维化。

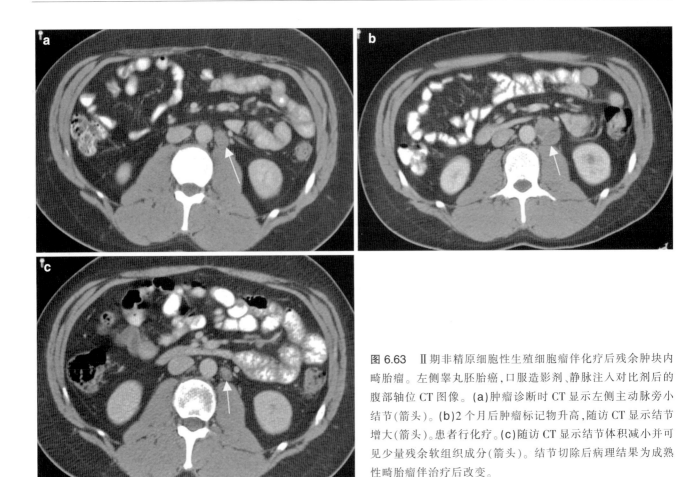

图6.63   Ⅱ期非精原细胞性生殖细胞瘤伴化疗后残余肿块内畸胎瘤。左侧睾丸胚胎癌,口服造影剂、静脉注入对比剂后的腹部轴位CT图像。(a)肿瘤诊断时CT显示左侧主动脉旁小结节(箭头)。(b)2个月后肿瘤标记物升高,随访CT显示结节增大(箭头)。患者行化疗。(c)随访CT显示结节体积减小并可见少量残余软组织成分(箭头)。结节切除后病理结果为成熟性畸胎瘤伴治疗后改变。

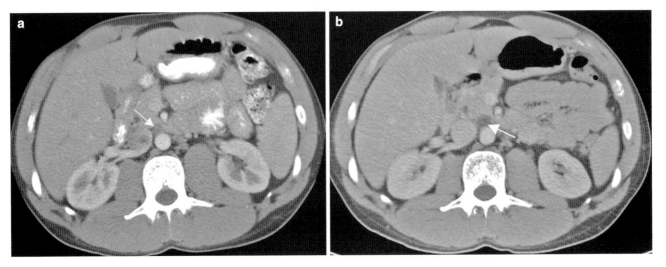

图6.64   Ⅱ期非精原细胞性生殖细胞瘤伴化疗后残余肿块内畸胎瘤。左侧睾丸混合性生殖细胞瘤,口服造影剂、静脉注入对比剂后的腹部轴位CT图像。睾丸切除术后患者肿瘤标记物升高,CT(a)显示主动脉与腔静脉间明显结节(箭头)。化疗后4个月随访CT(b)示结节无明显改变,但密度降低(箭头)。因结节中有囊性变,可能有畸胎瘤成分,故切除结节。病理学结节内含畸胎瘤伴治疗后继发纤维化改变。化疗后残余肿块内含畸胎瘤约占病例的一半,肿瘤组织的10%。尽管45%的患者残余组织中仅含坏死成分,但影像学无法区分坏死、畸胎瘤和残余肿瘤。因此,在NSGCT患者中,化疗后残余肿块大于1cm、血清学肿瘤标记物正常患者须行腹膜后结节切除。病理学中,若残余肿块为坏死成分,则肿块复发的概率小于5%。若残余肿块中包含畸胎瘤,肿块复发的概率也较低,为7%~14%。然而对于10%残余肿块中包含可见肿瘤组织的患者,肿瘤的复发率为50%~100%,须行化疗。因残余肿瘤中畸胎瘤对FDG无摄取,FDG-PET检查对于NSGCT患者没有帮助。

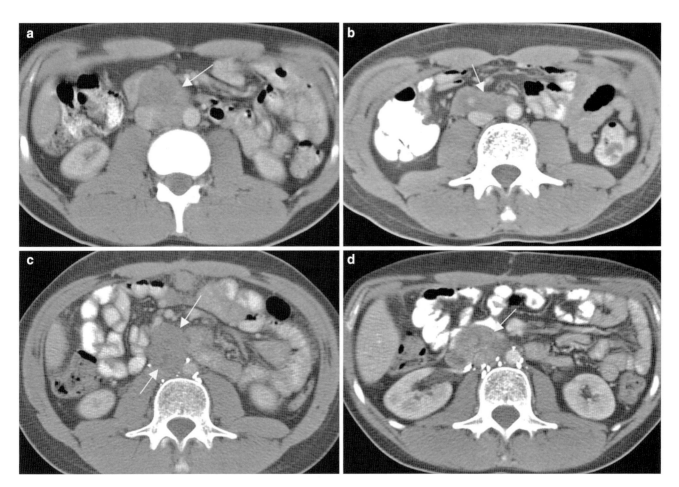

图 6.65 Ⅱ期非精原细胞性生殖细胞瘤(NSGCT)伴腹膜后复发畸胎瘤。右侧睾丸混合型生殖细胞瘤,主要为畸胎瘤成分,口服造影剂、静脉注入对比剂后行的腹部轴位 CT 图像。(a)初诊 CT 示主动脉与腔静脉之间结节(箭头),给予化疗。随访 CT 检查(b)显示肿块变小,可见残余软组织(箭头)。结节切除后病理为转移性畸胎瘤伴局部不典型及与治疗相关的坏死、炎症和纤维化。结节切除后 6 个月,患者血清肿瘤标记物升高。(c)CT 显示腹膜后复发肿块(箭头),紧邻手术夹。术区早期复发不常见,患者行干细胞移植并给予化疗。(d)第二次腹膜后结节切除前随访 CT 显示不均质肿块(箭头),病理证实为转移性成熟性畸胎瘤。

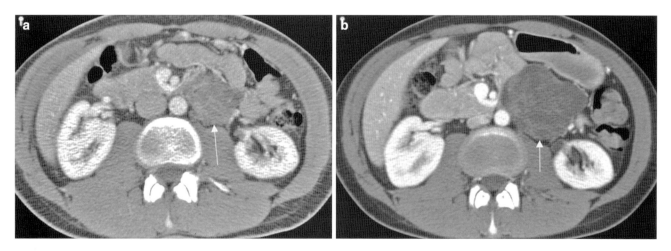

图 6.66 Ⅱ期非精原细胞性生殖细胞瘤,伴化疗后逐渐增长的畸胎瘤综合征。左侧睾丸混合型生殖细胞瘤,由精原细胞瘤、胚胎癌、卵黄囊瘤和成熟性畸胎瘤组成,口服造影剂、静脉注入对比剂后的腹部轴位 CT 图像。(a)睾丸切除术后 2 周,患者背部疼痛,CT检查显示左侧主动脉旁肿块(箭头),为左侧睾丸肿瘤引流淋巴区的增大淋巴结。给予化疗。但患者 7 周后背部疼痛加剧。(b)再次行 CT 检查显示左侧主动脉旁肿块,体积增大伴较大的囊变区,怀疑为增大的畸胎瘤综合征。腹膜后结节切除后病理结果为转移性成熟性畸胎瘤,术后给予化疗。

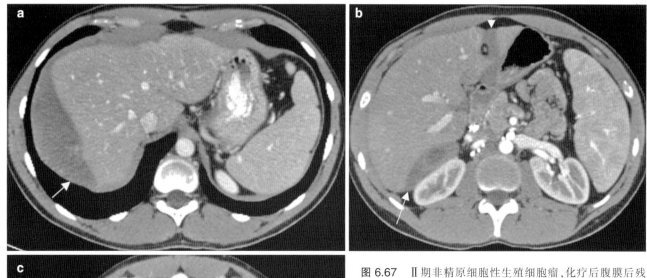

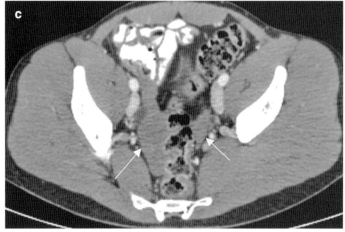

图 6.67 Ⅱ期非精原细胞性生殖细胞瘤,化疗后腹膜后残余肿块。右侧睾丸混合型生殖细胞瘤,主要为胚胎癌,口服造影剂、静脉注入对比剂后的腹部轴位 CT 图像。患者行睾丸切除及腹腔镜下腹膜后结节切除术,结果显示转移。5个月后患者血清学肿瘤标记物升高,影像学检查(未显示)显示腹膜后转移,给予化疗。18 个月后 CT 检查见腹膜后多发残余肿块,PET-CT 检查残余肿块对 FDG 无摄取。(a)上腹部 CT 显示肝脏被转移肿块压迫呈扇贝样改变(箭头)。(b)中腹部 CT 检查显示镰状韧带(三角箭头)软组织及肝下陷凹内种植转移(箭头),也可见原腹膜后结节切除后的腹膜后手术夹。(c)盆腔 CT 显示双侧腹膜后肿块(箭头)。患者行腹膜后肿块减瘤术,类似于卵巢转移癌伴腹膜后肿瘤种植转移。病理结果为腹膜后病变由成熟性畸胎瘤被致密的胶原与炎性纤维结缔组织包绕而成。

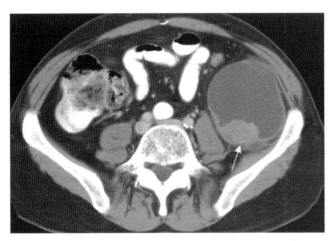

图 6.68　Ⅱ期非精原细胞性生殖细胞瘤伴畸胎瘤晚期复发。26
岁成年患者，早期因畸胎癌行睾丸切除术，口服造影剂、静脉注
入对比剂后的腹部轴位 CT 图像。腹膜后结节切除结果为胚胎
癌和畸胎瘤，后行腹膜后放疗。患者 26 年后出现侧腹部疼痛，
CT 检查显示左侧髂腰肌内囊实性肿块（箭头）。切除肿块后病理
结果为成熟性畸胎瘤，由腺体与平滑肌成分组成伴局灶性坏
死。随后患者随诊 10 年,无肿瘤复发。

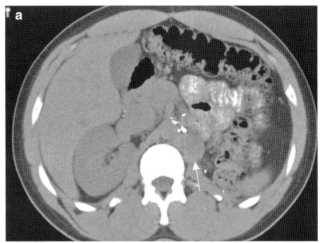

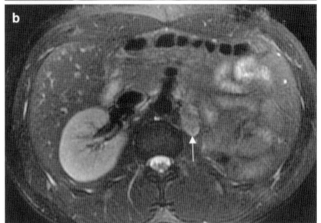

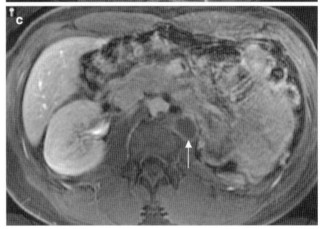

图 6.69　Ⅱ期非精原细胞性生殖细胞瘤伴恶性畸胎瘤晚期复
发。患者 4 年前因混合性生殖细胞瘤行左侧睾丸切除术，行轴
位 CT 与 MR 检查。初期治疗包括化疗和腹膜后残余结节切除
术。(a)4 年后，口服造影剂后行常规 CT 检查，左侧主动脉旁肿
块（箭头），紧邻手术夹。(b)轴位 T2WI 抑脂 MR 显示肿块（箭
头）呈中等信号。(c)轴位 T1WI MR 检查显示肿块周围强化（箭
头）伴中心坏死。怀疑肿块复发，故行切除术。病理结果为转移
性畸胎瘤伴坏死及少量非典型腺样结构,怀疑腺癌分化。

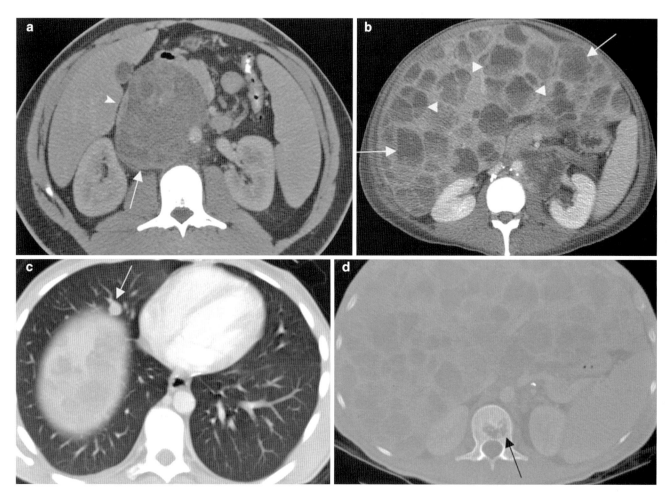

图 6.70 Ⅱ期非精原细胞性生殖细胞瘤伴肝脏囊性转移。右侧睾丸混合性畸胎瘤,主要为卵黄囊瘤和成熟性畸胎瘤,静脉注入对比剂后的腹部轴位 CT 图像。(a)睾丸切除术后 CT 随访显示腔静脉旁较大的转移结节(箭头),腔静脉被推移(三角箭头),给予患者化疗。尽管给予化疗,2 年后 CT 检查示疾病进展,表现为肝脏、肺、骨骼转移。(b)CT 显示肝脏多发肿块(箭头),其中许多含液–液平面(三角箭头)伴高密度液体。据报道,肝脏囊性转移瘤可见于畸胎瘤,也可见于化疗后[16]。液–液平面反映了肿块内出血,患者有低血红蛋白症,须多次输血。(c)肺窗 CT 显示右肺中叶转移病灶(箭头)。(d)骨窗 CT 示椎体溶骨性病灶(箭头)。

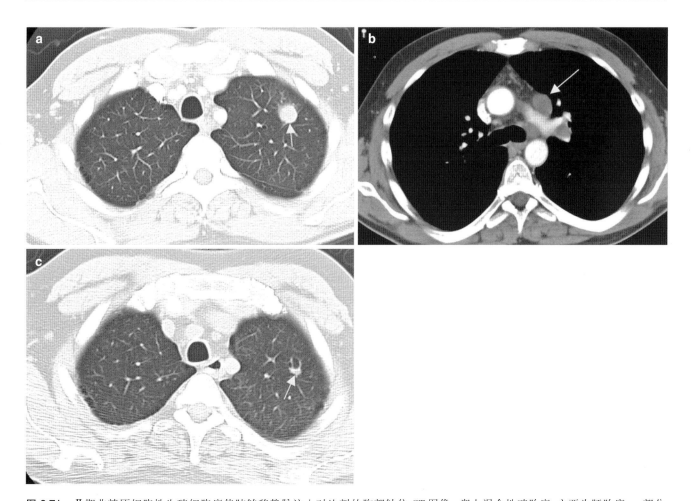

图 6.71　Ⅱ 期非精原细胞性生殖细胞瘤伴肺转移静脉注入对比剂的胸部轴位 CT 图像。睾丸混合性畸胎瘤，主要为胚胎癌，一部分为精原细胞瘤。患者化疗后行腹膜后淋巴结切除，结果为成熟性畸胎瘤和 0.5cm 的局灶性胚胎癌。(a,b)1 年后随访 CT 显示肺内结节(箭头)，同时纵隔(箭头)与左肺门见淋巴结影。肺内结节活检结果为生殖细胞瘤，与原发性睾丸胚胎肿瘤类似。患者接受化疗后，随访 CT(c)示肺内结节减小。

Ⅲ期疾病的管理

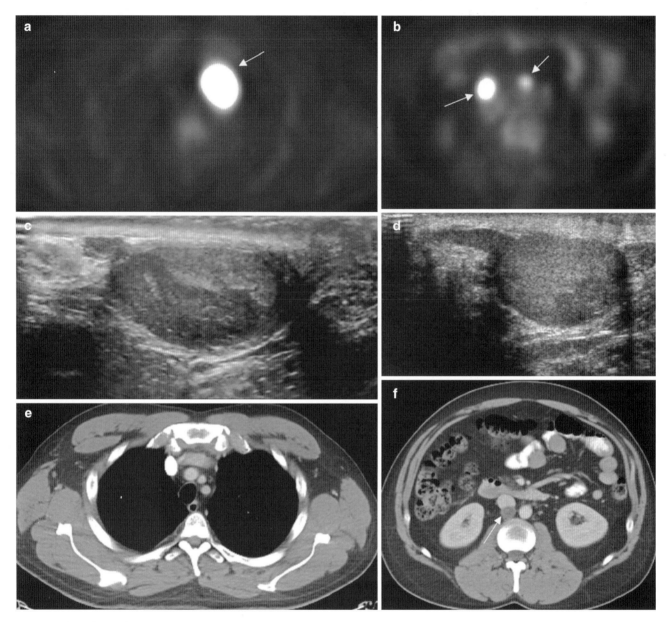

图 6.72　低风险Ⅲ期精原细胞瘤的治疗。患者因侧腹痛行 CT 检查(未显示),表现为腹膜后腔静脉后方、主动脉与腔静脉间、左侧主动脉旁肿大淋巴结。在未知原发肿瘤时行 PET-CT 检查,显示纵隔病变与腹膜后增大淋巴结高代谢(图 a,b 中箭头)。考虑患者年龄与淋巴结的位置,行超声检查,显示右侧睾丸低回声肿块(c)。纵隔内镜下活检结果为精原细胞瘤,患者行化疗后,腹膜后及纵隔内淋巴结减小。化疗后睾丸低回声肿块体积减小(d)。睾丸切除后结果为与治疗相关的纤维组织与瘢痕。(e,f)CT 随访显示纵隔结节消失和腹膜后淋巴结减小(图 f 中箭头)。该病例表明,除了沿右侧睾丸淋巴引流路径的淋巴结增大(主动脉与腔静脉间和腔静脉后)外,对侧左侧动脉旁淋巴结也可能增大。因病变沿着胸导管向头部延伸至膈脚后和血管前间隙,因此该患者分期为Ⅲ期。

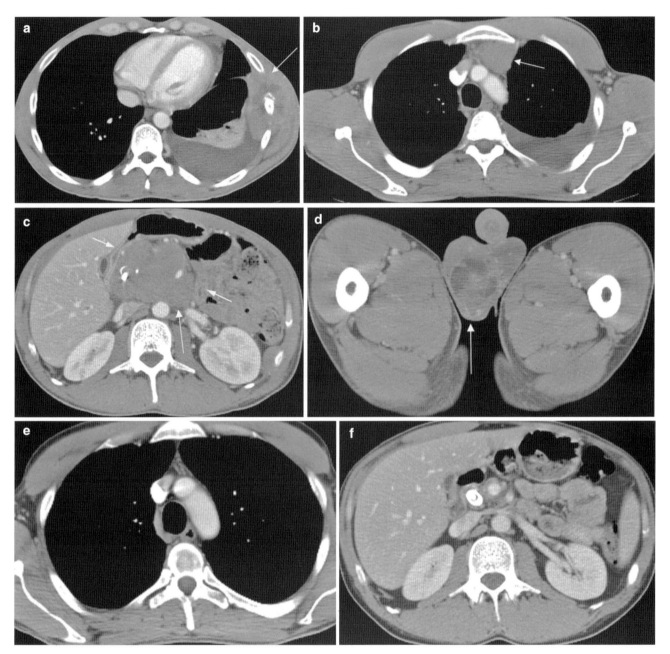

图 6.73　复发的 Ⅲ 期精原细胞瘤。患者因胸痛、体重减轻,静脉注射对比剂后行胸部轴位 CT 检查,腹部、盆腔增强 CT 检查,显示 (a)左侧肋骨转移灶伴胸壁肿块(箭头)伴左侧胸腔中等量积液,(b)纵隔增大淋巴结(箭头),(c)胰周肿块(箭头),(d)右侧阴囊肿块 (箭头)。右侧肋骨病变活检结果为精原细胞瘤阳性,hCG 为 2000mIU/mL。患者存在黄疸,逆行胰胆管造影术刷取物的结果为坏死细 胞。行睾丸切除确定原发性肿瘤是否含有非精原细胞瘤成分,若包含非精原细胞瘤成分则为高风险,若为纯精原细胞瘤则为中等风 险。右侧睾丸切除后,结果为精原细胞瘤,对腹膜后进行放疗,随后行化疗。(e)纵隔肿大的淋巴结消失。胰周区(f)和左肋骨(g)仅 见微量残余软组织。PET-CT 检查无摄取。然而,不久后,左侧胸壁肿块增大,胰头可见新发病灶。胸部肿块活检结果为精原细胞瘤 复发,胰腺活检结果不确定。PET 检查显示二者均为高摄取。行大剂量化疗后,复发肿块减小。11 个月后,行胰十二指肠切除术 (Whipple)与肋骨切除后证实肿瘤消失。二者病理均显示无肿瘤细胞伴大量纤维组织。化疗后,在病变区有促纤维结缔组织增生反 应。化疗后行外科手术困难,特别是腹膜后手术。若残余肿块小于 3cm,则随访。若残余肿块大于 3cm,则切除。对于精原细胞瘤残 余肿块行 PET-CT 检查,PET-CT 检查一定要在一定的时间后(见第 9 章,核医学),以防存在假阳性结果。PET 检查任何摄取增加的 肿大淋巴结或肿块须考虑切除。(待续)

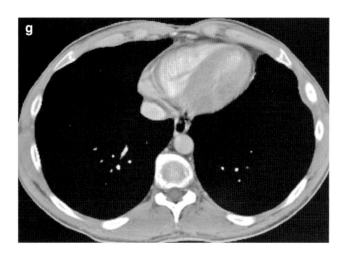

图 6.73(续)

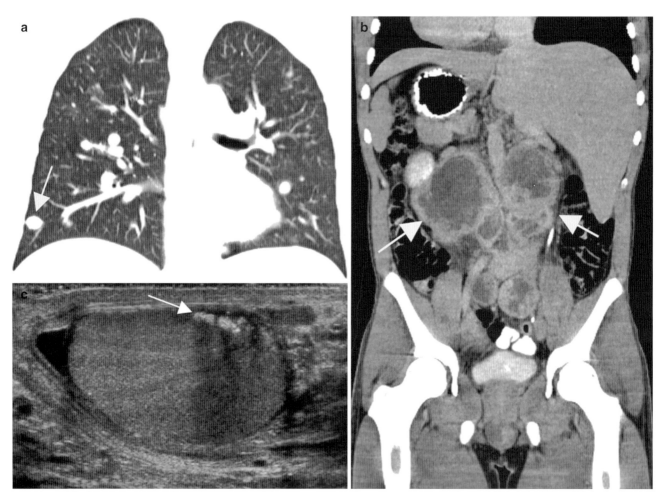

图 6.74 Ⅲ期非精原细胞性生殖细胞瘤化疗后残余肿块纤维化。青少年患者,因左侧腹疼、疲劳、血尿静脉注射对比剂的胸部、腹部和盆腔冠状位 CT 图像,显示肺内转移和腹膜后肿大淋巴结(图 a,b 中箭头)。hCG>300 000mIU/mL。腹膜后淋巴结活检结果为转移性绒癌。认为该患者为高风险 NSGCT。腹膜后结节活检后行化疗。睾丸超声显示粗大钙化灶(图 c 中箭头),睾丸切除后显示为钙化瘢痕,无可见肿瘤组织,由"退化"肿瘤组成。这种情况可见于睾丸肿瘤生长过快引起供血不足和梗死的患者中。初始化疗后,残余肿块或 NSGCT,尤其是腹膜后肿块,须进行肿块切除。纤维化占 45%~50%,畸胎瘤占 40%,生殖细胞瘤占 10%~15%。该患者为切除肿块中伴纤维化的病例。纤维化部分内考虑无肿瘤组织。

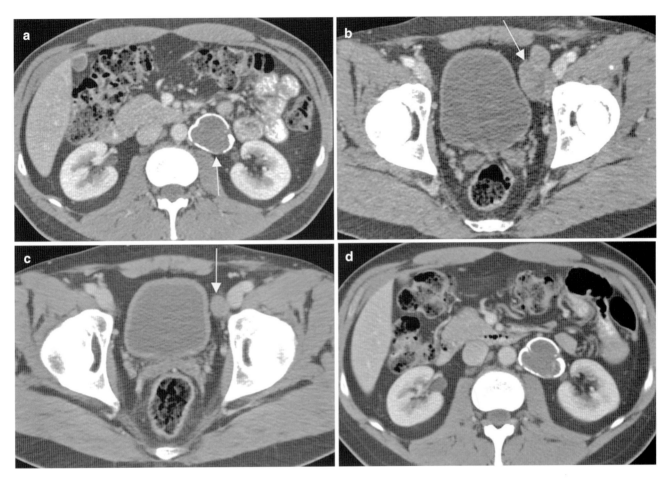

图 6.75　Ⅲ 期非精原细胞性生殖细胞瘤化疗后残余肿瘤内含畸胎瘤。40 岁患者因背痛，口服造影剂、静脉注射对比剂行轴位 CT 检查，显示主动脉旁肿块伴周围钙化（图 a 中箭头）及左侧髂外增大淋巴结（图 b 中箭头）。盆腔结节活检结果为低分化癌。睾丸超声检查见左侧睾丸 1cm 的钙化肿块。睾丸切除结果为在大面积硬化组织中（部分"退化"的肿瘤）内可见生精小管生殖细胞内瘤，给予化疗，盆腔结节体积减小（图 c 中箭头），但腹膜后肿块无变化（d）。腹膜后淋巴结切除结果为坏死组织、纤维化及组织细胞反应，内见转移性畸胎瘤，无生殖细胞成分。

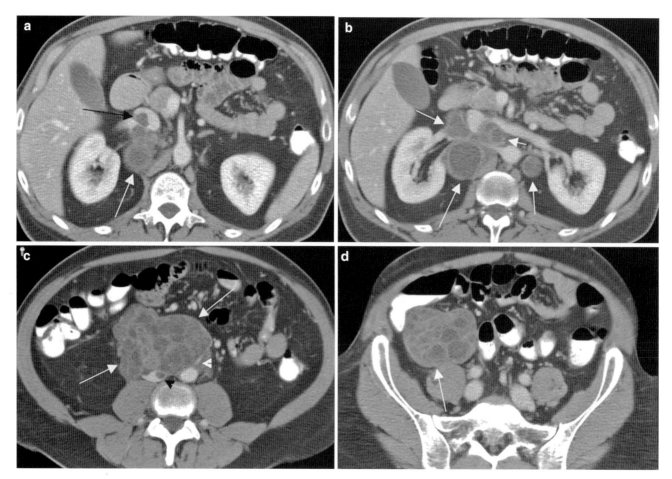

图 6.76 Ⅲ期非精原细胞性生殖细胞瘤化疗后,大部分残余肿块内含畸胎瘤。右侧混合性生殖细胞瘤,主要为畸胎瘤,伴胚胎癌、卵黄囊瘤、成熟性畸胎瘤、未成熟性畸胎瘤、口服造影剂、静脉注射对比剂的腹部轴位 CT 图像。5 个月后显示左侧锁骨上窝和腹膜后病变。图像(a,b)显示大的腹膜后肿大淋巴结(白箭头)伴下腔静脉内栓子(图 a 中黑箭头;图 c 中黑三角箭头)。(c)肠系膜下动脉(白三角箭头)被包绕且被邻近肿块(箭头)牵拉。(d)右侧髂窝囊性肿块(箭头)沿着右侧睾丸静脉蔓延。行化疗后,肿瘤标记物正常,但 CT 图像显示残余巨大肿块伴囊性变。腹膜后结节切除后结果为腹膜后成熟性畸胎瘤和下腔静脉内栓子,主动脉与腔静脉间肿块大部分为成熟性骨骼肌肉成分。在 NSGCT 患者中,约 40%化疗后显示残余肿块为畸胎瘤,良性,但可生长、阻塞、侵犯邻近结构,从而变得不可切除。3%~6%有恶变的风险。畸胎瘤肿块常包含囊性成分。患者 3 年未发病。

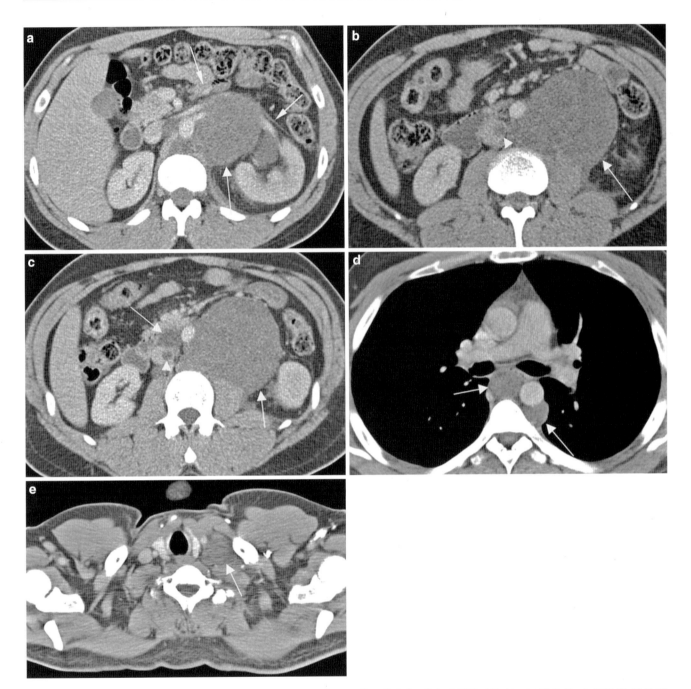

图 6.77　Ⅲ期非精原细胞性生殖细胞瘤化疗后,逐渐增长的睾丸和淋巴结肿块,符合进展性畸胎瘤。25 岁患者,左侧腹痛、甲胎蛋白升高,口服造影剂、静脉注射对比剂的胸部与腹部轴位 CT 图像。推测患者为睾丸生殖细胞瘤而行化疗。化疗过程中,左侧睾丸体积增大且质地变硬,左侧锁骨上窝出现肿块。(a)CT 显示左侧主动脉旁肿块,推挤左肾动脉与静脉向前移位(箭头),并向膈脚后延伸。(b,c)肿块(箭头)延伸至主动脉与腔静脉间、腔静脉后间隙伴下腔静脉侵犯(三角箭头)。(d,e)胸部后纵隔与左侧锁骨上窝肿大淋巴结。睾丸及腹膜后淋巴结切除后结果为成熟性畸胎瘤伴纤维化与局灶性坏死。纵隔肿块证实为成熟性囊性畸胎瘤。腔内肿块为转移性成熟性畸胎瘤。

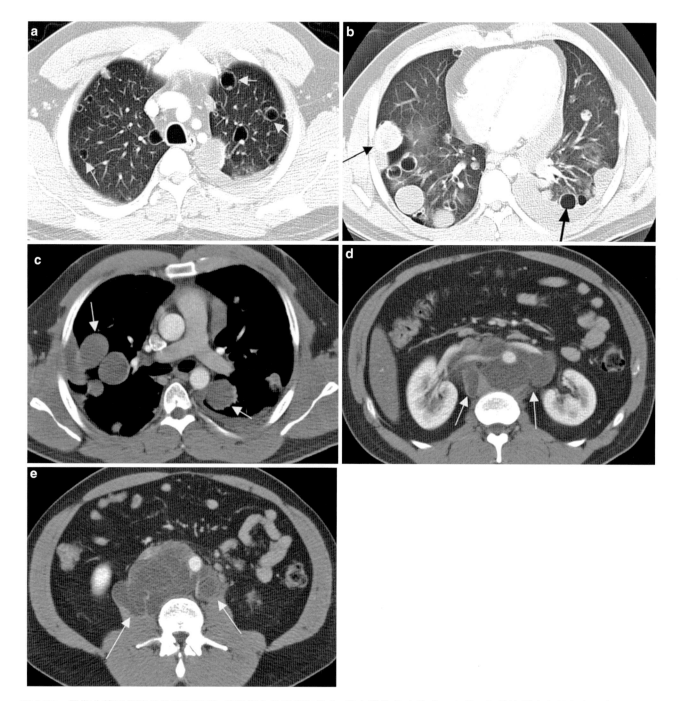

图 6.78　Ⅲ期非精原细胞性生殖细胞瘤，转移瘤在化疗期间增大，符合增长的畸胎瘤。患者 2 年前诊断为右侧睾丸混合型生殖细胞癌（70%胚胎癌、卵黄囊瘤、成熟性畸胎瘤和绒癌伴大量坏死），口服造影剂、静脉注射对比剂的胸部与腹部轴位 CT 图像。胸部 CT 检查（a~c）显示化疗时肺内薄壁囊性、空腔肿块（箭头）。肺功能测试结果显示残余肺容量减小，氧饱和度低于 90%，需要辅助供氧。腹部 CT（d,e）结果显示腹膜后大的囊性肿块（箭头），推挤腹主动脉与下腔静脉向前移位。由于这些肿块表现为囊性，因此治疗时体积增大提示为畸胎瘤，遂行腹膜后肿块切除术。腹膜后淋巴结清扫术（RPLND）结果显示为转移性畸胎瘤，与巨噬细胞聚集和异物巨细胞反应相关。

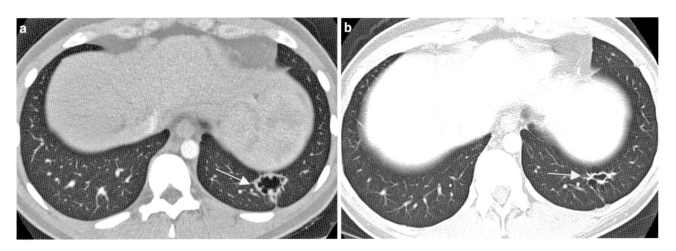

图 6.79　Ⅲ期非精原细胞性生殖细胞瘤,化疗后发生空泡性肺转移和微小可见的肿瘤。左侧睾丸混合性生殖细胞瘤(90%胚胎癌、卵黄囊瘤、成熟性畸胎瘤),口服造影剂、静脉注射对比剂的胸部与腹部轴位 CT 图像。(a)睾丸切除术后 6 周,胸部 CT 检查见左肺下叶肿块(箭头)。(b)化疗后转移性肿块体积增大,残余组织为不规则厚壁囊性肿块(箭头)。无腹膜后肿大淋巴结。6 个月后行肺楔形切除,结果为转移性生殖细胞肿瘤,90%以上为治疗后改变,10%以下为可见的肿瘤组织,主要为成熟性畸胎瘤。初次化疗后,10%~15%的病灶包含可见的生殖细胞瘤。同时行腹膜后淋巴结清扫术,结果示无病灶或畸胎瘤。

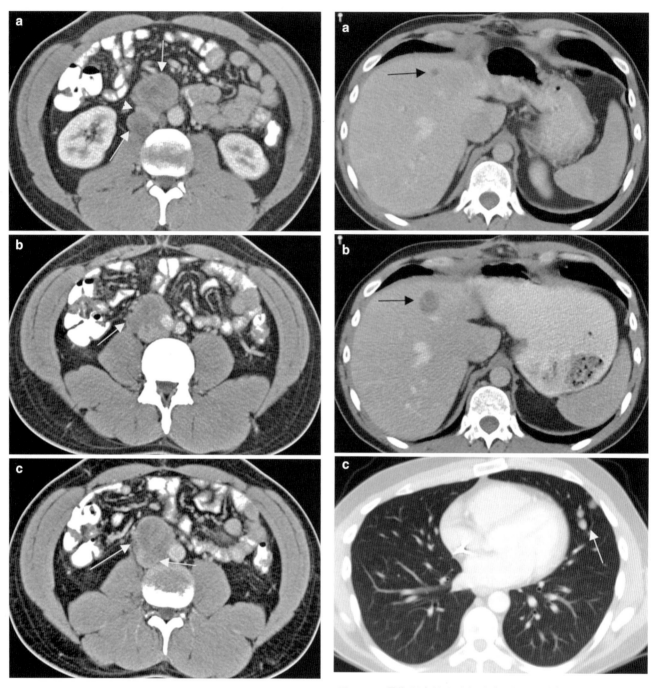

图 6.80　复发性Ⅲ期低风险非精原细胞性生殖细胞瘤。右侧睾丸混合性生殖细胞瘤（主要为胚胎癌、精原细胞瘤和成熟畸胎瘤），口服造影剂、静脉注射对比剂的腹部轴位 CT 图像。(a~c) 腹膜后主动脉与腔静脉间及腔静脉后区复发性肿大淋巴结（箭头）侵犯下腔静脉（图 a 中三角箭头）。在增强的下腔静脉腔内可见下腔静脉前缘不规则的低密度肿块。患者同时伴有肺转移和腹膜后淋巴结增大。化疗后肺内转移灶消失，腹膜后淋巴结减小。腹膜后淋巴结清扫术结果为成熟性畸胎瘤。1 年后，患者因肿瘤标记物升高和腹膜后病变（侵犯下腔静脉病灶）复发来我院随访。患者行 4 个周期的化疗。再次行腹膜后淋巴结清扫术，结果为成熟性畸胎瘤。

图 6.81　Ⅲ期混合性生殖细胞瘤，肺和肝脏复发。30 岁男性患者，口服造影剂、静脉注射对比剂的胸部和腹部轴位 CT 图像，显示肝脏转移（箭头）病灶复发增大（a,b）和肺内转移（c）。因患者此前对化疗反应敏感，认为具有良好的预后，因此行化疗。2 年前，患者因背痛行 CT 检查，显示肺内结节，考虑为转移灶，腹膜后淋巴结增大。考虑到患者年龄及肿瘤的分布，遂行睾丸超声检查，显示右侧睾丸肿瘤。睾丸切除后结果为纯精原细胞瘤。然而 AFP 升高>7000ng/mL，因此患者行类似于 NSGCT 的化疗方案，以及腹膜后淋巴结切除，结果为坏死组织伴肿瘤组织，75% 为畸胎瘤（原始神经外胚层肿瘤），25% 为卵黄囊瘤。

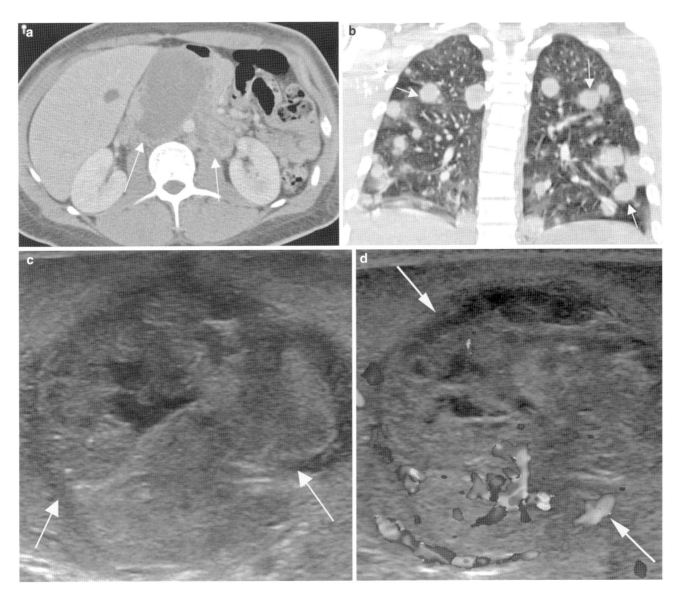

图 6.82　Ⅲ期非精原细胞性生殖细胞瘤伴脑内复发,尽管转移常发生于腹膜后和胸部。20 岁男性患者因,进行性背部疼痛和呕吐,行胸部和腹部轴位 CT 增强检查。腹部 CT 检查(a)示腹膜后结节(箭头)和腔静脉与主动脉间一个巨大的肿块(箭头),包绕下腔静脉。胸片(未显示)显示肺内多发结节,结节在后续胸部 CT 中可见(图 b 中箭头)。(c,d)阴囊超声和彩色多普勒显示一富血供的不均质肿块(箭头)伴混杂回声。睾丸切除后病理结果为混合性生殖细胞瘤,主要为胚胎癌和绒癌、卵黄囊瘤、成熟性畸胎瘤。(待续)(图 d 见彩图)

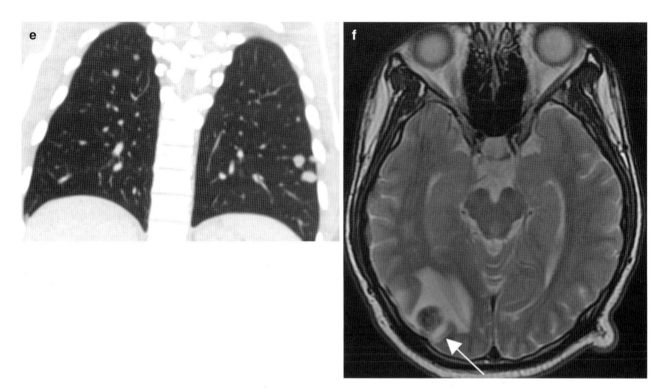

图 6.82(续)　(e)化疗后肺内转移灶减小；(f)患者脑内出现新发转移灶(箭头)，切除转移灶病理结果为绒癌伴出血性坏死。大多数患者在 2 年内复发。80%的患者的复发灶位于腹膜后，生存率低，为 30%~40%。该患者为另外的 20%，复发病灶位于腹膜后间隙外。

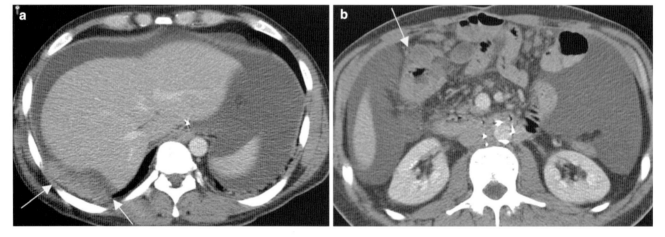

图 6.83　Ⅲ期非精原细胞性生殖细胞瘤伴腹膜晚期复发，患者曾有多发转移灶。NSGCT 患者初次发病后 10 年，口服造影剂、静脉注射对比剂的腹部轴位 CT 检查，显示腹膜病变。患者起初为腹膜后淋巴结增大和肺内转移，行化疗。患者在腹膜后和骨骼内可见多处复发，病理结果为畸胎瘤，后行腹膜后淋巴结清扫术，病理结果为畸胎瘤。(a,b)CT 检查示腹水和腹膜结节样增厚(箭头)。行腹膜切除术来提高长期生存率，已得到组织学证实。病理结果为转移性畸胎瘤伴纤维化和巨噬细胞，但无肿瘤组织。2%~4%的患者在初次诊断 2 年后出现复发，称为晚期复发。因复发病灶常常对化疗耐受，晚期肿瘤复发常须行外科手术。80%的患者病理为生殖细胞瘤，20%为畸胎瘤。复发可发生于任何时间，最长达 32 年，中位时间为 6 年。

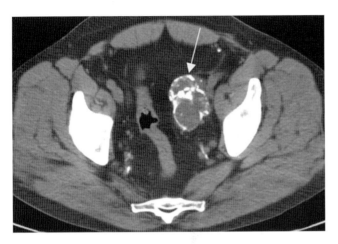

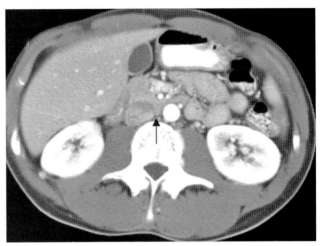

易混淆情况和术后并发症

图 6.84 Ⅲ 期非精原细胞性生殖细胞瘤伴晚期复发,初次发病 31 年后复发。患者 31 年前因 Ⅲ 期非精原细胞性生殖细胞瘤行睾丸切除术并行化疗,30 年前行腹膜后淋巴结清扫,结果显示为成熟性畸胎瘤,切除肺内结节,无肿瘤组织,患者 1 年后(29 年前)出现复发,行化疗。患者现在出现 LDH 升高和渐进性背部疼痛。盆腔 CT 轴位平扫检查(未口服对比剂)显示盆腔左侧肿块伴周围钙化(箭头)。患者同时存在肝脏肿块,肿块切除后结果为肠型腺癌伴 70% 坏死。盆腔肿块活检结果为坏死、钙化和结肠腺癌的纤维碎片。这被认为是之前成熟性畸胎瘤的体细胞突变或体细胞恶变。体细胞突变为肠型腺癌则推荐行放疗。NSGCT 复发的治疗取决于患者是否预后良好。预后良好的患者对化疗敏感,这类患者常行化疗。预后良好的患者在腹膜后或肺部术后初次化疗后无可见的肿瘤组织,认为对化疗完全敏感。对化疗不完全敏感的患者被认为是预后不良。这些患者行大剂量化疗和干细胞移植。

图 6.85 与腹膜后结节相仿的十二指肠。口服造影剂、静脉注射对比剂后的轴位 CT 检查显示主动脉与腔静脉间软组织密度(箭头),表现类似于结节。结节紧邻十二指肠,为正常十二指肠。冠状位重建有助于区别正常的十二指肠与肿大淋巴结。

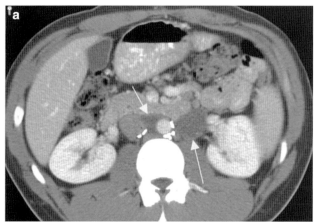

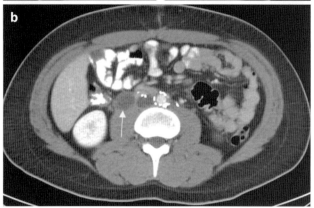

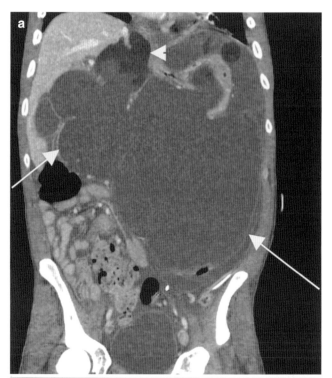

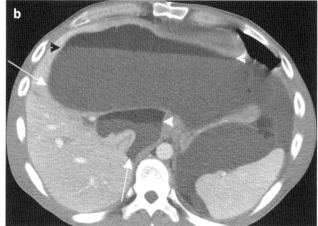

图 6.86 腹膜后淋巴结切除术后淋巴管囊肿。患者 6 个月前因睾丸胚胎癌伴血管侵犯行睾丸切除术,口服造影剂、静脉注射对比剂后的轴位 CT 图像。由于患者具有复发高风险,因此行腹膜后淋巴结切除。左侧主动脉旁 4 个淋巴管、主动脉与腔静脉间 21 个淋巴结切除后均显示为良性。(a)淋巴结切除后 3 个月后 CT 随访显示腹膜后术区液性低密度(箭头),类似于囊性淋巴管瘤,此类病灶常随时间吸收。(b)腹部轴位 CT 检查显示另一例患者行腹膜后淋巴结切除后,腔静脉旁的囊性淋巴管瘤。在超过 450 例患者中,伤口表面的感染占绝大部分,囊性淋巴管瘤占 0.4%,1 例患者出现乳糜性腹水[7]。

图 6.87 腹膜后淋巴结切除后,大量乳糜性腹水。20 岁男性患者,因背痛和呼吸困难静脉注射对比剂后行轴位和冠状位 CT 检查(未显示)示上腔静脉肿块,经心脏延伸至肺动脉。肿块切除后证实为生殖细胞性转移性肉瘤。右侧睾丸超声检查见一个小的肿块,睾丸切除后为瘢痕,类似于退化肿瘤。患者随后行化疗和腹膜后淋巴结切除,结果为畸胎瘤与转移性肉瘤(几个淋巴结)。腹膜后淋巴结切除术后,患者出现腹胀。(a)冠状位 CT 检查显示中等量腹腔积液(箭头)伴一些低密度区(三角箭头)。(b)轴位 CT 显示腹腔积液(箭头)内含脂-液平面(三角箭头),符合乳糜性腹水。患者采取低脂饮食后,因仍存在腹胀,置入腹腔引流管,乳糜性腹水每日排出量约为 1L。进一步限制患者饮食,无给予脂肪类完全肠外营养,乳糜性腹水量减少。

鸣谢：感谢 Hans Michell 先生在图片方面的大力帮助。

（白旭　译）

参考文献

1. Carver BS, Sheinfeld J. Germ cell tumors of the testis. Ann Surg Oncol. 2005;12:871–80.
2. Husband JE, Koh DM. Multimodality imaging of testicular tumors. Cancer Imaging. 2004;4:S1–7.
3. Hahn N, Foster RS. Testis cancer. In: Markman M, editor. Atlas of cancer. 2nd ed. Philadelphia: Springer; 2008. p. 488–99.
4. Woodward PJ, Sohaey R, O'Donoghue MJ, Green DE. From the archives of the AFIP: tumors and tumorlike lesions of the testis: radiologic-pathologic correlation. Radiographics. 2002;22:189–216.
5. Hilton S, Herr HW, Teitcher JB, et al. CT detection of retroperitoneal lymph node metastases in patients with clinical stage I testicular nonseminomatous germ cell cancer: assessment of size and distribution criteria. AJR Am J Roentgenol. 1997;169:521–5.
6. Eggener SE, Carver BS, Sharp DS, et al. Incidence of disease outside modified retroperitoneal lymph node dissection templates in clinical stage I or IIa nonseminomatous germ cell testicular cancer. J Urol. 2007;177:937–42.
7. Jacobsen NE, Foster RS, Donohue JP. Retroperitoneal lymph node dissection in testicular cancer. Surg Oncol Clin N Am. 2007;16:199–220.
8. Sohaib SA, Koh DM, Husband JE. The role of imaging in the diagnosis, staging, and management of testicular cancer. Am J Roentgenol. 2008;191:387–95.
9. Sohaib SA, Koh DM, Barbachano Y, et al. Prospective assessment of MRI for imaging retroperitoneal metastases from testicular germ cell tumours. Clin Radiol. 2009;64:362–7.
10. Carver BS, Sheinfeld J. Management of post-chemotherapy extra-retroperitoneal residual masses. World J Urol. 2009;27:489–92.
11. Panicek DM, Toner GC, Heelan RT, Bosl GJ. Nonseminomatous germ cell tumors: enlarging masses despite chemotherapy. Radiology. 1990;175:499–502.
12. Kollmannsberger C, Oechsle K, Dohmen BM, et al. Prospective comparison of [^{18}F]fluorodeoxyglucose positron emission tomography with conventional assessment by computed tomography scans and serum tumor markers for the evaluation of residual masses in patients with nonseminomatous germ cell carcinoma. Cancer. 2002;94:2353–62.
13. De Santis M, Becherer A, Bokemeyer C, et al. 2-18fluoro-deoxy-D-glucose positron emission tomography is a reliable predictor for viable tumor in postchemotherapy seminoma: an update of the prospective multicentric SEMPET trial. J Clin Oncol. 2004;22:1034–9.
14. Feldman DR, Bosl GJ, Sheinfeld J, Motzer RJ. Medical treatment of advanced testicular cancer. JAMA. 2008;299:672–84.
15. Dogra VS, Gottlieb RH, Oka M, Rubens DJ. Sonography of the scrotum. Radiology. 2003;227:18–36.
16. Connor S, Guest P. Conversion of multiple solid testicular teratoma metastases to fatty and cystic liver masses following chemotherapy: CT evidence of "maturation". Br J Radiol. 1999;72:1114–6.

第 **7** 章　化疗成像概述

Jean M. Torrisi，Tunc A. Iyriboz，Han Xiao

接受化疗或靶向分子治疗的患者需要由指定的肿瘤专家定期进行毒性评估。一些毒性有影像学表现（见表7.1）。有时对于临床上怀疑毒性的患者，肿瘤专家需要请影像学医生评估是否有相关的影像学表现。例如，在睾丸转移性生殖细胞肿瘤治疗期间发生的博来霉素诱导的肺毒性。一些经典的化疗药物，特别是新型的靶向治疗试剂伴随的毒性往往没有临床症状却有影像学表现[1]。因此影像学医生可能首先检测到这类毒性。本章总结了泌尿生殖系统肿瘤在治疗期间较常见的副作用的治疗方案和影像学表现。

肾细胞癌

转移性肾细胞癌的治疗选择

作为新型靶向分子试剂的开发成果，近年来晚期肾细胞癌（RCC）的治疗已经取得了重大进展[2-5]。这些包括血管内皮生长因子受体（VEGFR）酪氨酸激酶抑

J.M. Torrisi, M.D. (✉)
Department of Radiology, Memorial Sloan Kettering Cancer Center,
136 Mountain View Boulevard, Basking Ridge, NJ 07920, USA
e-mail: torrisij@mskcc.org

T.A. Iyriboz M.D.
Department of Radiology, Memorial Sloan-Kettering Cancer Center,
1275 York Avenue, New York, NY 10065, USA
e-mail: iyribozt@mskcc.org

H. Xiao, M.D.
Department of Medicine,
Memorial Sloan-Kettering Cancer Center at Basking Ridge,
136 Mountain View Boulevard, Basking Ridge, NJ 07920, USA
e-mail: xiaoh@mskcc.org

表7.1　泌尿生殖肿瘤化学治疗所致毒性作用的影像学证据

药剂	器官	毒性作用
贝伐单抗	胃肠道	胃肠道穿孔、积气、出血
博来霉素	肺	间质浸润/纤维化
顺铂	血管	动静脉血栓形成
依托泊苷	继发性恶性肿瘤	白血病
吉西他滨	肺	毛细血管渗漏综合征、弥散性肺损伤、肺泡出血
	血管	动静脉血栓形成
白细胞介素-2	肺	间质水肿、毛细血管渗漏综合征
氨甲蝶呤	肺	过敏性肺炎、COP、非心源性肺水肿
舒尼替尼/索拉菲尼	胃肠道	肠炎
坦西莫司/依维莫司	肺	毛玻璃样浸润、COP

制剂（TKI）、mTOR 抑制剂和 VEGFR 单克隆抗体。被美国食品和药物管理局批准用于治疗晚期 RCC 的三种口服 VEGFR TKI 药物包括舒尼替尼、索拉非尼和帕唑帕尼。这些试剂抑制参与细胞增殖的多种酪氨酸激酶，包括在大多数散发性透明细胞 RCC 中被激活的 VEGFR 和血小板衍生生长因子受体 （PDGFR）[5,6]。mTOR 抑制剂、坦罗莫司和依维莫司抑制由被称为西罗莫司的哺乳动物靶标的蛋白激酶（mTOR）代表的关键细胞内途径[6]。抑制这种关键的细胞内途径导致细胞增殖、细胞生长和肿瘤血管发生中断。抗 VEGF 单克隆抗体贝伐单抗通过结合循环 VEGF 发挥其抗血管生成作用。目前的证据支持使用舒尼替尼、帕唑帕

尼和贝伐珠单抗加 α−干扰素的组合治疗初次接受治疗的有低风险和中等风险的 RCC 患者,以及使用替西罗莫司治疗首次接受治疗的低风险 RCC 患者的效用。标准二线治疗包括对细胞因子难治的患者使用索拉非尼和帕唑帕尼,对 VEGFR TKI 治疗失败的患者使用依维莫司,以及最近刚获批准的对先前接受过舒尼替尼、替西罗莫司、贝伐单抗或细胞因子系统治疗的患者使用阿西替尼[3,4,7-13]。

应用免疫治疗细胞因子白细胞介素 (IL)−2 和干扰素 (INF)−α 的历史疗法仍为某些晚期 RCC 选择性病例的保留选择,但具有越来越少的临床影响[4]。这些疗法与显著毒性相关,特别是 IL−2 相关的毛细血管渗漏综合征[14,15]。

转移性肾细胞癌免疫治疗及靶向治疗的显著毒性的影像学依据

白细胞介素−2

IL−2 治疗最常见和最严重的并发症是以低血压、全身性水肿和肾功能不全为特征的毛细血管渗漏综合征[16]。接受 IL−2 治疗的患者在治疗后的 2~8 天内可能出现伴有胸膜和心包积液的间质性肺水肿,并可能发展成为弥散性肺泡性肺疾病,这种疾病类似于成人呼吸窘迫综合征[17,18]。这些病变可能通过胸部 X 线片或 CT)发现。大多数情况下,如果及时中断治疗,该综合征是可逆的。

VEGF 抗体治疗:舒尼替尼、索拉菲尼、帕唑帕尼、贝伐单抗

VEGF 抑制剂(包括舒尼替尼、索拉菲尼、帕唑帕尼和阿西替尼)最常见的不良反应包括高血压(HTN)、疲劳、手足综合征(HFS)、厌食、黏膜炎、腹泻、甲状腺功能减退、脂肪酶升高、代谢紊乱和骨髓抑制。使用单克隆抗体贝伐单抗治疗过程中最常见的毒性反应包括高血压、蛋白尿、出血、血栓形成和胃肠道(GI)穿孔[19-20]。有报道称,3%患者在使用帕唑帕尼治疗时并发动脉血栓形成[8]。

舒尼替尼治疗期间的腹泻或腹痛在影像学中可能表现为新发的肠壁增厚。舒尼替尼相关性肠炎可以累及小肠的任何一部分,伴随近段空肠以及中段、远段小肠的增厚(图 7.1 至图 7.3)。

6%~20%的 RCC 患者在接受舒尼替尼治疗后会发生腹泻[19-20]。初始治疗后发生腹泻的时间多种多样。目前影像学证实肠炎的频率还未见报道,可能低于临床相关的腹痛、腹胀、腹泻。一方面,影像学表现异常但不同时伴有临床症状,因此被认为是"无症状的";另一方面,影像学的异常表现先于临床表现(图 7.2)。药物诱导的腹泻可以通过减少剂量来控制,但通常不需要停药[19]。舒尼替尼诱导的临床或影像学证实的肠炎具有自限性(图 7.1)。

其他可能发生的胃肠道并发症包括积气症(图 7.4)和出血(图 7.5)。有报道称在某种类型的化学治疗过程中会发生肠积气,在分子靶向治疗中,使用贝伐单抗(一种抗 VEGFR 治疗药)亦会引发肠积气。积气症可能是无症状的,多由常规的影像学检查首次发现。在没有发生腹膜炎的情况下通常采用保守治疗[23]。

替西罗莫司/依维莫司

诸如替西罗莫司和依维莫司的 mTOR 抑制剂相关的毒性作用,包括皮疹、黏膜炎、代谢异常(高甘油三酯、高血糖、低磷血症)、血小板减少症及非特异性肺炎[19]。

有近 15%使用依维莫司治疗的患者发生肺炎[24]。临床表现为咳嗽、呼吸困难或咳嗽伴呼吸困难。使用依维莫司和替西罗莫司治疗期间,由影像学检测到的新发的无症状肺炎的概率为 39%~50%[24,25]。在使用替西罗莫司和依维莫司治疗期间,新发肺部病变的高概率反映出临床上不能检测到的低药物毒性[24]。肺部病变在治疗开始后的 3~37 周发生[24]。影像学可表现为斑片状毛玻璃样浸润、多发隐源性机化性肺炎(COP)伴牵拉性支气管扩张(图 7.6 至图 7.8),影像表现多样且随时间改变。治疗方法包括药物戒断、减少剂量或激素治疗[24]。

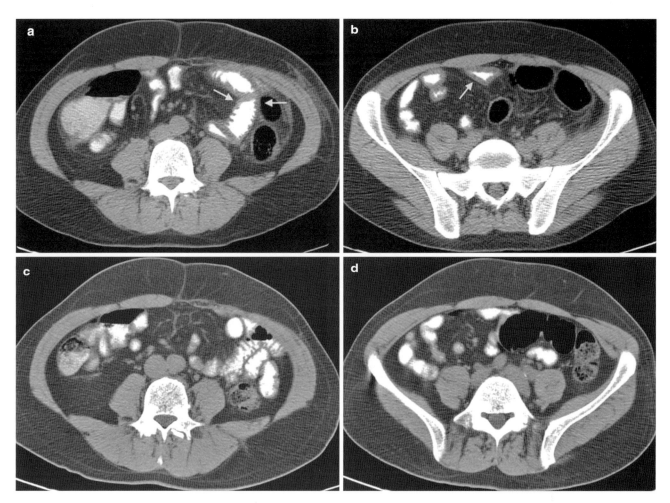

图 7.1   舒尼替尼治疗转移性 RCC 所致肠炎的 CT 图像。一例肾切除术后的患者出现转移性复发,并开始每天口服舒尼替尼 50mg,持续 4 周,间断 2 周。患者在治疗第一个周期末发生 I 度黏膜炎、神经疾病、皮肤损害及鼻出血。该患者继续行姑息治疗,并且疗效良好。在第 7 个周期的间歇期,患者自诉发生自限性的腹痛及痉挛。2 周后,行常规随访 CT 检查,显示病情稳定,并发现新发的轻度小肠壁增厚。有代表性的中下腹部轴位 CT 显示一些中部肠环(图 a 中箭头)和远端小肠(图 b 中箭头)肠壁轻度增厚。在第 8 个周期中,患者出现一段时间的腹痛及腹泻。但患者要求不减少剂量,继续治疗。在第 9 个周期末,临床症状及影像表现消失(c,d)。继续行间歇性化疗的治疗方案。

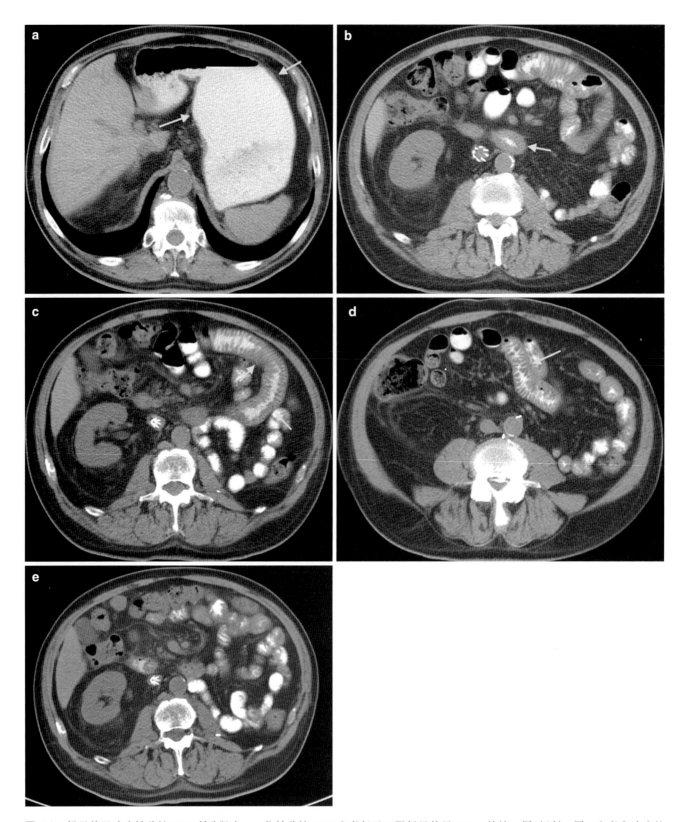

图 7.2 舒尼替尼治疗转移性 RCC 所致肠炎。一位转移性 RCC 患者每天口服舒尼替尼 50mg，持续 4 周，间断 2 周。患者在治疗的第 1 个周期出现轻度恶心，在第 3 个周期出现Ⅲ度 HFS。在第 4 个周期的治疗后行随诊 CT，显示明显的治疗后好转。在第 6 个周期治疗后复查 CT，显示病情稳定，偶然发现小肠壁增厚。轴位 CT 显示胃轻度扩张（图 a 中箭头），十二指肠交叉处肠壁增厚（图 b 中箭头所示），近端空肠肠壁轻度增厚（图 c 中箭头），以及远端小肠肠壁增厚（图 d 中箭头）。患者在行检查时无症状，但在接下来的治疗周期中患者多次发生恶心、呕吐。患者继续以常规药量接受姑息治疗，但在治疗过程中因高血压恶化而暂停。此后的随诊 CT(e)显示胃肠道毒性表现缓解。最终舒尼替尼的治疗因疾病的进展而终止。

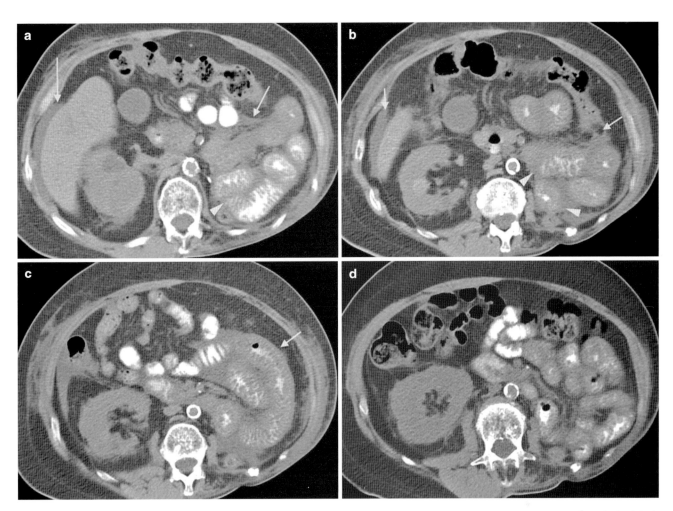

图 7.3　舒尼替尼治疗转移性 RCC 所致肠炎。一例转移性 RCC 患者每天口服舒尼替尼 50mg,持续 4 周,间断 2 周。患者自诉在治疗的前 4 周出现腹胀。第 1 周期的随访 CT 平扫显示出良好的治疗反应,出现新发的少量腹腔积液及肠系膜绞合(图 a 中箭头)。近端结肠肠壁增厚是由于初次阅片时患者处于胃肠胀气的状态(图 a 中箭头)。在第 2 个治疗周期中,患者诉全身不适、疲劳、腹部肿胀。在第 2 个周期末复查 CT,显示病情稳定,少量腹腔积液较前无变化、肠系膜绞合(图 b 中箭头),以及中到重度近端小肠壁增厚(图 b 中箭头)。肠壁增厚持续存在,不同的是出现了新发的水肿、出血、感染或炎症。在第 3 个周期的前 4 周,患者腹围增加,并在该周期末的后 2 周内恢复正常。第 3 周期后 CT 检查示小肠壁增厚持续存在(图 c 中箭头)。因患者足底部出现褥疮,减少了舒尼替尼的剂量。第 5 个周期后的随访 CT 显示腹水消失,肠系膜浸润及小肠壁增厚明显好转(d),腹部水肿的临床症状也有所好转。

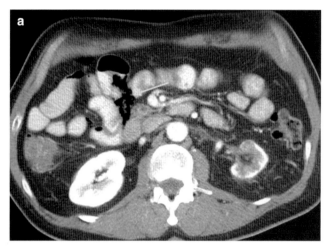
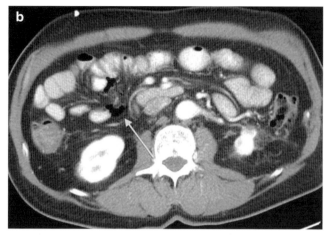

图7.4　舒尼替尼治疗转移性RCC所致肠积气。一例患者在治疗转移性RCC的临床试验中被随机分配到帕唑帕尼组,但由于疾病进展而将药物换为舒尼替尼。在第1周期末,患者出现Ⅲ度中性粒细胞减少。而后治疗暂时停止,减少药物剂量后重新开始。第3周期末的随访CT示病情稳定并出现小肠积气,表现为中腹部小肠肠管内散在或线性排列的气泡(图a中箭头)。亦可见肠系膜内的积气(图b中箭头)不伴门静脉积气。患者未出现相应临床症状。治疗暂时中止,将药物剂量再减少后继续治疗,此后未出现异常表现。

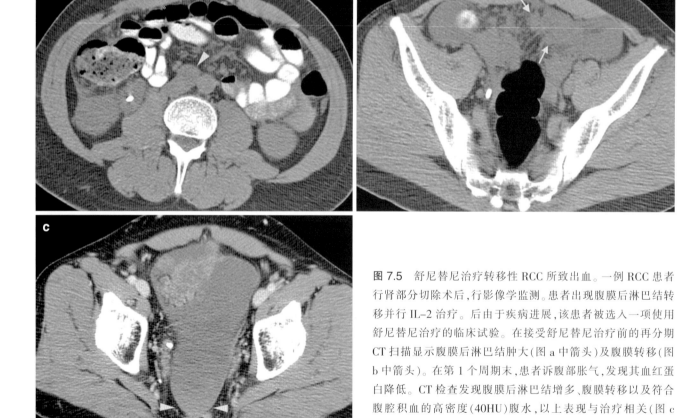

图7.5　舒尼替尼治疗转移性RCC所致出血。一例RCC患者行肾部分切除术后,行影像学监测。患者出现腹膜后淋巴结转移并行IL-2治疗。后由于疾病进展,该患者被选入一项使用舒尼替尼治疗的临床试验。在接受舒尼替尼治疗前的再分期CT扫描显示腹膜后淋巴结肿大(图a中箭头)及腹膜转移(图b中箭头)。在第1个周期末,患者诉腹部胀气,发现其血红蛋白降低。CT检查发现腹膜后淋巴结增多、腹膜转移以及符合腹腔积血的高密度(40HU)腹水,以上表现与治疗相关(图c中箭头)。此后减少了剂量,但患者仍对舒尼替尼发生多种反应,因此为该患者选择了进一步治疗的其他方法。

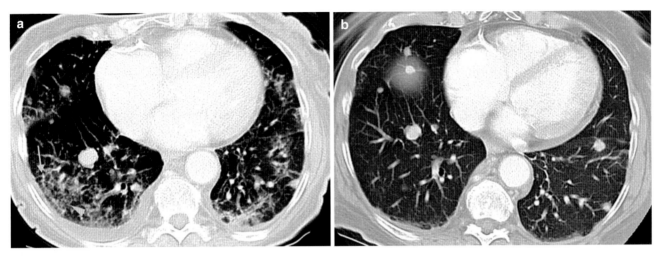

图 7.6　坦西莫司治疗转移性 RCC 所致肺炎。一例在初次行肾切除术几年后发生肺转移的患者，接受了舒尼替尼及索拉菲尼治疗。后病情进展，该患者的治疗方案改为使用坦西莫司治疗，剂量采用标准的每周给药方案。4 周后在行 CT 用于治疗评估时发现无症状的肺间质浸润。与治疗前 CT 图像(b)比较，肺下叶的轴位图像显示新发的外周粗网状间质增厚(图 a 中箭头)以及少量毛玻璃样密度影(图 a 中三角箭头)。最终由于患者白细胞及血小板减少停用坦西莫司。

膀胱癌

膀胱尿路上皮癌的治疗选择

非肌肉侵袭性尿路上皮肿瘤(曾称为浅表性膀胱癌)的治疗方法为经尿道切除配合膀胱内辅助化疗或 BCG 免疫治疗。膀胱内 BCG 治疗的并发症见第 3 章。

肌肉侵袭性尿路肿瘤的标准治疗方法为，男性行根治性膀胱前列腺切除术，女性行前部盆腔膀胱切除术，两者都须行双侧盆腔淋巴结清扫术及尿道引流术。30%~50% 的患者在行膀胱切除术时进行临床分期[26]。局部病变晚期的患者在行膀胱切除术之前应用新辅助化疗，这是针对发生在局部边缘的微小转移的一种有效的早期治疗，这种微小转移可能在确诊侵袭性膀胱癌之前就已发生[27]，但目前还没有充足的证据来支持这种辅助化疗[28]。

已发生转移的晚期尿路上皮肿瘤的治疗方法主要为姑息性的化疗。过去标准的治疗方法为 MVAC(甲氨蝶呤+长春新碱+多柔比星+顺铂)疗法。MVAC 化疗方案的毒性作用包括黏膜炎、中性粒细胞减少性发热以及药物相关性死亡[29]。联合使用吉西他滨和顺铂(GC)可以使药物毒性减弱，为转移性尿路上皮肿瘤和新辅助化疗方案提供了新的选择[30]。

化疗药物治疗膀胱尿路上皮肿瘤的毒性作用的影像学依据

甲氨蝶呤

2%~8% 的患者使用甲氨蝶呤治疗后表现为肺部毒性，典型表现为过敏性肺炎[31]。大多数患者在接受治疗的第一年内发病，通常发生在首次治疗后的数周到数月之内。症状伴有高热、干咳、严重的呼吸困难、低氧血症、外周性嗜酸性粒细胞增多症，停止治疗和激素治疗有很好的效果[31]。影像学可以表现为双肺间质性肺炎进展为肺泡浸润和胸腔积液。其他肺部表现包括 COP 和非心源性肺水肿。

吉西他滨

吉西他滨的肺部毒性少见但严重[31]。其肺部毒性作用可能导致毛细血管渗漏综合征、弥漫性肺泡损伤或肺泡出血[32]。毒性作用可能发生在刚刚使用药物时，也可能发生在首次治疗后的几周内。临床症状表现为干咳、呼吸困难、用力呼吸时的细湿啰音，体检时表现为低体温。激素治疗效果较好，但并不普遍，也有毒性作用致死的报道[34,35]。

吉西他滨的血管毒性包括动静脉血栓形成、毛细血管渗透综合征(如上所述)、坏死性血管炎、急性冠心病、末梢缺血以及血液病(如血栓性微血管病变)[35]。坏死性血管炎可能累及许多器官，如肌痛伴四肢肿胀、小肠结肠炎。目前已有吉西他滨致肾梗死、脾梗死

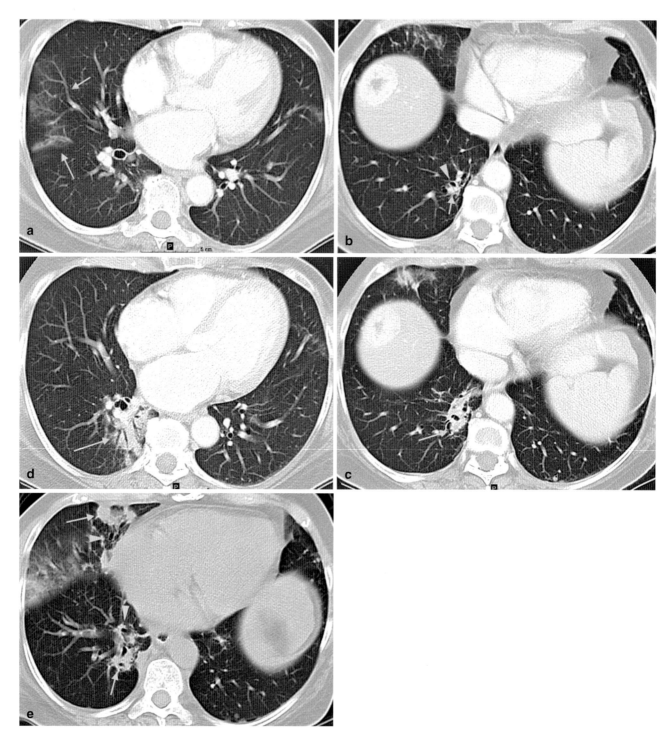

图 7.7 坦西莫司治疗转移性 RCC 所致肺炎。患者最初使用舒尼替尼联合索拉菲尼治疗,期间疾病进展,开始使用坦西莫司治疗。在使用坦西莫司的初期,患者出现逐渐加重的干咳,且伴有间歇性低热。胸片示"非典型肺炎"。该患者在接受抗生素治疗期间仍有间歇性发热。在首次化疗后 3 个星期的首次 CT 检查显示多灶性浸润。肺下叶两个不同水平的轴位图像显示右肺中叶新发的外周毛玻璃样浸润(图 a 中箭头)及右肺下叶斑片状实变(图 b 中箭头)伴支气管扩张(图 b 中箭头)。CT 报告结果均是经过对感染或炎症过程进行了鉴别诊断而得出的。患者呼吸系统症状轻微,治疗持续进行。第 7 周的随诊 CT 显示部分实变好转,部分实变加重。图 7.7a,b 中同水平轴位图像显示左肺中叶毛玻璃样浸润好转,左肺下叶 COP 浸润加重伴随持续存在的支气管扩张(图 c 和图 d 中箭头)。化疗第 13 周后随诊 CT 显示肺泡性肺疾病进展,右肺中叶前段及右肺下叶外周 COP 浸润(图 e 中箭头)伴支气管扩张(图 e 中三角箭头)。患者呼吸系统症状仍然轻微。呼吸科会诊认为,伴随轻微呼吸道症状的慢性进行性的肺部浸润是坦西莫司治疗引发的肺炎所致。患者由于间歇性发热行支气管镜检查,发现非特异性间质性炎症及无感染的机化性肺炎。治疗继续进行,并开始使用激素治疗,患者临床及影像学表现都有所好转。

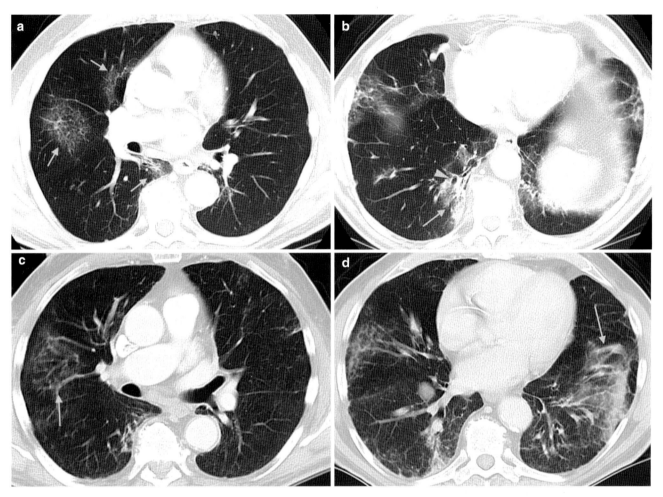

图 7.8　坦西莫司治疗转移性 RCC 所致肺炎。一例肺部转移的 RCC 患者，在行舒尼替尼治疗病情进展后改为坦西莫司治疗。在使用坦西莫司治疗 8 周后，随诊 CT 显示治疗反应性改变及左肺中叶新发的毛玻璃样浸润(图 a 中箭头)和肺下叶 COP 浸润(图 b 中箭头)伴支气管扩张(图 b 中三角箭头)。浸润为新发病变，符合感染或炎症表现，有可能是治疗所致。该患者由于上呼吸道感染接受了抗生素治疗。6 周后，患者诉持续性干咳。复查 CT，示左肺中叶毛玻璃样浸润好转(图 c 中箭头)，左肺下叶新发外周毛玻璃样浸润(图 d 中箭头)符合感染或炎症表现。坦西莫司治疗持续进行，患者呼吸困难的症状显著改善，随诊 CT 显示肺部浸润好转。

等动脉事件的报道。

顺铂

　　顺铂的血管毒性同样包括动静脉事件(见"睾丸癌"部分)。顺铂的血管毒性作用已在治疗头颈部肿瘤、泌尿生殖器肿瘤、淋巴癌、乳腺癌方面有所报道[36]。顺铂用于膀胱尿路上皮肿瘤治疗后的血管并发症，主要包括深静脉血栓、肺栓塞、动脉血栓和心绞痛[37]。多数发生在化疗的前两个周期。

睾丸癌(生殖细胞瘤)

生殖细胞瘤的治疗选择

　　生殖细胞瘤(GCT)的治疗方法取决于肿瘤细胞的起源、病理类型、危险分层以及确诊时的分期。治疗方法包括手术、放疗及化疗。未累及淋巴血管和睾丸网

的精原细胞瘤或非精原细胞性生殖细胞瘤(NSGCT)
Ⅰ期患者可以行睾丸切除术并行术后监测。其他精原
细胞瘤或非精原细胞性生殖细胞瘤Ⅰ期及Ⅱ期早期
的患者须行腹膜后淋巴结清扫术。系统性化疗在GCT
晚期及纵隔原发性GCT患者的长期治疗中有很关键
的作用。四个周期的依托泊苷联合顺铂(EP)疗法已经
成为GCT高危患者的优先选择,除此之外,也可以选
用三个周期的博来霉素联合依托泊苷、顺铂(BEP)疗
法。GCT中危或低危的患者主要使用四个周期的BEP
疗法。BEP的急性毒性作用主要包括骨髓抑制(伴有
中性粒细胞减少性败血症、血小板减少症和出血的风
险)、恶心、呕吐、脱发、皮疹、肺炎、神经病、肾毒性、耳
毒性、不育及雷诺现象。

精原细胞瘤的放射治疗伴有继发性恶性肿瘤、
心血管毒性和不育的风险[38,39]。NSGCT的腹膜后淋巴
结切除术(RPLND)有致逆行射精的风险。通过改良
术式及神经保护技术已经降低了这种并发症的发病
率[40]。

化疗药物治疗睾丸癌的显著毒性的影像学依据

博来霉素

博来霉素诱发的毒性作用可能发生在首次治疗
后的数周至数月,临床表现包括发热、干咳、进行性呼
吸困难。肺部的病变,如隐匿性机化性肺炎(COP)及伴
有嗜酸性粒细胞增多的过敏性肺炎都有可能发生,但
多数患者主要表现为亚急性或慢性的间质性肺炎[39,41]。
常表现为双肺网状或结节状浸润,并可能发展为肺泡
浸润,最终表现为纤维化(图7.9)[42]。

毒性作用明确的危险因素包括博来霉素的剂量、
患者的年龄以及肾功能受损[42]。其他可能的危险因素
包括氧疗、射线暴露史、吸烟史、肺转移。

顺铂

使用顺铂治疗期间可能发生静脉血栓形成、肺栓
塞,但主要在高凝状态的恶性肿瘤治疗过程中发生
(图7.10)。

顺铂治疗GCT所致的动脉血管事件如脑血管意
外、动脉闭塞已有报道[38,43-45]。报道的血栓栓塞事件包
括脾梗死及累及髂外动脉、腘动脉及下肢血管的外周
动脉闭塞(图7.11)[45,46]。

长期应用BEP

使用BEP治疗的睾丸癌存活者同样存在发生继
发性恶性肿瘤和心血管疾病的风险[38,39]。10%的GCT
患者在接受化疗后的20年内并发心绞痛或心肌梗
死。放疗和化疗联合疗法的风险最大,尤其是对纵隔
的放疗。已有胸膜、腹部、胰腺、膀胱、腹膜后及结缔组
织继发性恶性肿瘤的报道。化疗后(主要使用依托泊
苷)继发血液系统恶性肿瘤(如骨髓异常增生综合征、
继发性白血病)的风险大大增加[38]。其他慢性毒性作用
包括胃肠道功能紊乱(肠血管病变、肝胆疾病和溃
疡)、心血管疾病、感染、呼吸系统疾病、不育、焦虑、雷
诺现象、耳毒性以及持续性神经病变[38]。

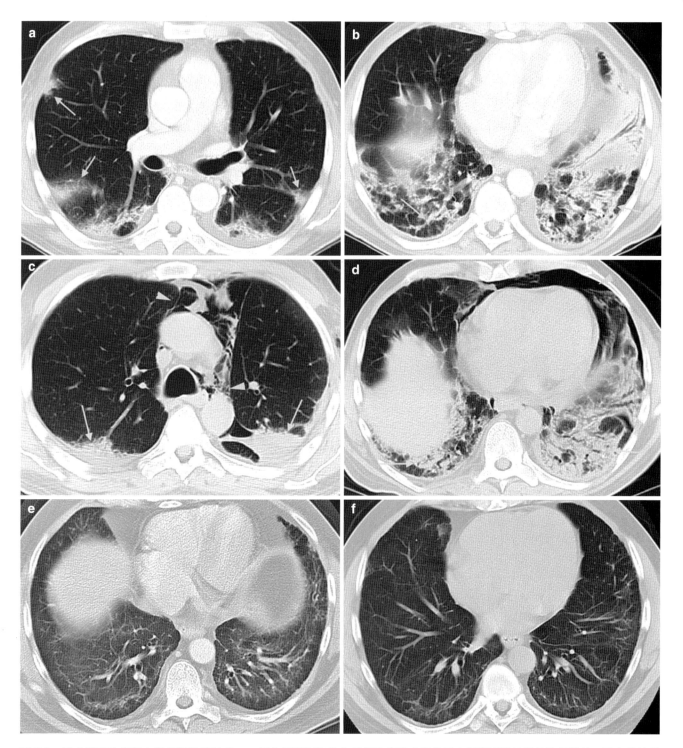

图 7.9 博来霉素治疗睾丸癌期间诱发肺炎。一例非精原细胞性生殖细胞瘤患者伴发巨大腹膜后淋巴结及肺部转移。该患者接受 BEP 治疗。完成治疗后,患者诉呼吸困难。胸部 CT 扫描示双肺外周实变,提示 COP(图 a 中箭头)及双侧肺底粗网状间质增厚(图 b 中箭头)。CT 改变符合感染或肺炎及药物毒性作用表现。该患者接受了肺炎治疗,2 周后的随诊 CT 显示新发及加重的实变和纵隔气肿。CT 显示肺上叶外周出现新发实变(图 c 中箭头),肺下叶实变加重(图 d 中箭头,与图 b 比较),出现新发左侧气胸及纵隔气肿(图 c 和图 d 中三角箭头)。患者逐渐接受激素治疗,并在博来霉素所致肺部毒性作用缓解后接受了腹膜后淋巴结切除术。在 BEP 化疗完成后的第 1 年(e)和第 4 年(f)分别行 CT 扫描,显示轻度间质性纤维化伴支气管扩张。

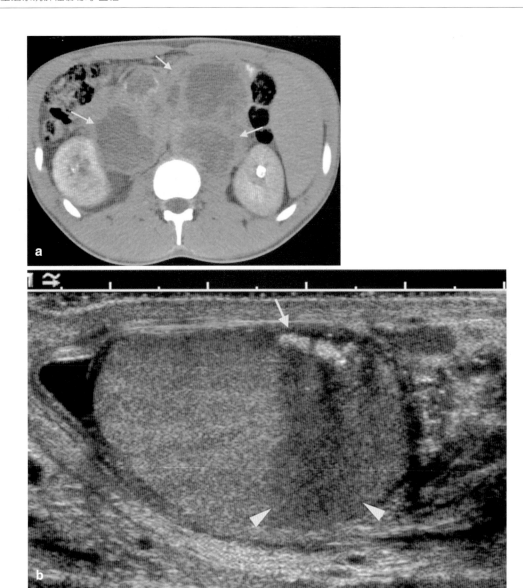

图 7.10　顺铂治疗睾丸癌期间诱发动脉栓塞。一例伴巨大腹膜后结节(图a中箭头)及内脏转移(未显示)的 GCT 患者,腹膜后肿块的病理结果为广泛坏死性转移性绒毛膜癌。阴囊超声示显示粗大钙化(图 b 中箭头)后伴声影(图 b 中三角箭头),未发现肿块,符合"退化"GCT。肿瘤标记物显示人绒毛膜促性腺激素和乳酸脱氢酶升高。该患者开始接受以顺铂为基础的化疗,方案为紫杉醇、异环磷酰胺、顺铂(TIP),临床反应良好(血清肿瘤标记物下降),随后的影像学表现证实有良好的治疗反应。化疗完成后的 CT 显示腹膜后及盆腔肿大淋巴结显著缩小(图 c 中箭头),双肺下叶动脉血栓形成(图 d 中箭头)。随诊 CT 显示残余肿块及腹膜后淋巴结复发(图 e 中箭头)。患者在一个疗程的抗凝治疗后行残余病灶的再切除。(待续)

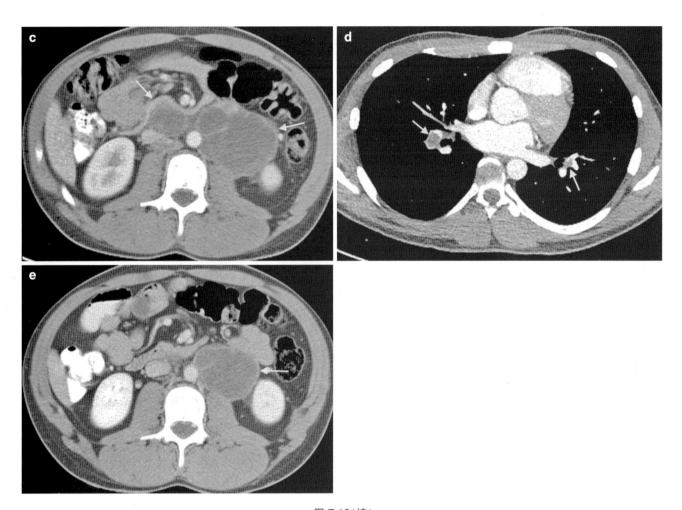

图 7.10(续)

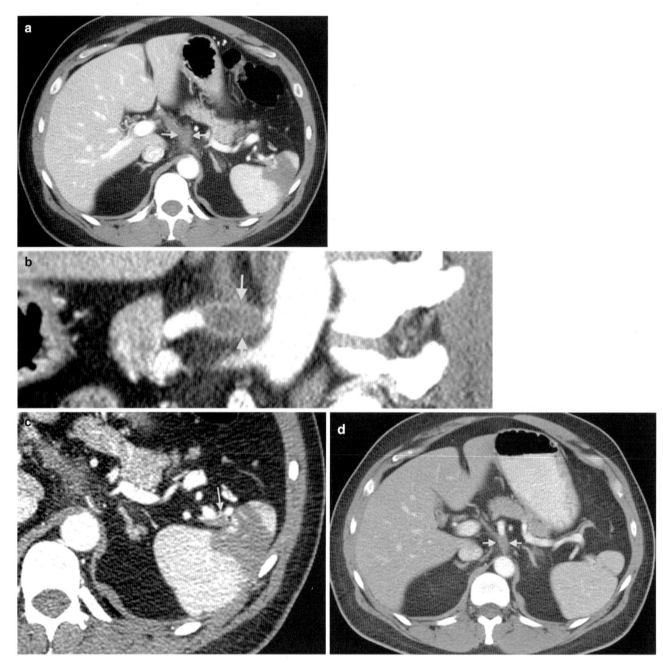

图 7.11 顺铂治疗睾丸癌期间诱发动脉栓塞。一例非精原细胞性生殖细胞瘤患者行根治性睾丸切除术后被诊断为胚胎瘤。分期 CT 扫描发现腹膜后肿大淋巴结,此时该患者已经开始接受包括 EP 在内的系统性化疗。一个周期的 EP 治疗后,患者出现轻度恶心以及左上腹疼痛。轴位 CT(图 a 中箭头)及矢位面(图 b 中箭头)图像发现腹腔动脉血栓、肝右动脉血栓以及符合脾梗死表现的脾外周新发楔形缺损(a)。脾门高分辨率增强 CT 显示一支脾小动脉远端分支梗死(图 c 中箭头)。该患者接受了抗凝治疗。随访 CT 显示腹腔、肝脏动脉血栓及脾梗死好转(图 d 中箭头)。考虑到发生其他潜在危险动脉栓塞的风险比复发的风险更高,该患者的治疗方案改为卡铂联合依托泊苷。患者完成了该治疗疗程,且未发生进一步恶化。

(尹璐 赵颖如 译)

参考文献

1. Torrisi JM, Schwartz LH, Gollub MJ, et al. CT findings of chemotherapy-induced toxicity: what radiologists need to know about the clinical and radiologic manifestations of chemotherapy toxicity. Radiology. 2011;258:41–56.
2. Agarwala SS, Case S. Everolimus (RAD001) in the treatment of advanced renal cell carcinoma: a review. Oncologist. 2010;15:236–45.
3. Motzer RJ, Hutson TE, Tomczak P, et al. Sunitinib versus interferon α in metastatic renal-cell carcinoma. N Engl J Med. 2007;356:115–24.
4. Summers J, Cohen MH, Keegan P, Pazdur R. FDA drug approval summary: bevacizumab plus interferon for advanced renal cell carcinoma. Oncologist. 2010;15:104–11.
5. Bukowski RM. Pazopanib: a multikinase inhibitor with activity in advanced renal cell carcinoma. Expert Rev Anticancer Ther. 2010;10:635–45.
6. Mulders P. Vascular endothelial growth factor and mTOR pathways in renal cell carcinoma: differences and synergies of two targeted mechanisms. BJU Int. 2009;104:1585–9.
7. RECORD-1 Study Group, Motzer RJ, Escudier B, Oudard S, et al. Phase 3 trial of everolimus for metastatic renal cell carcinoma: final results and analysis of prognostic factors. Cancer. 2010;116:4256–65.
8. Sternberg CN, Davis ID, Mardiak J, et al. Pazopanib in locally advanced or metastatic renal cell carcinoma: results of a randomized phase III trial. J Clin Oncol. 2010;28:1061–8.
9. Escudier B, Eisen T, Stadler WM, et al. Sorafenib in advanced clear-cell renal-cell carcinoma. N Engl J Med. 2007;356:125–34.
10. Escudier B, Eisen T, Stadler WM, et al. TARGET Study Group. Temsirolimus, interferon α, or both for advanced renal-cell carcinoma. N Engl J Med. 2007;356:2271–81.
11. Escudier B, Pluzanska A, Koralewski P, et al. for the AVOREN Trial investigators. Bevacizumab plus interferon α-2a for treatment of metastatic renal cell carcinoma: a randomised, double-blind phase III trial. Lancet. 2007;370:2103–11.
12. Rini BI, Halabi S, Rosenberg JE, et al. Bevacizumab plus interferon α compared with interferon α monotherapy in patients with metastatic renal cell carcinoma: CALGB 90206. J Clin Oncol. 2008;26:5422–8.
13. Rini BI, Escudier B, Tomczak P, et al. Comparative effectiveness of axitinib versus sorafenib in advanced renal cell carcinoma (AXIS): a randomised phase 3 trial. Lancet. 2011;378:1931–9.
14. Rock EP, Goodman V, Jiang JX, et al. Food and drug administration drug approval summary: sunitinib malate for the treatment of gastrointestinal stromal tumor and advanced renal cell carcinoma. Oncologist. 2007;12:107–13.
15. Eklund JW, Kuzel TM. Interleukin-2 in the treatment of renal cell carcinoma and malignant melanoma. Cancer Treat Res. 2005;126:263–87.
16. Vial T, Descotes J. Clinical toxicity of interleukin-2. Drug Saf. 1992;7:417–33.
17. Davis SD, Berkmen YM, Wang JC. Interleukin-2 therapy for advanced renal cell carcinoma: radiographic evaluation of response and complications. Radiology. 1990;177:127–31.
18. Saxon RR, Klein JS, Bar MH, et al. Pathogenesis of pulmonary edema during interleukin-2 therapy: correlation of chest radiographic and clinical findings in 54 patients. AJR Am J Roentgenol. 1991;156:281–5.
19. Hutson TE, Figlin RA, Kuhn JG, Motzer RJ. Targeted therapies for metastatic renal cell carcinoma: an overview of toxicity and dosing strategies. Oncologist. 2008;13:1084–96.
20. Boehm S, Rothermundt C, Hess D, Joerger M. Antiangiogenic drugs in oncology: a focus on drug safety and the elderly—a mini-review. Gerontology. 2010;56:303–9.
21. Di Lorenzo G, Porta C, Bellmunt J, et al. Toxicities of targeted therapy and their management in kidney cancer. Eur Urol. 2011;59:526–40.
22. Motzer RJ, Rini BI, Bukowski RM, et al. Sunitinib in patients with metastatic renal cell carcinoma. JAMA. 2006;295:2516–24.
23. St Peter SD, Abbas MA, Kelly KA. The spectrum of pneumatosis intestinalis. Arch Surg. 2003;138:68–75.
24. White DA, Camus P, Endo M, et al. Noninfectious pneumonitis after everolimus therapy for advanced renal cell carcinoma. Am J Respir Crit Care Med. 2010;182:396–403.
25. Duran I, Siu LL, Oza AM, et al. Characterisation of the lung toxicity of the cell cycle inhibitor temsirolimus. Eur J Cancer. 2006;42:1875–80.
26. Jacobs BL, Lee CT, Montie JE. Bladder cancer in 2010: how far have we come? CA Cancer J Clin. 2010;60:244–72.
27. Babjuk M. Current value of neoadjuvant chemotherapy prior to cystectomy. Eur Urol. 2010;9(Suppl):424–7.
28. Sternberg CN, Calabro F. Adjuvant chemotherapy for bladder cancer. Expert Rev Anticancer Ther. 2005;5:987–92.
29. Flechon A, Droz JP. Chemotherapy practices and perspectives in invasive bladder cancer. Expert Rev Anticancer Ther. 2006;6:1473–82.
30. Morgan TM, Clark PE. Bladder cancer. Curr Opin Oncol. 2010;22:242–9.
31. Meadors M, Floyd J, Perry MC. Pulmonary toxicity of chemotherapy. Semin Oncol. 2006;33:98–105.
32. Vahid B, Marik PE. Pulmonary complications of novel antineoplastic agents for solid tumors. Chest. 2008;133:528–38.
33. Vander Els NJ, Stover DE. Chemotherapy-induced lung disease. Clin Pulm Med. 2004;11:84–91.
34. Pavlakis N, Bell DR, Millward MJ, Levi JA. Fatal pulmonary toxicity resulting from treatment with gemcitabine. Cancer. 1997;80:286–91.
35. Dasanu CA. Gemcitabine: vascular toxicity and prothrombotic potential. Expert Opin Drug Saf. 2008;7:703–16.
36. Shahab N, Haider S, Doll DC. Vascular toxicity of antineoplastic agents. Semin Oncol. 2006;33:121–38.
37. Czaykowski PM, Moore MJ, Tannock IF. High risk of vascular events in patients with urothelial transitional cell carcinoma treated with cisplatin based chemotherapy. J Urol. 1998;160(6 Pt 1):2021–4.
38. Feldman DR, Bosl GJ, Sheinfeld J, Motzer RJ. Medical treatment of advanced testicular cancer. JAMA. 2008;299:672–84.
39. van den Belt-Dusebout AW, de Wit R, et al. Treatment-specific risks of second malignancies and cardiovascular disease in 5-year survivors of testicular cancer. J Clin Oncol. 2007;25:4370–8.
40. Yoon GH, Stein JP, Skinner DG. Retroperitoneal lymph node dissection in the treatment of low-stage nonseminomatous germ cell tumors of the testicle. Expert Rev Anticancer Ther. 2005;5:75–85.
41. Cordier JF. Cryptogenic organising pneumonia. Eur Respir J. 2006;28:422–6.
42. Kawai K, Akaza H. Bleomycin-induced pulmonary toxicity in chemotherapy for testicular cancer. Expert Opin Drug Saf. 2003;2:587–96.
43. Weijl NI, Rutten MF, Zwinderman AH, et al. Thromboembolic events during chemotherapy for germ cell cancer: a cohort study and review of the literature. J Clin Oncol. 2000;18:2169–78.
44. Cantwell BM, Mannix KA, Roberts JT, et al. Thromboembolic events during combination chemotherapy for germ cell-malignancy. Lancet. 1988;2:1086–7.
45. Vos AH, Splinter TA, van der Heul C. Arterial occlusive events during chemotherapy for germ cell cancer. Neth J Med. 2001;59:295–9.
46. Cheng E, Berthold DR, Moore MJ, Duran I. Arterial thrombosis after cisplatin-based chemotherapy for metastatic germ cell tumors. Acta Oncol. 2009;48:475–7.

Bradley B. Pua ,Stephen B. Solomon

介入放射学在泌尿生殖系统肿瘤患者的处理中起着重要的作用,其范围包括影像学诊断、活检、缓解症状,以及制订原发性和转移性病变的治疗方案。常见的是对实性肾肿物和转移灶进行活检分期。此外,缓解集合系统梗阻已由原先简单的肾盂插管发展至采取更先进的技术以提高患者舒适度。在原发性或转移性肾疾病治疗中,诸如动脉栓塞等操作可对手术起到重要的决定性或辅助性作用。此外,治疗骨转移癌症状在实体肾肿瘤和前列腺癌的初始治疗中也发挥着重要的作用。本章对肿瘤患者中常见的介入放射诊疗方法进行了图解综述,包括泌尿系统活检、肾肿瘤消融、动脉栓塞、输尿管梗阻的放射治疗、前列腺活检和局灶性治疗,以及盆腔淋巴管囊肿的处理。

泌尿系统活检

非靶向肾活检

非靶向肾实质活检迄今仍然是诊断某些实质性肾脏疾病的重要工具, 可以明确预后并指导治疗策

B.B. Pua, M.D. (✉)
Department of Interventional Radiology, New York—Presbyterian Hospital /Weill Cornell Medical Center,
525 East 68th Street, Payson Pavilion, 5, New York, NY 10065, USA
e-mail: brp9018@med.cornell.edu

S.B. Solomon, M.D.
Department of Radiology, Memorial Sloan-Kettering Cancer Center,
1275 York Avenue, H-118, New York, NY 10021, USA
e-mail: solomons@mskcc.org

略[1]。这些活检的目的是对多个肾小球进行采样以提供可靠的诊断依据。有多种方法可取得肾组织,最常见的是影像引导下的经皮穿刺肾活检。一些学者已证明对经皮穿刺法的高危患者采取经静脉活检的可行性[2]。有大量文献关注如何确定芯针活检穿刺针的最佳类型和尺寸,其共同目标是在风险最低的条件下获得最大数量的完整肾小球[3,4]。最近,Patel 等人[5]介绍了一种皮质正切法可获得肾移植中的核心标本,这似乎与 Banff 97 分类标准中 95% 的采样率相关。一些患者在活检后可能出现肾周出血,幸运的是,这类出血极少具有临床显著性,而需要进一步治疗的假性动脉瘤或动静脉瘘所占比例更小。

无法定性的肾肿物和肾细胞癌

由于手术切除是肾细胞癌（RCC）的标准治疗计划,肾肿物活检过去受限于那些在影像和病史上不符合 RCC 典型标准的患者[7]。最近,辅助治疗和医学治疗方面的发展使得通过芯针活检描绘肾肿瘤组织病理亚型变得重要,因为其直接影响治疗[8]。术前活检的结果可能会使治疗从全肾切除术改为保留肾单位或采取消融术。事实上,随着更多的病变被消融而不是被切除,活检的作用将进一步扩大,因为没有切除的标本可用于组织病理学相关分析。最近的文献证实,对于肾肿物的诊断,芯针活检优于细针抽吸（FNA）,一些学者引证了芯针活检的敏感性为 97.7%, 特异性为 100% 与 FNA 敏感性低至 50% 的[9]。荧光原位杂交（FISH）技术的改进也使得肾肿瘤活检的准确性提高,并可能发挥越来越大的作用,可提供关于肿瘤亚型的重要信息以指导处理方案[10]。

转移灶活检

与任何活检一样,对潜在转移灶的活检需要主治医生、患者和病理学家共同讨论。对活检目的(如确定分期或组织学类型)的了解可以指导对特定病变的活检,以及控制活检针的尺寸和所采集样品的数量。此外,由于每种类型的肿瘤趋向于转移至不同的组织和淋巴区域,因此牢固掌握这些常见转移部位很重要。通常,执行活检的医生负责确定活检的转移灶。

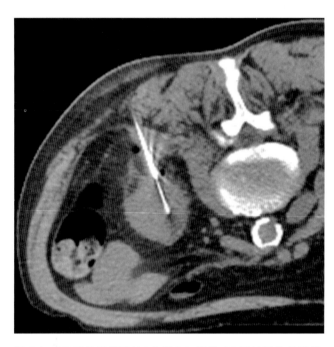

图 8.1 CT 引导下肾活检(非靶向):轴位 CT 平扫图像显示活检穿刺针进入右肾。注意针相对于肾皮质的切线路线。

肾肿瘤消融

虽然手术切除仍然是局灶性肾细胞癌的处理标准,但诸如冷冻消融和射频消融的消融技术正迅速成为治疗肿瘤较小而又可能无法耐受手术切除的患者的可行替代方案。消融技术可以通过开腹、腹腔镜或经皮方法应用。

冷冻消融是利用快速冻融循环,机械性破坏细胞膜并吸出细胞内液,导致细胞内 pH 值的改变。射频消融利用摩擦能量来加热周围组织,导致细胞死亡。最近的一项荟萃分析建议,根据短期随访结果,消融治疗是治疗较小肾肿物的合理选择[11]。Levinson 等人[12]发表了经追踪射频消融治疗后平均长达 61.6 个月的长期随访结果,其无复发总生存率为 90.3%。这样的结果使得这些作者建议射频消融可在肾肿物较小而又具有手术高风险或预期寿命有限的患者人治疗中发挥作用[12]。

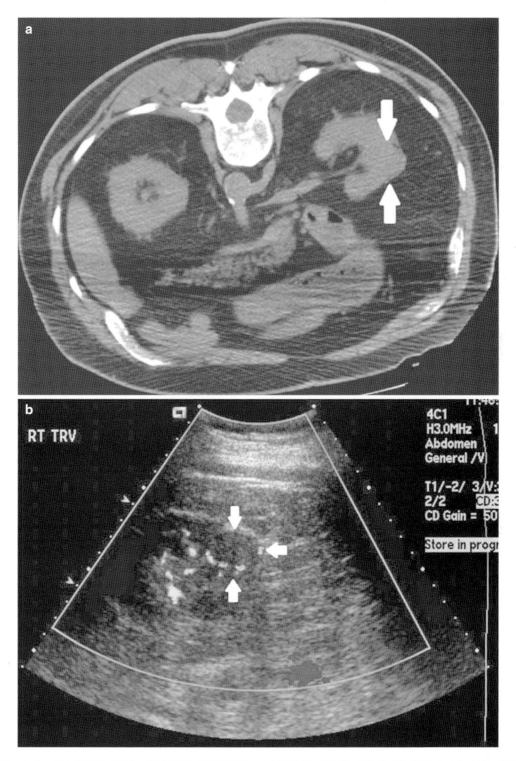

图 8.2　肾肿物。(a)在已知肾肿物(箭头)的情况下，平扫图像显示右肾轮廓不规则，术前行对比增强 CT(未显示)成像更佳。(b)由于该肿物不明显的特性，初始定位是通过超声完成的。超声清楚地显示了该肿物及外周血管(箭头)。当患者位于 CT 检查台上时可通过超声引导将定位针或消融探针置于肾内。(图 b 见彩图)

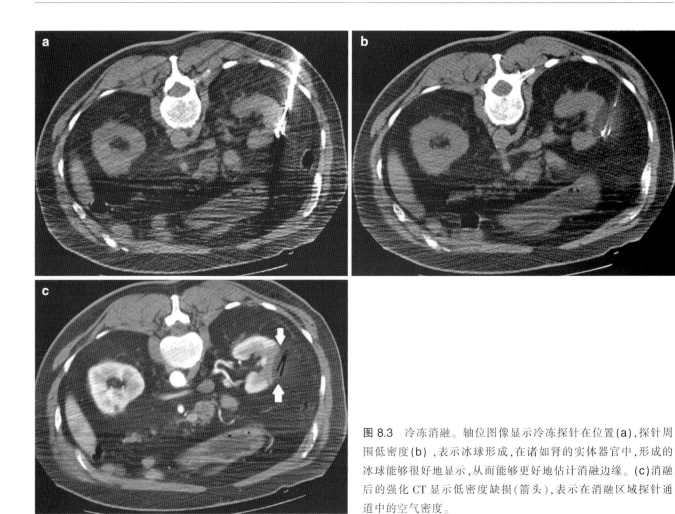

图 8.3 冷冻消融。轴位图像显示冷冻探针在位置(a),探针周围低密度(b),表示冰球形成,在诸如肾的实体器官中,形成的冰球能够很好地显示,从而能够更好地估计消融边缘。(c)消融后的强化 CT 显示低密度缺损(箭头),表示在消融区域探针通道中的空气密度。

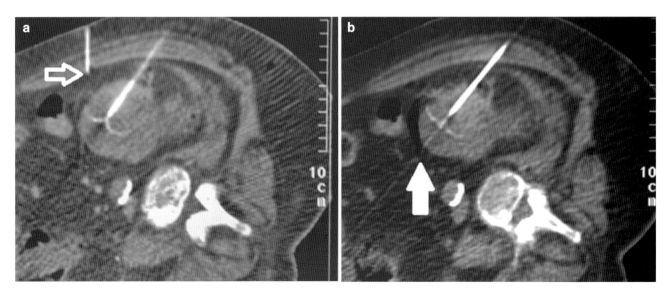

图 8.4 先进的分离技术。有时,诸如中空内脏(肠管)或脉管系统的重要结构可能太接近目标病变而使得病变不能被安全地消融。(a,b)消融探针完全在肾脏病变中,但肿瘤的边缘太靠近相邻肠管。空气或液体可被用作消融能量的绝缘体。 将一个小针(空心箭头)置于目标病变和肠管之间,随后注射空气以分离器官(图 b 中的实心箭头)。

动脉栓塞的作用

肾血管平滑肌脂肪瘤的栓塞治疗

肾血管平滑肌脂肪瘤(AML)是最常见的良性肾肿瘤。AML 的治疗通常针对出现出血或疼痛的患者,或是为了预防较大病变可能出现的自发性出血。经导管动脉栓塞是在完全或部分肾切除术之前进行的一项重要辅助治疗手段,并且在许多情况下可作为主要治疗手段[13]。尽管对 AML 出血的急性栓塞治疗仅存在较小争议,但对于轻微症状和无症状 AML 的动脉栓塞治疗仍存在较大争议。大多数医疗中心使用 4cm 作为是否进行栓塞治疗的选择标准,因为绝大多数大于 4cm 的肿瘤是有症状的,并且超过一半有自发性出血的风险[14,15]。

经导管动脉栓塞可以应用各种试剂进行:无水乙醇加用或不加用碘油,聚乙烯醇颗粒,可吸收明胶粉末,微球颗粒,钢圈或组合型,对于栓塞材料的选择尚

未达成共识。已报道的技术成功率为 90%~100%。同一部位的复发率(特别是那些与结节性硬化症相关的患者)可高达 30%[16]。对于治疗因占位效应引起继发症状的患者或主要目的为缩小肿瘤体积的患者,长期随访的平均体积减小率为 43%~70.2%[17,18]。

在血管造影术中,像所有肿瘤脉管系统一样,AML 的血管也是迂曲的。在血管造影术中,急性出血所表现的主动对比度外渗并不总能看到,因为周围血肿可能部分阻塞出血。作者描述了利用"灯泡"征来引导栓塞,以灯泡打比方,出血病灶或动脉瘤如同灯泡的白炽灯丝,周围血肿如同灯泡[19]。

栓塞后随访成像通常显示出血停止(如果是治疗出血)和肿瘤减小。由于 AML 中的脂肪成分对栓塞相对不敏感,体积减小存在着很大的变化性,因此体积本身不能用于确定治疗是否成功[18]。目前对于 AML 栓塞后患者的随访仍未达成共识。一些作者建议短期随访对长期结果具有可预测性[17]。Kothary 等人[16]曾建议要对与结节性硬化症相关的患者进行终身随访,因其肿瘤复发率高。

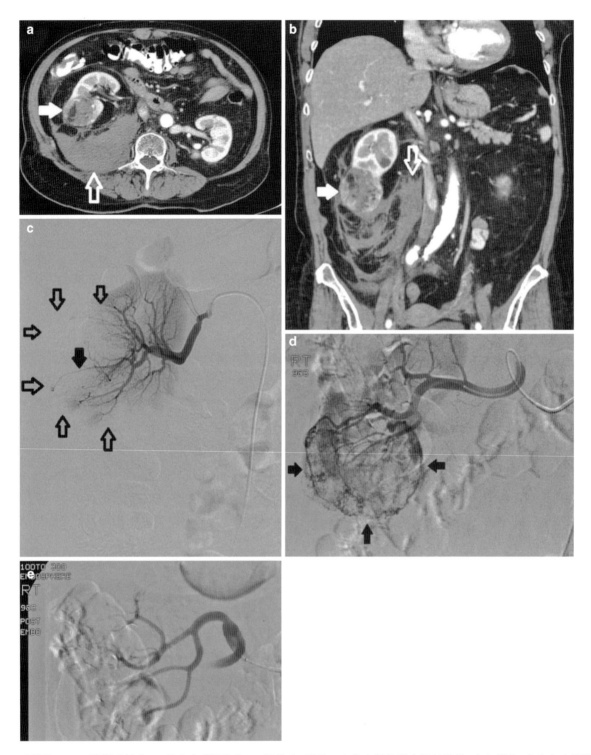

图 8.5 破裂的 AML。增强后轴位(a)及重建后冠状位 CT 图像(b)显示一个突出肾轮廓生长的肿物(实心箭头)内含有少量脂肪成分,破裂的 AML 伴肾周和腹膜后大量出血(空心箭头)。(c)选择性肾动脉造影显示继发于周围血肿的不规则肾实质轮廓。此外,可见一根单独的迂曲血管(实心箭头)和病灶以及周围实质充盈缺损(空心箭头),与出血区域形成"灯泡征"。(d)具有微导管的超选择性肾动脉造影显示肿瘤(实心箭头)内填充扭曲的肿瘤脉管系统。(e)栓塞后动脉造影显示肾动脉的对比停滞,肿瘤未强化。

肾肿瘤的术前栓塞

　　肾动脉栓塞的一个相对有争议的指征是在部分或完全肾切除术之前对肿瘤进行栓塞[20,21]。这个步骤的支持者认为这样可以减少手术时间和失血,并且栓塞后切割平面的水肿使得组织剥离更容易[22]。一项回顾性分析表明,对大于 10 cm 的肿瘤进行术前栓塞可降低围术期出血量[23]。然而,对此仍缺乏前瞻性随机试验,因而需要确定栓塞在术前应用的作用。

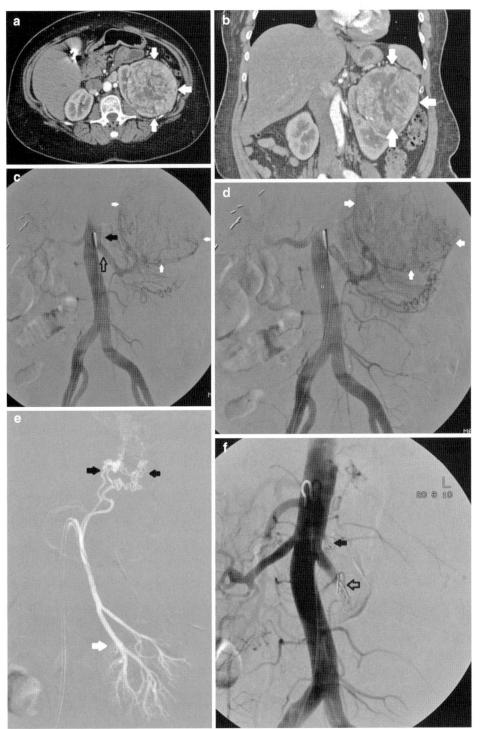

图 8.6　肾肿物。轴位(a)和重建后冠状位(b)CT 图像显示一个较大的不均匀增强的肾肿物(箭头)取代了较大部分的左肾实质。由于肿物体积较大,术前进行了动脉栓塞以降低术中失血量。(c)主动脉造影显示如 CT 所示肿物(实心白箭头)的血供来自多个肿瘤血管,值得注意的是,除了主要的肾动脉(空心黑箭头)之外还可看到辅助的肾动脉(实心黑箭头)。(d)主动脉造影栓塞中显示肿物(箭头)内的强化。(e)辅助肾动脉:选择性动脉造影显示辅助肾动脉同时供应肿瘤(白箭头)和残留的正常肾实质(黑箭头)。因该患者将进行全肾切除术,在进行颗粒栓塞后行钢圈栓塞。(f)完全血管造影显示左侧主要肾动脉(空心箭头)或辅助肾动脉(实心箭头)内的钢圈远端没有填充。

部分肾切除术后假性动脉瘤的栓塞

最近 5 年的结果分析表明,在较小肿瘤的治疗中腹腔镜和开腹部分肾切除术的总体生存率及癌症相关生存率是相当的[24]。出血是开腹和腹腔镜部分肾切除术已知的并发症,一项研究显示腹腔镜部分肾切除术后有 9.5% 的出血率[25,26],很少有患者需要保守治疗以外的治疗;然而,一小部分患者可能发展成假性动脉瘤,导致大量血尿和血细胞比容减少,其中一些可能危及生命。对这些假性动脉瘤进行经导管动脉栓塞术可应用先进技术并取得临床成功[27]。假性动脉瘤也可见于肾活检、经皮肾造瘘或肿瘤消融术后,可采取类似方法治疗。

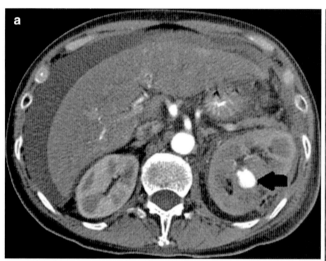

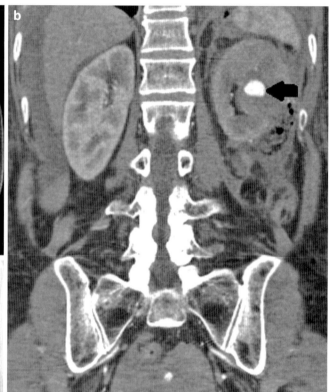

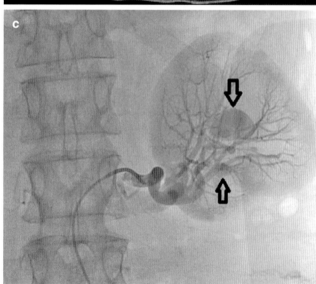

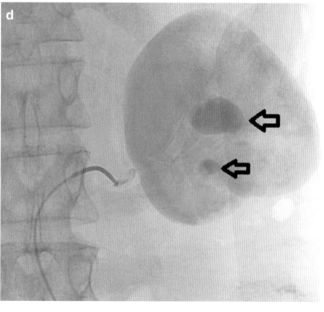

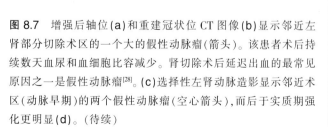

图 8.7　增强后轴位(a)和重建冠状位 CT 图像(b)显示邻近左肾部分切除术区的一个大的假性动脉瘤(箭头)。该患者术后持续数天血尿和血细胞比容减少。肾切除术后延迟出血的最常见原因之一是假性动脉瘤[28]。(c)选择性左肾动脉造影显示邻近术区(动脉早期)的两个假性动脉瘤(空心箭头),而后于实质期强化更明显(d)。(待续)

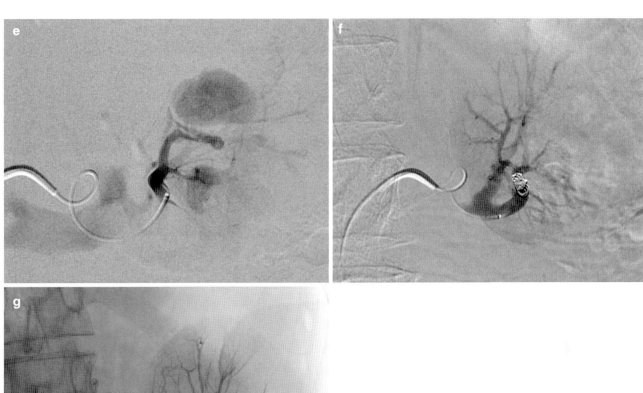

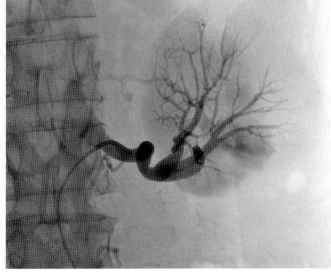

图 8.7(续)　(e)超选择性注射。超选择性血管造影显示两个假性动脉瘤都来自相同的亚段动脉。诊断性动脉造影技术应小心运用,因为它通常会指导治疗,在这种情况下,将对正常残留肾实质的伤害最小化。(f,g)栓塞后。在钢圈栓塞后再次行动脉造影,包括亚选择性动脉(f)和主肾动脉(g),均显示排除假性动脉瘤。

输尿管梗阻的放射治疗

1955 年 Goodwin 等人首次在阻塞的肾集尿系统内经皮放置导管[29]。从那时起,肾造瘘导管放置的适应证已发展为包括治疗阻塞性肾病、尿流改道、肾结石和阻塞性尿毒症。此外,随着技术的进步产生了多种不同类型的经皮置入导管,例如肾造瘘管、肾输尿管造瘘管和输尿管支架(双 J 支架)。

在肿瘤患者中,这些不同导管的选择是基于阻塞的病因学、疾病预后和患者舒适度。例如,完全内置的输尿管支架会是最舒适的,因为患者无须携带配备或不配备囊袋的体外导管。然而,完全内置的导管理想情况下须逆行放置和替换,并且最初需要目测和接近输尿管口,因此,基础解剖结构扭曲的膀胱肿瘤患者可能不是理想的候选人。一般来说,如果膀胱正常,建议放置内置支架作为患者的首选。对于那些急需立即放置导管的患者,重要的是要知道其有利条件和不利条件,这些不在本章的范围内,Dyer 等人[30]提供了关于这些导管极好的综述。

重要的是,复核这些影像时应该了解不同类型的导管,以及这些导管可能被放置的非标准位置,如下图所示。

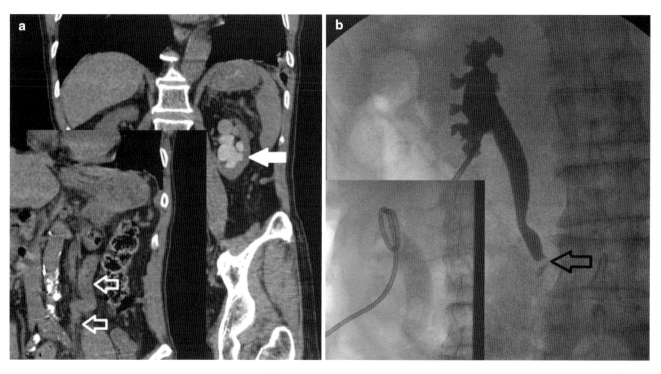

图 8.8　肾积水。(a)左肾和输尿管的重建冠状位 CT 图像显示左侧输尿管肾积水至输尿管中段水平(空心箭头,插图),该患者进一步检查发现为转移性胃癌的小植入物导致梗阻。在膀胱镜放置支架失败后可见造影剂在肾盂聚集。(b)肾造瘘:将肾造瘘管放置在目标肾脏中引流尿液防止阻塞以保持肾功能(插图)。导管肾造影显示如 CT 所示(a)输尿管中段的重度梗阻(箭头)。(c)肾输尿管造瘘术。使导丝穿过重度梗阻区域以便随后放置造瘘管,这样不仅可以提高稳定性(减少移位风险),还可以给造瘘管的体外部分加盖。加盖是指在外部管上放置盖子以允许管内向外引流,通过加盖,患者不再需要携带与管连接的尿袋。(d)输尿管支架(双 J 支架):为了舒适,患者还可以放置完全内置的支架(右图)。在放置日,覆盖导管(实心箭头)常常留置患者体内过夜(左图),以便在移除外部导管之前确保内部支架(空心箭头)正常工作。(e)逆行肾输尿管造瘘管(又称称为倒置 NUT):对已行回肠膀胱术或回结肠膀胱术需要外部引流的患者,可以使用逆行输尿管支架来提高舒适度。支架是开放的,并直接将尿液排入与回肠导管相连的造瘘袋中,取代了对附加尿袋的需要。(f)输尿管栓塞导尿。偶尔,术后尿液泄漏或肿瘤继续出血可能需要引流。 对于那些不适合行经皮肾造瘘术简单引流的患者,可以使用部分展开的覆膜支架栓塞远端输尿管[31]。肾造影(左图)显示对比剂流入不规则的膀胱(箭头)。当支架在中段输尿管中展开后(箭头,右图),对比剂注射显示输尿管在支架水平处的阻塞。(待续)

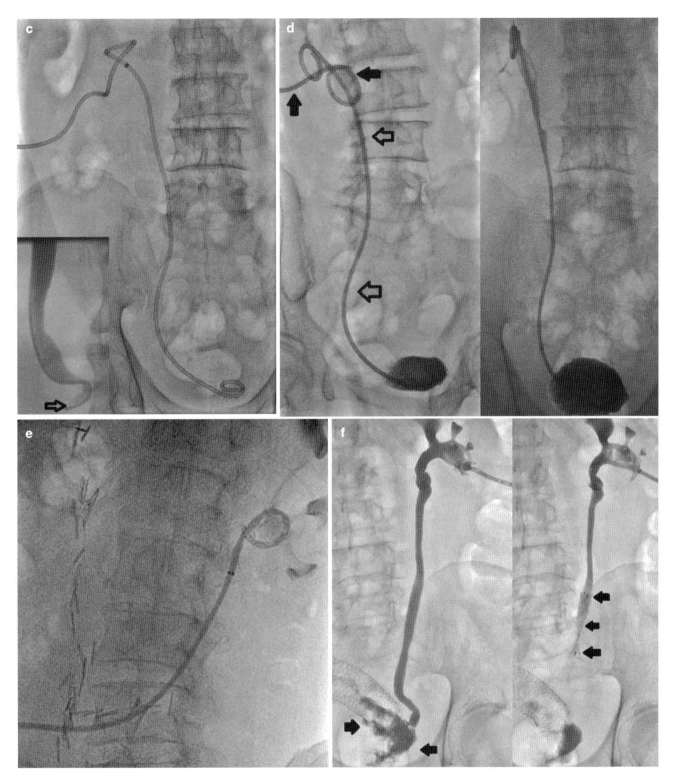

图 8.8(续)

前列腺活检和局灶治疗

活检

经直肠超声(TRUS)引导的前列腺活检是被最广泛接受的确定和诊断前列腺癌的方法。遗憾的是,灰度超声在检测肿瘤时具有有限的特异性和敏感性[32]。超声技术的最新进展实现了利用彩色和功率多普勒,以及弹性成像改善检测和引导[33]。同时, MRI 已被发现在显示前列腺癌灶方面非常优异[34],从而引起人们对利用与活检前 MRI 融合的实时 TRUS 成像指导活检的巨大兴趣,早期的临床经验已经证明了其可行性和安全性[35]。MRI 引导的前列腺活检也已被证明是可行的,然而这种技术可能受到高成本的限制[36]。 仍有待观察的在是保持低风险的条件下究竟使用哪种模式或模式组合将在是最有效且经济的。

局灶疗法

局灶性前列腺癌的传统处理方法包括监测或根治法,如全前列腺切除术或放射治疗,正在发展的越来越多的局灶疗法具有保留正常前列腺组织和减少因根治法而导致的失禁、阳痿及出血的发生率等优点[37]。现今局灶治疗包括冷冻治疗、高强度聚焦超声(HIFU)、光动力治疗和激光消融。

冷冻治疗利用图像引导放置多个探针,通过冰晶形成破坏肿瘤细胞并诱导导致凋亡的细胞应答。 通常在 MR 引导下执行的 HIFU 利用源自身体外部的多个源的声谱振动能量,以三维形式将能量聚焦在目标肿瘤上,从而加以破坏。光动力疗法使用由一定波长的光激活的静脉内施用的药物。光纤通过图像引导放置到靶肿瘤中,允许施用激活药物的激光。最后,激光消融利用多个引入器,通常在 MR 引导下放置,引导激光热能,破坏靶病变。

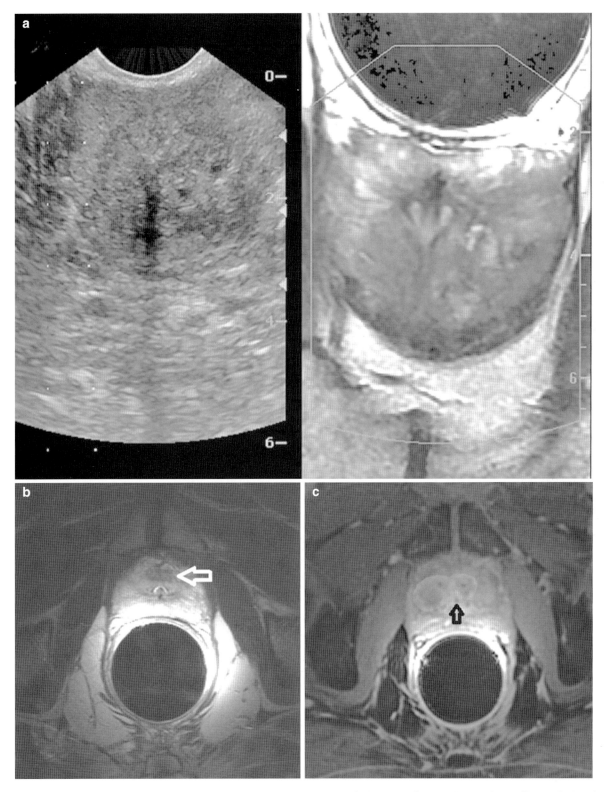

图 8.9　(a)融合成像。前列腺活检期间的实时超声图像(左图)与前列腺的术前 MRI 图像配准(右图)。应用图像配准指导活检可综合 MRI 上对前列腺内肿瘤局限勾画的优点和超声实时成像、低成本的优点。(b,c)MR 引导下激光消融。消融前的 MR T2 加权图像(b)显示局限低信号对应于前列腺中央的肿瘤(空心箭头)。消融后的对比增强图像(c)显示邻接尿道(空心箭头)的消融后病灶(阴影区域)。利用 MR 创建的温度图可潜在地提高消融功效。(待续)(图 a 和图 c 见彩图)

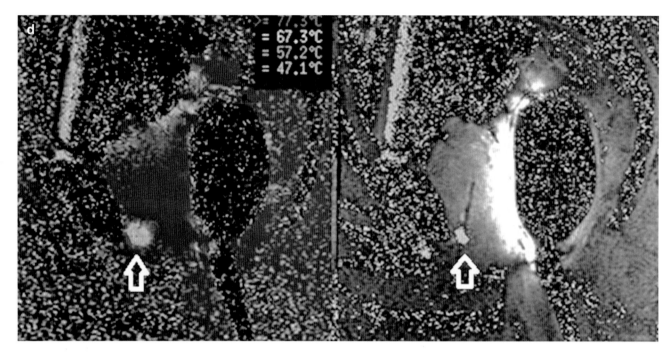

图 8.9(续)　(d)利用治疗后的温度图(空心箭头,左图)可评估不可逆损伤(空心箭头,右图)。(图 d 见彩图)

骨盆淋巴管囊肿的治疗

　　骨盆或腹膜后淋巴管囊肿是盆腔淋巴结切除术后的常见并发症。 这些实体是在组织切割期间由淋巴损伤产生的囊性结构。通常,淋巴管囊肿会引起继发于占位效应的症状,偶尔可能引起二次感染[38]。有多种治疗选择,如手术造袋外引流、经皮插管引流,联合或不联合硬化疗法[39]。硬化剂的使用似乎具有更高的成功率和更低的复发率,特别是在持续增加导管引流输出的患者中。

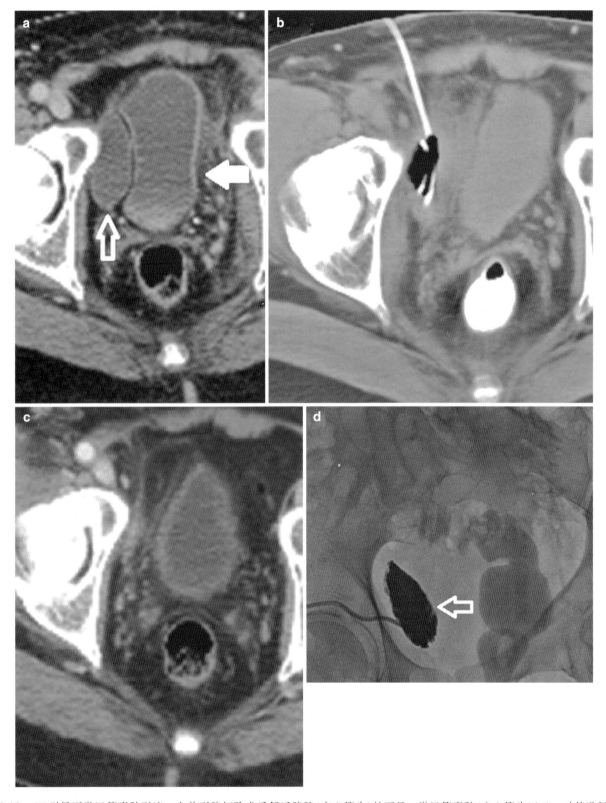

图 8.10　CT 引导下淋巴管囊肿引流。在前列腺切除术后邻近膀胱(实心箭头)处可见一淋巴管囊肿(空心箭头)(a)。对其进行 CT 引导下引流,置入引流导管(b)。在使用硬化剂治疗[40]以持续引流后,导管最终在 1 个月后取出。复查 CT 显示淋巴管囊肿消失(c)。患者可在荧光透视下观察注射导管,原始图像显示了淋巴管腔的填充(图d 中空心箭头)。间期随访显示腔体减小(图e中空心箭头)。(待续)

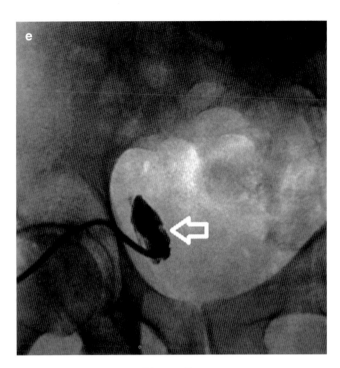

图 8.10(续)

（赵金坤 译）

参考文献

1. Whittier WL, Korbet SM. Renal biopsy: update. Curr Opin Nephrol Hypertens. 2004;13:661–55.
2. Misra S, Gyamlani G, Swaminathan S, et al. Safety and diagnostic yield of transjugular renal biopsy. J Vasc Interv Radiol. 2008;19: 546–51.
3. Constantin A, Brisson ML, Kwan J, et al. Percutaneous US-guided renal biopsy: a retrospective study comparing the 16-gauge end-cut and 14-gauge side-notch needles. J Vasc Interv Radiol. 2010;21: 357–61.
4. Song JH, Cronan JJ. Percutaneous biopsy in diffuse renal disease: comparison of 18- and 14-gauge automated biopsy devices. J Vasc Interv Radiol. 1998;9:651–5.
5. Patel MD, Phillips CJ, Young SW, et al. US-guided renal transplant biopsy: efficacy of a cortical tangential approach. Radiology. 2010; 256:290–6.
6. Ralls PW, Barakos JA, Kaptein EM, et al. Renal biopsy-related hemorrhage: frequency and comparison of CT and sonography. J Comput Assist Tomogr. 1987;11:1031–4.
7. Singh JC, Kekre NS. Role of needle biopsy in solid renal masses: when does the pudding require a proof? Indian J Urol. 2006;22: 61–3.
8. Ficarra V, Brunelli M, Cheng L, et al. Prognostic and therapeutic impact of the histopathologic definition of parenchymal epithelial renal tumors. Eur Urol. 2010;58:655–68.
9. Maturen KE, Nghiem HV, Caoli EM, et al. Renal mass core biopsy: accuracy and impact on clinical management. AJR Am J Roentgenol. 2007;18:563–70.
10. Barocas DA, Mathew S, DelPizzo JJ, et al. Renal cell carcinoma sub-typing by histopathology and fluorescence in situ hybridization on a needle-biopsy specimen. BJU Int. 2007;99:290–5.
11. Kunkle DA, Uzzo RG. Cryoablation or radiofrequency ablation of the small renal mass. A meta-analysis. Cancer. 2008;113:2671–80.
12. Levinson AW, Su LM, Agarwal D, et al. Long-term oncological and overall outcomes of percutaneous radiofrequency ablation in high risk surgical patients with a solitary small renal mass. J Urol. 2008;180:499–504.
13. Halpenny D, Snow A, McNeill G, Torreggiani WC. The radiological diagnosis and treatment of renal angiomyolipoma—current status. Clin Radiol. 2010;65:99–108.
14. Steiner MS, Goldman SM, Fishman EK, et al. The natural history of renal angiomyolipoma. J Urol. 1993;150:1782–6.
15. Oesterling JE, Fishman EK, Goldman SM, et al. The management of renal angiomyolipoma. J Urol. 1986;135:1121–4.
16. Kothary N, Soulen MC, Clark TW, et al. Renal angiomyolipoma: long-term results after arterial embolization. J Vasc Interv Radiol. 2005;16:45–50.
17. Lee SY, Hsu HH, Chen YC, et al. Embolization of renal angiomyolipomas: short-term and long term outcomes, complications, and tumor shrinkage. Cardiovasc Interv Radiol. 2009;32:1171–8.
18. Han YM, Kim JK, Roh BS, et al. Renal angiomyolipoma: selective arterial embolization—effectiveness and changes in angiomyogenic components in long term follow-up. Radiology. 1997;204:65–70.
19. Lenton J, Kessel D, Watkinson AF. Embolization of renal angiomyolipoma: immediate complications and long term outcomes. Clin Radiol. 2008;63:864–70.
20. Loffroy R, Rao P, Ota S, et al. Correspondence: renal artery embolization prior to radical nephrectomy for renal cell carcinoma: when, how and why? Br J Radiol. 2010;83:630.
21. May M, Brookman-Amissah S, Pflanz S, et al. Preoperative renal arterial embolization does not provide survival benefit in patients with radical nephrectomy for renal cell carcinoma. Br J Radiol. 2009;82:724–31.
22. Bakal CW, Cynamon J, Lakritz PS, et al. Value f preoperative renal artery embolization in reducing blood transfusion requirements during nephrectomy for renal cell carcinoma. J Vasc Interv Radiol. 1993;4:727–31.
23. Schwartz MJ, Smith EB, Trost DW, et al. Renal artery embolization: clinical indications and experience from over 100 cases. BJU Int. 2006;99:881–6.
24. Lane BR, Gill IS. 5-Year outcomes of laparoscopic partial nephrectomy. J Urol. 2007;177:70–4.
25. Huber J, Pahernik S, Hallscheidt P, et al. Risk factors and clinical management of haemorrhage after open nephron-sparing surgery. BJU Int. 2010;106:1488–93.
26. Ramani AP, Desai MM, Steinberg AP, et al. Complications of laparoscopic partial nephrectomy in 200 cases. J Urol. 2005; 173:42–7.
27. Shapiro EY, Hakimi AA, Hyams ES, et al. Renal artery pseudoaneurysm following laparoscopic partial nephrectomy. J Urol. 2009; 74:819–23.
28. Sing D, Gill IS. Renal artery pseudoaneurysm following laparoscopic partial nephrectomy. J Urol. 2005;174:2256–9.
29. Goodwin WE, Casey WC, Woolf W. Percutaneous trocar (needle) nephrostomy in hydronephrosis. J Am Med Assoc. 1955;157: 891–4.
30. Dyer RB, Regan JD, Kavanagh PV, et al. Percutaneous nephrostomy with extensions of the technique: step by step. Radiographics. 2002;22:503–25.
31. Lynch FC. Use of a covered stent for percutaneous transrenal occlusion of the ureter. J Vasc Interv Radiol. 2007;18:1456–8.
32. Punnen S, Nam RK. Indications and timing for prostate biopsy, diagnosis of early prostate cancer and its definitive treatment: a clinical conundrum in the PSA era. Surg Oncol. 2009;18: 192–9.
33. Loch T. Urologic imaging for localized prostate cancer. World J Urol. 2007;25:121–9.
34. Futterer JJ, Heijmink SW, Scheenen TW, et al. Prostate cancer: local staging at 3-T endorectal MR imaging—early experience. Radiology. 2006;238:184–91.
35. Singh AK, Kruecker J, Xu S, et al. Initial clinical experience with real-time transrectal ultrasonography-magnetic resonance imaging

real-time transrectal ultrasonography-magnetic resonance imaging fusion-guided prostate biopsy. BJU Int. 2008;101:841–5.

36. Yakar D, Hambrock T, Hoeks C, et al. Magnetic resonance-guided biopsy of the prostate: feasibility, technique and clinical applications. Top Magn Reson Imaging. 2008;19:291–5.

37. Ahmen HU, Moore C, Emerton M. Minimally-invasive technologies in uro-oncology: the role of cryotherapy, HIFU and photodynamic therapy in whole gland and focal therapy of localized prostate cancer. Surg Oncol. 2009;18:219–32.

38. Karcaaltincaba M, Akhan O. Radiologic imaging and percutaneous treatment of pelvic lymphocele. Euro J Radiol. 2005;55:340–54.

39. Kim JK, Jeong YY, Kim YH, et al. Postoperative pelvic lymphocele: treatment with simple percutaneous catheter drainage. Radiology. 1999;212:390–4.

40. Gilliland JD, Spies JB, Brown SB, et al. Lymphoceles: percutaneous treatment with povidone-iodine sclerosis. Radiology. 1989;171:227–9.

第 **9** 章 核医学

Mark Dunphy

核素成像或显像是指需要借助放射活性药物的无创性成像方式。通常核医学教科书会提供临床和研究中成像过程和放射性药物的技术细节,本章特别关注了经静脉小剂量、非治疗用药的放射性标记示踪剂,用于泌尿生殖系统肿瘤显影、分期和疗效评价,包括目前常用的经典放射性对比剂和一些正处于临床实验中的新型示踪剂,未来 10 年之内有可能为泌尿生殖系统肿瘤专家所用。同时本章还讨论了在泌尿生殖系恶性病变中可作为淋巴结分期的辅助诊断方法——前哨淋巴结显像。

核医学成像技术包括正电子发射断层显像(PET)和单光子显像,后者包括单光子发射计算机断层现象(SPECT)和传统的 2D 或平面显像。PET 成像只能依靠正电子发射示踪剂,如临床常用的氟脱氧葡萄糖(FDG),并与氟的同位素 [18]F 结合。至今为止,PET 是能够活体做定量标记最好的无创成像方式,并且敏感性能够达到皮摩尔级别。目前市场最好的 PET 扫描仪空间分辨率能够达到半高全宽(FWHW) 4~5mm,而 SPECT 仅能达到 12~15mm,优于其他临床标准的成像方式,如 MRI、CT 和超声(US)。

PET-CT 是利用了 PET 的高信号敏感性和 CT 的

高空间分辨率,并将二者整合。无数临床实验一致证实,PET-CT 融合图像提高了 PET 和 CT 的诊断效能和正确性,这些经验也促进了 SPECT-CT 混合扫描仪的发展并已应用于临床,整合的 PET-MRI 和 SPECT-MRI 正处于临床实验阶段。

迄今为止在肿瘤检测的显像过程中,所有美国食品药品管理局批准应用的放射性示踪剂,都在一定情况下出现假阳性和假阴性,通常包括某种示踪剂对肿瘤组织的敏感性和(或)特异性有限(如其他非肿瘤的病理性组织也出现了示踪剂聚集);此外,一些生理性变异或示踪剂与其他内源性或外源性物质发生相互作用,都会影响示踪剂生物学分布,从而降低或干扰肿瘤的显示。如同其他药物一样,每种放射性示踪剂都有其药效特征,如与处方/非处方药物发生潜在相互作用,因此要求不熟悉核医学领域的肿瘤医师应与成像专家沟通获悉患者信息。

FDG-PET 对比 FDG-PET-CT

FDG 是正电子同位素 [18]F 标记的葡萄糖相似物。泌尿生殖系统肿瘤协会治疗指南中常推荐 FDG-PET,泌尿肿瘤学家应特别注意 2000 年之前指南中推荐的是 FDG-PET,而不是文献中的 FDG-PET-CT,后者代表了目前最先进的 PET 数据处理和分析,在诊断正确性方面从根本上优于 PET 单独显像。

M. Dunphy, DO
Department of Radiology, Memorial Sloan-Kettering Cancer Center,
1275 York Avenue, New York, NY 10065, USA
e-mail: dunphym@mskcc.org

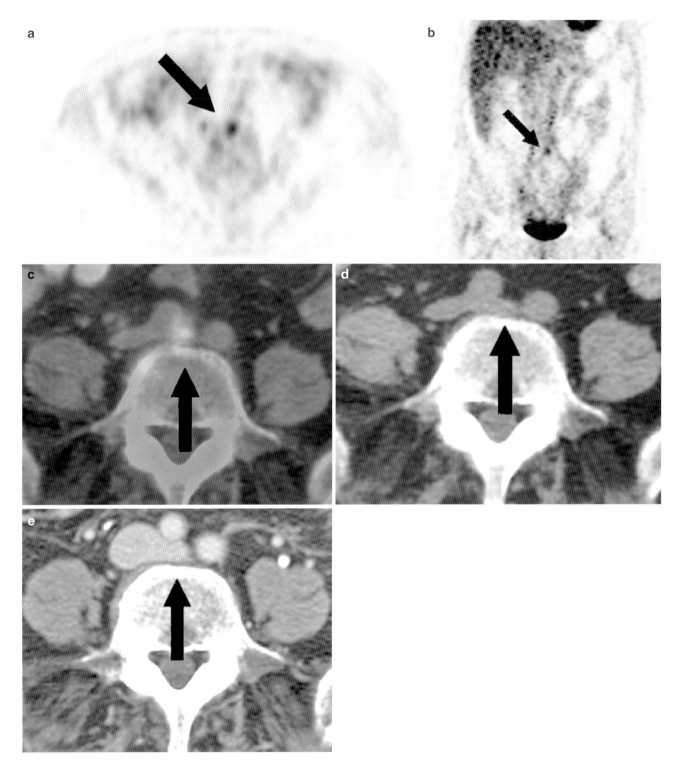

图9.1　66岁女性膀胱癌患者,成像目的为肿瘤分期。PET图(a横轴位;b冠状位)显示髂血管分叉处FDG高代谢灶(箭头)。如果没有CT融合图,会考虑该病灶是高代谢的转移性淋巴结,与CT图像融合后,平扫图像显示PET所显示的高代谢灶位于髂静脉旁(伪影),当天的CT增强扫描更进一步证实了这一点。与PET单独成像相比,PET-CT融合图像提高了敏感性和特异性,因此明显提高了诊断正确性。除此之外,融合图像具有PET和CT的协同效应,诊断效能高于PET和CT独立成像之和。(图c见彩图)

成骨性和溶骨性病变核素骨显像

单光子发射 ^{99m}Tc 标记的二碳磷酸盐化合物成像，又称为骨扫描，通常是以 ^{99m}Tc 标记的亚甲基(MDP)或羟甲基(HDP)二碳磷酸盐化合物进行骨成像，显示骨病变，一般为体部平面成像，可以伴或不伴 SPECT 或 SPECT-CT 选择性体部区域成像。放射性示踪剂会通过化学反应，吸附在骨质的无机羟磷灰石上，因此二碳磷酸盐核素骨显像就是通过检测骨质对转移的局部反应来间接发现骨转移的。而泌尿生殖系统肿瘤发生骨转移时，肿瘤细胞不会吸附二碳磷酸盐示踪剂，如前列腺癌，会引起典型的成骨反应，造成局部羟磷灰石相对高浓度，进而导致示踪剂局部高吸附，在骨显像时表现为骨浓聚。溶骨型骨转移，如肾癌和膀胱癌，使正常骨质崩解，有时不会伴有任何成骨反应，因此这类病变在骨扫描时不显像，但 CT 能够发现这些肉眼可见的溶骨型转移和不透 X 线的成骨型转移。

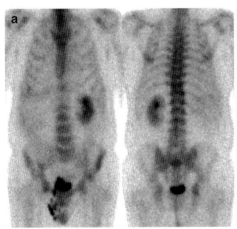
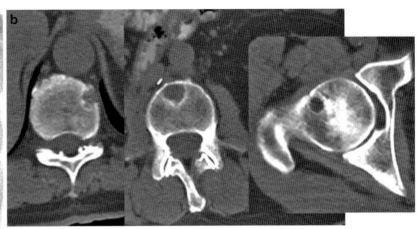

图 9.2 肾癌患者，已知骨转移，转诊进行骨评价。骨显像在已知骨转移的部位，未见明显骨质病变 (a, 躯干前面投射; b, 后面投射)，而当日 CT 显示多个椎体(图 b 左侧和中间轴位 CT)和右侧股骨颈(图 b 右侧轴位 CT)多发溶骨型转移。

X 线隐匿性骨转移

另有一些骨内转移引起的成骨反应或溶骨性破坏,CT 可能无法发现,但骨显像却能够检测到 X 线上这些隐匿性的骨质反应,通常在几周后才能够在 CT 上显示。

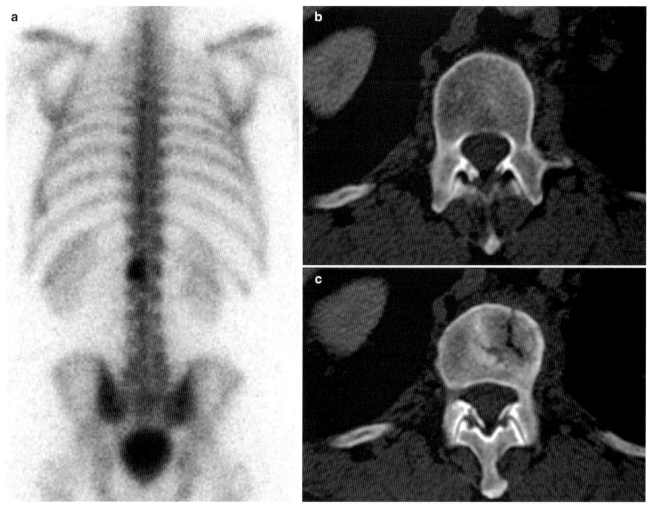

图 9.3　前列腺癌患者在疾病监测过程中的核素骨显像。第 1 腰椎新发可疑病灶(a),但当日 CT(b,L1 横轴位)未见明确改变。3 个月后,骨显像仍可见同一病灶(未显示),而同日随访 CT(c)显示相同部位的不透光病变,并伴病理性骨折。提示核素骨显像对骨质病变的显示可能会早于 CT。

闪烁反应现象

一些肉眼可见的骨内转移可能在 CT 和骨扫描时都不显像,但在 PET 和(或)MRI 上可见,这些骨髓转移都伴有闪烁现象,也称为假进展,文献中也有报道(但可能没被认识),是指肿瘤患者在接受抗肿瘤治疗过程中进行系列影像学检查时发生的生物学现象,即短暂抗肿瘤治疗导致原来存在、但影像学不可见的骨质病变(转移性)的出现,这些病变容易被误认为新的成骨型转移,但事实上这些骨病变中可能不再含有转移的肿瘤细胞(注意这些病变与外伤同义,但不与转移同义),代表了该部位的骨修复,短暂治疗后即可消失。2008 年前列腺临床试验工作组(PCCTWG)指南强烈推荐,如第一疗程(12 周)后,骨扫描出现新的代谢活跃病灶,但没有其他明确征象表明疾病进展时,有可能为上述闪烁现象或假进展,不应停止治疗[1,2]。至少 6 周后应再次行骨扫描,如第二疗程后,两次骨扫描都怀疑有新发病灶,则认为疾病进展[3]。

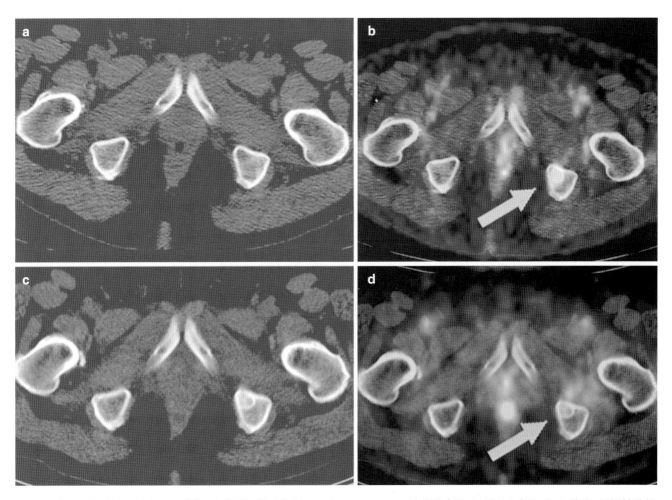

图 9.4　前列腺癌患者,术后 PSA 升高,来进行影像再分期。(a,b)FDG-PET-CT 轴位融合图(b)显示左侧坐骨(红箭头)可疑转移性病变,之前图像并未显示,而同日的 CT(a)也未显示坐骨病变。第二天活检证实了左侧坐骨病变为前列腺癌转移,患者随即接受了挽救性放疗。(c,d)显示了 20 个月后的再分期图像。CT(c)显示了左侧坐骨的不透光病灶,考虑新发骨转移(尽管之前的 PET 已发现,b),同日的复诊 PET-CT(d)显示之前的坐骨转移灶已无残留的 FDG 摄取,与治疗反应一致,而 CT 新出现的不透光病变与骨质愈合一致(CT 闪烁反应)。(图 b 和图 d 见彩图)

慢性修复性骨病变

在有骨肿瘤病史的患者随访过程中，多数影像学医生会描述骨显像上一直存在的病变，并在报告中称之为"转移"，而也有医生称之为"转移性骨病变"，是因为核素骨显像只能够显示转移造成的骨质缺损或损伤，而非直接看到骨转移。这不仅仅是语义上的差别，而是体现了骨显像的基本缺陷，骨扫描和 CT 都不能及时发现在成骨性病变内转移病灶对抗肿瘤治疗的反应。通常最好的情况是成骨性病变在短期内表现稳定，之后在转移根治后的几个月或几年后缓慢消失[2]。因此，前列腺癌临床工作组指南认为最理想的骨病变的治疗反应是骨扫描表现稳定，原病变消失且无新骨质病变出现[1]。

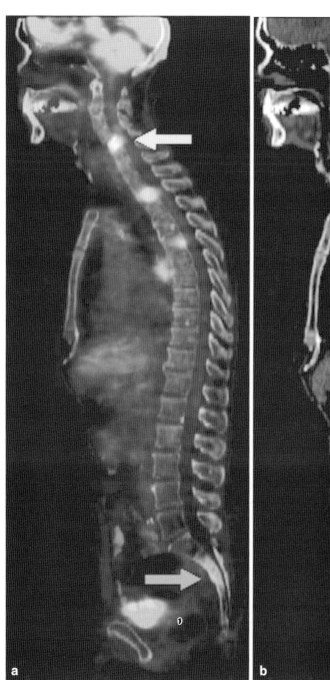
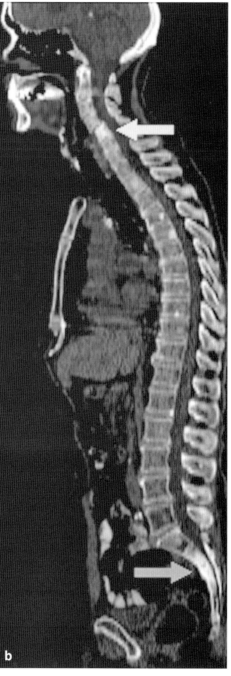

图 9.5　前列腺癌患者，伴多发骨转移。对比矢状位 FDG-PET-CT 融合图像 (a) 及对应的 CT 骨窗图像 (b)，可见多发不透光的椎体病变有 FDG 摄取 (黄箭头)，与成骨型骨转移表现一致，而骶骨内的高密度病变 (红箭头)，之前活检已证实为骨转移，此次并未见 FDG 摄取，与治疗后骨质反应一致 (非转移源性病变)。(见彩图)

泌尿系肿瘤的淋巴显像

　　前哨淋巴结显像包括在肿瘤区域注射淋巴示踪剂,应用影像学检查及术中放射性探针,按照淋巴对比剂吸收所提示的放射性活性,寻找引流区的前哨淋巴结或淋巴结。最初的组织学取样仅局限于这些前哨淋巴结,之后如果在术中组织学发现前哨淋巴结转移时则行更广泛的淋巴结切除术。如果前哨淋巴结未发现转移,则病理学分期证据不足(以美国关节协会的标准则视作 pN0),患者无法行淋巴结广泛切除[4-7]。

　　淋巴显像一直是[8,9]并将长期是前列腺癌和阴茎癌临床研究的热点,指导淋巴结取样并进行病理分期。目前仍无可靠的无创检查技术,替代前列腺癌和阴茎癌淋巴结分期的组织病理,根本原因是由于目前的影像学方法不能检测到微转移病变[4]。但这些检查技术有很高的诊断正确性[4,10,11],前哨淋巴结显像是例外[12,13],仍须改进显像技术及应用于正确的患者群。术前 SPECT-CT 能够改善淋巴结显像,并在术中作为外科医生的参考[14]。研究显示,对于没有明显腹股沟淋巴结肿大的阴茎癌患者(cN0),建议行淋巴显像,这种情况下淋巴显像准确性非常高[15,16],因为肿大的转移淋巴结中,肿瘤细胞可能完全取代了吞噬细胞而造成示踪剂不摄取,从而形成显像假阴性。

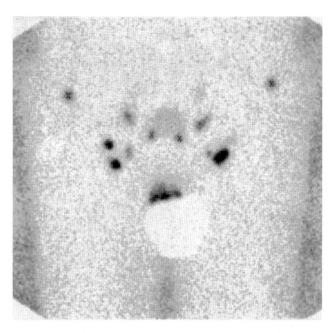

图 9.6　阴茎癌注射 ^{99m}Tc 示踪剂 3 小时后盆腔淋巴显像。双侧淋巴热点显示了引流阴茎区域的前哨淋巴结,外部放置了保护套来遮盖阴茎区,因而该区域呈现为"冷"区,由于注射部位残留的放射活性可能会影响邻近的淋巴结显像,因此该保护套提高了图像清晰度。(Images courtesy of Jørgen Bjerggaard Jensen, MD, Department of Urology, Aarhus University Hospital, Skejby, Denmark)

FDG-PET 在前列腺癌分期中的价值

　　PET-CT 之前的旧临床试验认为 FDG-PET 对前列腺癌的诊断敏感性差，这可能是目前前列腺癌指南中仍未纳入 FDG-PET，即使是作为备选影像方法的原因。而在临床工作中，美国国家肿瘤 PET 注册学会（NOPR）发现，2008 年前列腺癌患者频繁接受了 FDG-PET 检查，并有 1/3 患者因此而改变了治疗计划[20,21]。尽管转移性前列腺癌 FDG 不摄取或仅轻度摄取，但最近临床数据应用最先进的技术，建议 FDG-PET[22]，特别是 PET-CT，是前列腺高危人群（血清

PSA 水平/速度[23,24]升高超过阈值）、前列腺癌进展期或耐去势后疾病分期/再分期的有效检查方式[17,25-27]。这些患者中，FDG-PET 能够及时评价骨反应，避免了骨扫描的局限性[28]。CT 和 MRI 也难以鉴别这种持续骨转移和骨转移治疗后的改变，甚至受血清 PSA（评价系统性前列腺肿瘤的血清标志物）水平升高误导，怀疑之前的治疗反应，这种现象并不少见，即所谓 PSA 闪烁反应[29]。PET 发现 FDG 摄取升高的骨质病变，符合转移灶，且可信度高[23,28]。当传统的生化指标和影像学结果不一致或怀疑假阴性时（如 PSA 阴性的前列腺癌[30]），FDG-PET 能起到关键作用[25]。

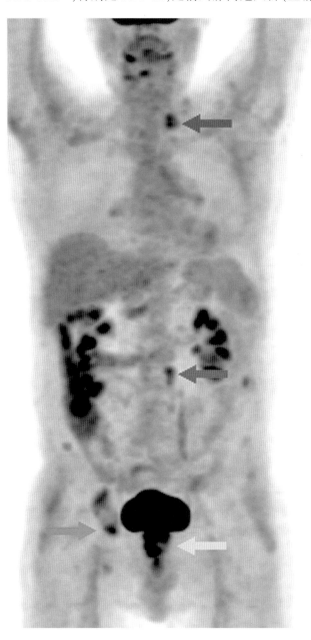

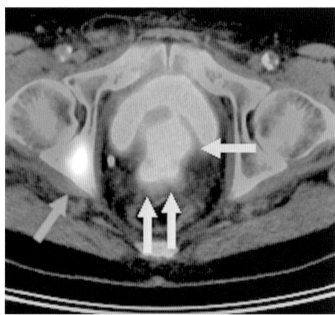

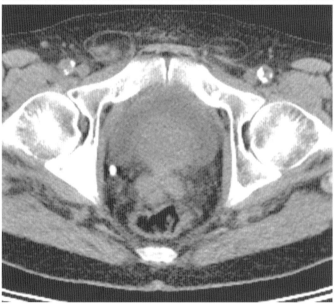

图 9.7　PET-CT 显示原发前列腺癌 FDG 摄取增高，累及双侧精囊（黄箭头），颈部和腹部可见转移淋巴结（蓝箭头），并伴有多发骨转移，如右侧髋臼（红箭头）。（见彩图）

原发性前列腺癌的 FDG-PET 成像

对于已证实或可疑的原发前列腺癌,MRI 能够评价病变向囊外侵犯、精囊及邻近组织的受累[23],是可选择的影像检查方式。如在检查其他病变时,偶然发现前列腺内 FDG 高摄取病灶,应行进一步检查排除肿

瘤[30]。多数原发前列腺癌治疗前都呈 FDG 高摄取,鉴别诊断应包括其他需要进一步临床治疗的高代谢病变,如良性前列腺增生和局灶性前列腺炎[18,132]。对于前列腺癌全切后的患者,FDG-PET 不能鉴别瘢痕和局部复发[33]。

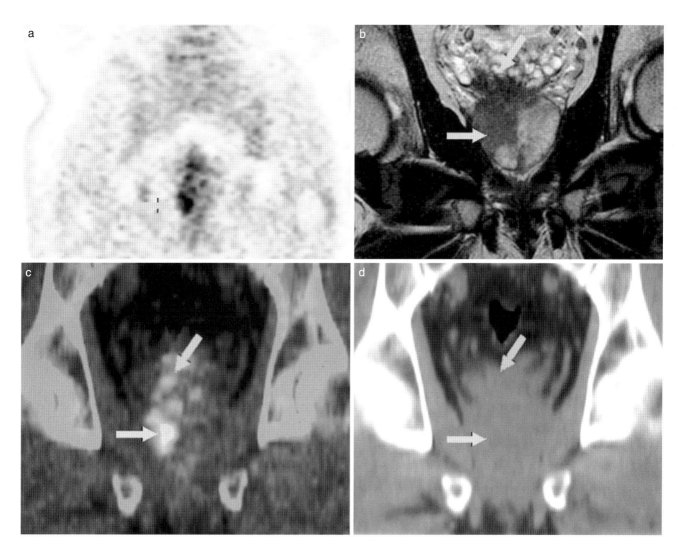

图 9.8 50 岁男性患者,滑膜肉瘤病史。FDG-PET-CT 偶然发现前列腺右侧叶区高代谢病变(黄箭头),MRI 证实为大前列腺肿瘤,同时伴有 PET 未显示的右侧精囊受累(蓝箭头)。图片分别为盆腔冠状位 PET(a)、前列腺冠状位 T2WI(b)、前列腺区冠状位 CT(d) 和 PET-CT 融合图像(c)。(见彩图)

前列腺新型 PET 示踪剂

作为肿瘤示踪剂,FDG 的根本性缺陷在于多种非肿瘤性病变也呈 FDG 高摄取。针对前列腺肿瘤成像, 可选择的新型示踪剂还在研发中, 其中包括 16β-^{18}F-5α-二氢睾酮(FDHT),其是放射性标记的主要前列腺睾酮的模拟物,FDHT-PET 已进入前期试验阶段,用于检测前列腺肿瘤[34-36]。

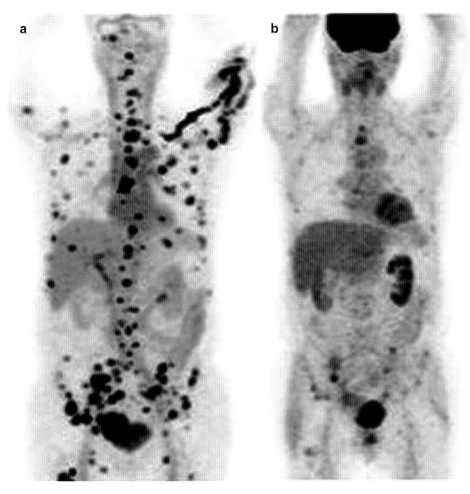

图 9.9　69 岁转移性前列腺癌患者。FDHT-PET 图像(a) 与 FDG-PET(b) 相比,显示了更广泛的转移灶。两次 PET 显像间隔 24 小时。(Images courtesy of Dr. Josef Fox, Memorial Sloan Kettering Cancer Center, NY)

前列腺癌的卡罗单抗喷地酸成像

早期临床试验数据表明，应用放射性标记的抗体——卡罗单抗喷地酸能够与谷氨酸酯羧肽酶 II，即前列腺特异性膜抗原（PSMA）结合，用于检测转移性前列腺癌，具有可行性[37,38]。美国国家综合癌症网络（NCCN）前列腺癌指南建议将卡罗单抗喷地酸放射免疫成像作为治疗评价的可选诊断手段。FDA 在 1996 年批准前期试验[39,40]，但后期临床应用针对其诊断率，如图像清晰度和较标准影像检查手段（CT 和 MRI）的优越性方面，提出质疑[41,42]。近期由于显像设备硬件和软件的技术进步，又重新对该放射性示踪剂的临床诊断率进行了评价，值得注意的是，SPECT-CT 融合图提高了诊断敏感性和特异性[43]。在常规临床应用中提高卡罗单抗喷地酸放射免疫成像的诊断率，可能还需要在患者选择方面加以注意，纳入多病种患者，从而可能提供好的阳性结果[44]。卡罗单抗对比剂主要应用于发现转移性病变，但尚无证据表明能够替代 MRI 发现原发灶周围的组织侵犯[45]。但近来有研究发现应用卡罗单抗对比剂成像有助于前列腺短距放疗中靶区的设定[46]。

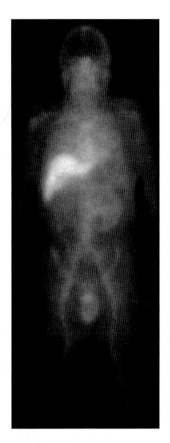

图 9.10　头、颈及躯干的前后位成像，显示了放射性标记的卡罗单抗喷地酸（ProstaScint）的正常生物学分布。(Image courtesy of Gary Ulaner, MD, Memorial Sloan-Kettering Cancer Center, New York, NY)（见彩图）

FDG-PET 在膀胱癌分期中的价值

在检测和评价原发肿瘤和局部复发时，非放射学手段仍是标准手段[47,48]，与膀胱镜、组织病理和尿液分析相比，CT 尿路造影没有明显优势[49,50]。因此，建议应用 FDG-PET 评价泌尿系膀胱癌时，重点在于能够发现膀胱癌患者常常伴发的上尿路肿瘤[49]和淋巴结或远处转移性病变[48-50]，术前成像还能够指导组织活检、确定合适的治疗方案[47]。

目前，NCCN[47]、欧洲泌尿协会[51]和美国放射协会指南[49,50]都未在膀胱癌处理中推荐 FDG-PET，但 FDG-PET 结果却改变了 38% 膀胱癌患者的治疗策略[20]。FDG-PET/CT 在检测转移性膀胱癌时具有敏感性和特异性，与常规检查方法联用时，能够改变 68% 患者的临床治疗方案[52]。先进的 PET/CT 融合像和 PET 迭代重建算法能够提高诊断正确性[22]，这在 20 世纪 90 年代的 FDG-PET 成像中是做不到的。

对于 FDG-PET（和目前所有影像学成像方法）来说，镜下发现的淋巴结转移最常出现假阴性现象[53,54]，但 FDG-PET/CT 能够显示常规腹盆腔 CT 无法看到的隐蔽的淋巴结转移[53]。

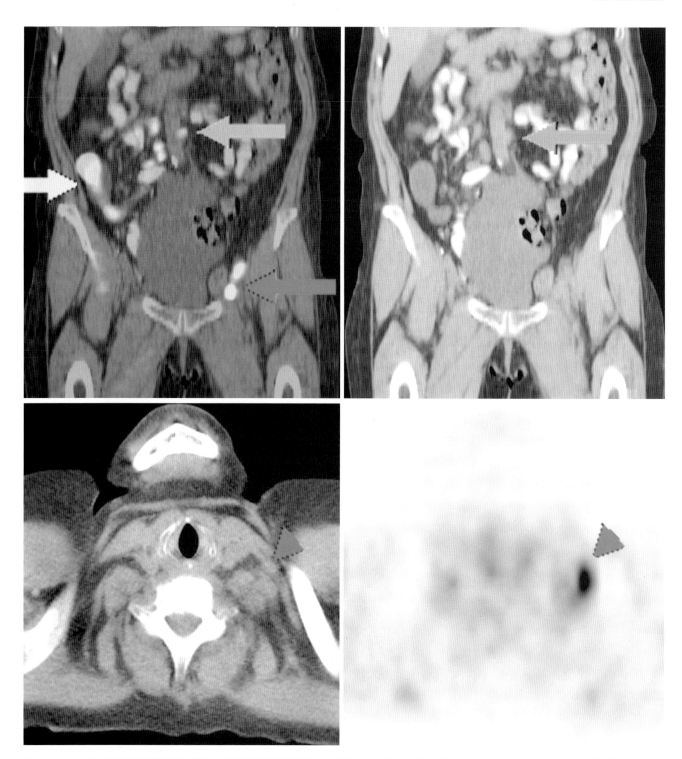

图 9.11 58 岁女性患者,膀胱癌,膀胱全切并行回肠代膀胱术(黄箭头),可见其内充满 FDG。CT 显示左侧髂内区增大淋巴结,PET 呈高代谢(蓝箭头)。主动脉旁明显高代谢的淋巴结(红箭头),怀疑转移性病变,短径不足 1cm,同日 CT 未给出明确结论。PET 显示左侧锁骨上区高代谢的结节(三角蓝箭头),怀疑 Virchow 淋巴结转移,但在 CT 上未显示。(见彩图)

肾和尿路 PET 成像中的 FDG 排泄

FDG 通过尿路排泄,因此其放射活性会影响尿路的 PET 评价,包括肾实质和邻近淋巴结[55-57]。但多数研究发现, 在一些情况下,FDG-PET 显示上尿路和膀胱的上皮性肿瘤时有很高的诊断正确率,如在 FDG 生理性排泄后和促进尿路排泄后行延迟显像(注射对比剂后 2 小时成像,取代常规的 1 小时成像)、口服或注射利尿剂[53,56,57]、膀胱尿路引流[53,56,57]、冲洗[55,58]和(或)联合使用排泄性的放射性对比剂[59]。但由于这些促排尿方法不常用于 FDG-PET 成像,因此具体方法还须与当地影像学专家探讨。

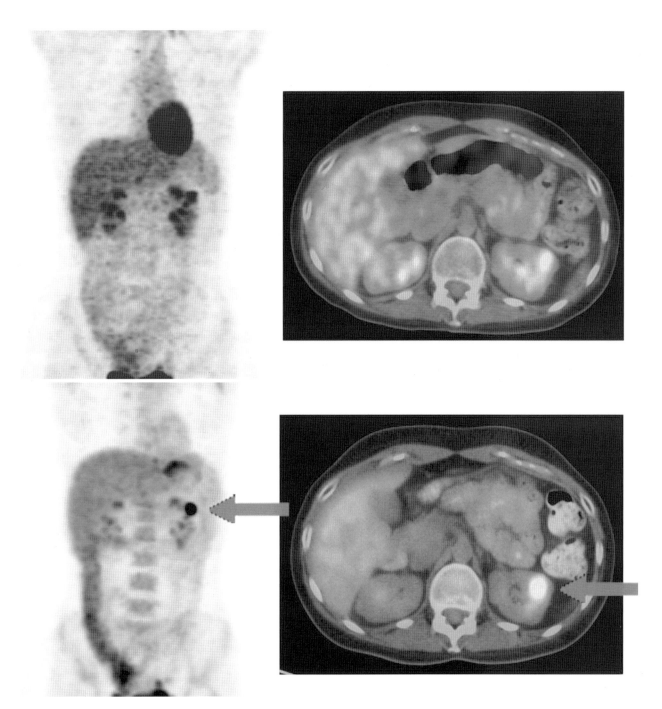

图 9.12　FDG 注射后 60 分钟显像呈阴性,120 分钟后再次行 PET 扫描,左肾上极实质内出现高代谢病灶(蓝箭头),由于 2 小时延迟扫描时 FDG 已从肾盏中清除,因此该病灶更为明显,活检证实为肾嗜酸细胞瘤。(见彩图)

肾脏 PET 显像:FDG-PET 和其他

一些 PET 研究,而非 PET-CT 的结果显示,对于可疑的肾肿物,FDG-PET 鉴别恶性病变的敏感性为 85%~90%[60-64]。注意这些研究中未使用利尿剂或其他促进 FDG 排泄的方法。FDG-PET 在囊性为主的病变显示中敏感性可能较低,实性肾肿瘤中由于细胞密度较高,会在 PET 上形成可见信号,而肾囊性病变周围覆盖恶性细胞通常会产生不容易被发现的轻度 FDG 摄取。

示踪剂排泄时会在肾盂肾盏系统形成局灶性聚集,混淆肾实质内的高代谢肿瘤。多个肾嗜酸细胞瘤病例在 PET 图像上显示 FDG 高摄取,呈假阳性(对于恶性病变来说)(见图 9.12)。

有临床试验进行了透明细胞癌的 PET 高选择性示踪剂 [124] 碘标记的嵌合抗体 G250([124]I–cG250)研究[65],发现在 25 例肾癌患者中,9 例非透明细胞癌(包括 2 例乳头状细胞癌)均无浓聚,而在 16 例透明细胞癌患者中有 15 例显示对比剂浓聚。另外一项应用 [131] 碘标记 cG250 的临床实验结果也支持了该放射性抗体的组织靶向性[66]。

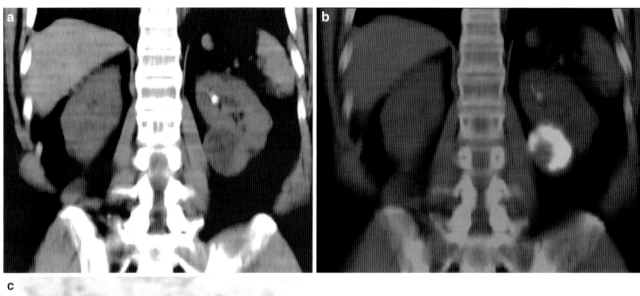
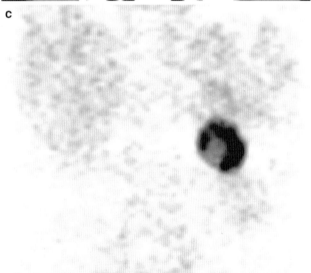

图 9.13 63 岁男性患者,左肾透明细胞癌 [124]I–cG250 PET-CT 腹部冠状位 CT(a)、融合图像(b)和 PET(c)。注意背景中 PET 活性完全缺失,而肿瘤显影,提示了特异性放射性抗体 PET 显像的诊断潜能。(图 b 见彩图)

FDG-PET 在睾丸癌诊断中的价值

研究表明,FDG-PET 一般对精原细胞瘤[67]和非精原细胞性生殖细胞瘤(NSGCT)[68]敏感,但有些学者认为 FDG 摄取在不同组织学肿瘤中有所变化[69-72]。目前FDG 是精原细胞瘤成像中最成熟的放射性药物[73,74]。对于血清标记物正常的ⅡC~Ⅲ期精原细胞瘤患者,NCCN 指南建议将 FDG-PET 作为首选检查手段,评价化疗后残余肿块和鉴别肿块内可能复发癌。临床建议随访期内如无残留肿块,也推荐应用 FDG-PET[73]。此外,NCCN 还建议对于 β-人绒毛膜促性腺激素水平升高但稳定的ⅡB~Ⅲ期精原细胞瘤患者,可以考虑行FDG-PET 检查。NCCN 和欧洲生殖细胞肿瘤共识组(EGCCC)指南中规定,非精原细胞性生殖细胞瘤(NS-GCT)患者评价和精原细胞瘤患者初次分期均不推荐FDG-PET 检查[73,74]。

指南建议在ⅡC~Ⅲ期精原细胞瘤患者随访过程中,FDG-PET 可以作为"临床提示"推荐[73]。但在 NSGCT患者随访中,FDG-PET 尚无已证实的临床优势[73,74]。例如,一项研究发现,具有高复发风险的Ⅰ期 NSGCT 患者,FDG-PET/CT 结果阴性时评价其复发风险没有统计学意义[75],即使 FDG-PET/CT 能够发现高达 21% 的Ⅰ期 NSGCT 患者在血清肿瘤标记物和 CT 未提示病变时已存在转移灶[75,76]。

指南建议 GCT 患者初次分期时不推荐 FDG-PET[73,74]。2008 年,EGCCC 认为现有的 FDG-PET 用于GCT 分期的研究结果尚无定论,所引用的研究文献中也无相同结论。实际上,EGCCC 发表声明时引用了多篇文献,报道 FDG-PET 在检测肿瘤方面敏感性比 CT

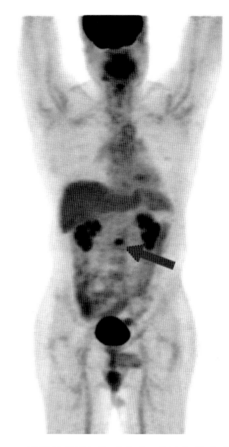

图 9.14 44 岁男性精原细胞瘤患者,睾丸切除术后行 FDG-PET 排除复发。主动脉-腔静脉间可见高代谢淋巴结(箭头),符合转移。

高[70,75,76],因此在 GCT 分期方面优于单独行 CT[70,76,77]。该指南并未清楚区分 FDG-PET 和 FDG-PET/CT 技术,而且引用了某些使用过时人 PET 文献[78,79]。

FDG-PET 用于检测淋巴结

精原细胞瘤患者化疗后病灶残留时,FDG-PET 能够有效、无创地评价可能复发的肿瘤细胞[67,68,71,80,81]。FDG-PET 检查应在化疗后 6 周进行,因为手术切除早期常会出现假阳性,可能是由于肿块内存在 FDG 高摄取的炎性或巨噬细胞[82-84]。如果残留肿物在 FDG-PET 上表现不明显,则维持原治疗,若 FDG-PET 显示肿块内出现可疑代谢活跃区,则提示需要进行活检和进一步治疗[73]。FDG-PET 对评价 NSGCT 患者化疗后伴残留肿物者并无优势,特别是残留肿物内含有肿瘤、畸

胎瘤或浸润性炎细胞碎片时。FDG-PET 很难发现这类肿物中的成熟畸胎瘤[68,69,83,84],由于畸胎瘤可以生长并去分化为癌性病变,所以手术切除成熟畸胎瘤非常重要。

周围淋巴结(颈部、腋下和腹股沟区)优势会表现为轻度 FDG 摄取,无增大或轻度增大,常为轻度反应性增生(如系统性病毒感染),类似的反应性增生还可见于肺门周围淋巴结,特别是在吸烟者和老年人群中并不少见,通常不累及肺门和纵隔区。如果不存在腹/盆腔感染/炎症(如阑尾炎),腹膜后或肠系膜区不是淋巴结反应性增生的典型部位。

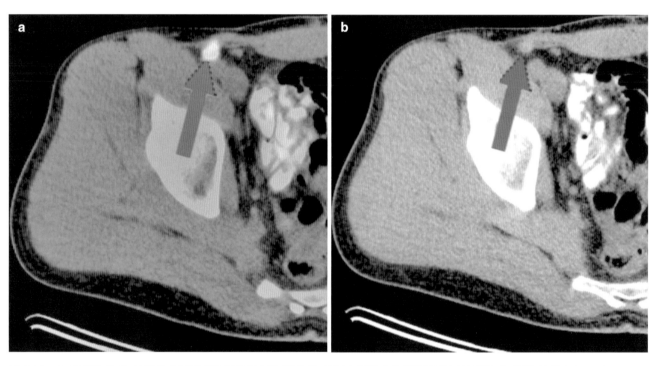

图 9.15 31 岁男性患者,转移性非精原细胞性生殖细胞瘤患者,行睾丸切除术和腹膜后淋巴结清除术。随访过程中行 FDG-PET-CT 检查,发现一个不足 1cm,显著高代谢的结节(图 a 中蓝箭头),CT 上呈轻度致密影(b),并显示结节样强化(未显示),位于右侧腹股沟深部。患者随后接受了化疗,但 3 个月后复查 PET-CT 时,代谢程度和结节大小均未见变化。腹腔镜介入治疗切除了该结节和混杂的术后出血。术后病理提示为活跃的巨细胞对腹股沟内环处(原腹盆腔手术缝线)小的缝线异体形成的增生反应,未见转移性淋巴结。(图 a 见彩图)

PET 和肾上腺肿瘤

肾上腺肿瘤常常是在肿瘤患者在行 FDG-PET 或 PET-CT 检查进行分期时发现。一项多中心的试验研究一致发现，FDG-PET-CT 在检测直径大于 1cm 的恶性肾上腺肿瘤时敏感性非常高，但对于直径小于 1cm 的恶性肾上腺肿瘤来说，FDG-PET 诊断敏感性降低，推测可能是由于部分容积平均效应降低了亚厘米肿瘤内的表观 FDG 摄取。如肾上腺肿瘤直径大于 1cm，且在治疗前 PET 成像时缺乏明显 FDG 摄取，该患者可能不需要 CT 或 MRI 进一步检查肾上腺。对于已经接受抗肿瘤治疗的患者，恶性肾上腺肿瘤（原发或转移）可能细胞正在灭活阶段，从而降低了肿瘤 FDG 摄取。

良性肾上腺肿物也可以表现为 FDG 摄取，如临床需要，应进一步探讨 FDG 摄取与肿瘤生化性质和（或）肾上腺 CT 或 MRI 间的关系。

肾上腺偶发瘤中相当一部分是嗜铬细胞瘤，[18]F-二羟（基）苯丙氨酸多巴（FDOPA）PET 成像对检测肾上腺或肾上腺外的嗜铬细胞瘤都非常敏感，在一个 30 人的研究中其敏感性达到了 98%，特异性 100%，其中只有 5 人不是嗜铬细胞瘤。尽管需要更多特异性示踪剂的临床研究，但目前初步的数据已令人振奋。

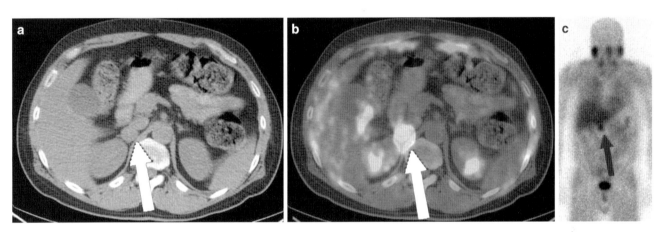

图 9.16 50 岁男性患者，非小细胞癌（大细胞癌），应用 FDG-PET 进行分期。肺内原发性恶性肿瘤和胸内转移明确显示，同时可见右侧肾上腺结节呈显著高代谢（蓝箭，a，横轴位 CT；b，PET-CT），最大 SUV 值（SUVmax）为 80.1，作者经验中的最高值之一，肾上腺 MRI 结果（未显示）也不符合良性肾上腺瘤。间碘苯甲胍（MIBG）成像（c）提示右侧肾上腺高摄取（蓝箭头），明显超出肾上腺 MIBG 正常变异。活检证实为嗜铬细胞瘤。（图 b 见彩图）

神经母细胞瘤、[123]I-MIBG 和融合成像

神经母细胞瘤是儿童最常见的颅外实性恶性肿瘤，大部分起源于腹部且大部分腹部神经母细胞瘤来源于肾上腺髓质。用 [123]I 或 [131]I 标记的 MIBG 行单光子成像，对神经母细胞瘤分期或再分期有显著意义[91,92]。一组研究报道，随访高风险神经母细胞瘤患者发现，相比 CT、骨髓病理和尿儿茶酚胺检测[93]，MIBG 成像是对复发最敏感的临床检测方式。多项临床研究发现，近期 3D SPECT 和 SPECT-CT 融合图像将 MIBG 的诊断正确性提高到 90% 以上。

MIBG 成像机制是儿茶酚胺选择性细胞内摄取和滞留，单光子显像能够发现肾上腺素能神经的异位转移灶，诊断特异性较高。其他神经源性/神经内分泌肿瘤也可见 MIBG 摄取，但与神经母细胞瘤同时发生较罕见。假阳性 MIBG 摄取常是由于伪影——生物性或技术性原因导致 MIBG 摄取，掩盖了病灶，造成误诊或不确定的诊断。正常肾上腺也可出现 MIBG 摄取，常表现为"生理性变异"，即使是非对称性出现[94]。因此偶发肾上腺肿瘤，MIBG 成像对其定性无明确作用，而 MIBG 成像可用于肾上腺切除术后，发现神经母细胞瘤转移或复发灶。

很多因素可影响 MIBG 成像的诊断敏感性：如病灶太小不显像；正接受治疗的肿块内部可能只含有镜下残留灶；正常器官摄取和（或）尿路排泄示踪剂，也会影响观察这些区域的肿瘤摄取；某些神经母细胞瘤可能由于组织去分化程度不同造成成像时缺乏明显 MIBG 摄取。因此想获得理想的 MIBG 摄取显像，患者成像前的准备非常重要，如避免影响 MIBG 摄取的药物，包括一些处方药和含有伪麻黄碱或苯丙醇胺成分（常用于咳嗽或流感样症状）的非处方药。这些物质对 MIBG 的肿瘤成像有明显影响，因此需要行 MIBG 成像的肿瘤科医生应与影像学专业医生沟通。

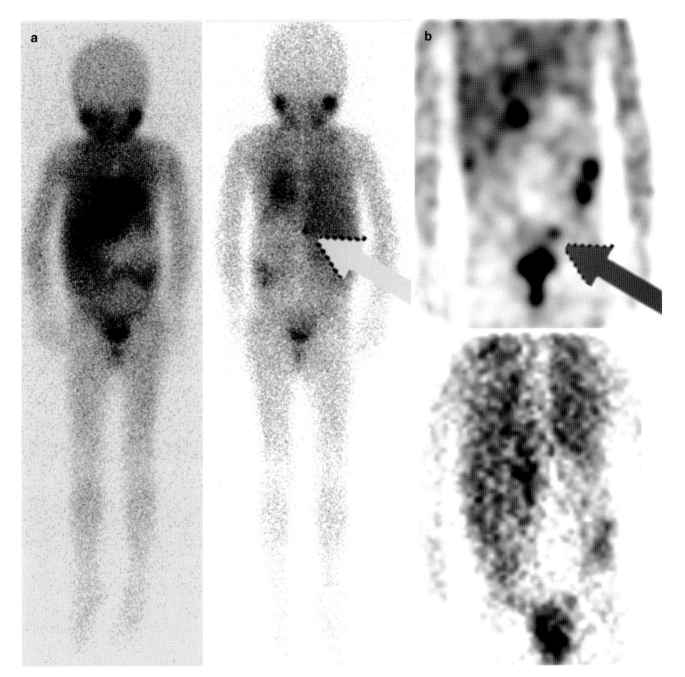

图 9.17　3 岁女孩的 MIBG 随访成像,神经母细胞瘤治疗后,临床没有复发征象。增强 CT 显示左侧髂总血管区可见 1cm 软组织结节,平面成像(a,前侧面、后内侧面成像)显示腰椎可疑病灶(箭头),髂总血管区未见病灶。SPECT 成像也未见病灶(图 b 中下排图像,肺尖至膀胱区域冠状位 MIBG SPECT)。2 小时后行 SPECT-CT 显示腰椎区域可疑灶为肾上腺生理性摄取(未显示),而髂总血管区结节(图 c 中箭头,横轴位 CT)呈 MIBG 高摄取(d,融合 SPECT-CT),符合转移性病变,同时发现之前 CT 未发现的降结肠后方 1cm 结节(图 e 中三角箭头,正中矢状位、侧矢状位 SPECT-CT 融合图像)。1 个月后再次行 SPECT-CT 检查可见同样病变,病理证实为转移。平面 MIBG 显像常有助于发现骨转移病变,而 SPECT 多用于软组织病变的评价,但该病例提示这些图像常与组织对比差而缺乏解剖定位价值。PET-CT 和 SPECT-CT 由于存在 CT 衰减校正(最新的数据处理算法)而提高了解剖定位优势。以作者经验来说,目前市场上使用的 SPECT-CT 扫描仪得到的 CT 数据质量极差,远不及广告中获得的数据,解剖定位信息也不及 PET-CT(图 d 中横轴位 SPECT-CT 融合图像)。(待续)

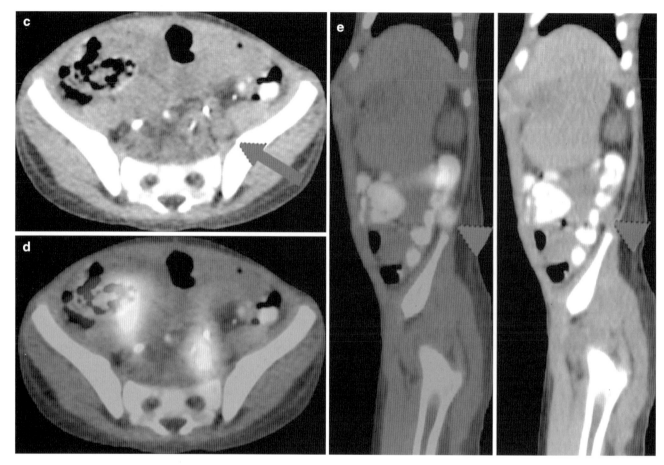

图 9.17(续)　(图 c~e 见彩图)

FDG-PET 在阴茎癌诊断中的价值

　　阴茎癌是罕见疾病,医学文献中报道的 FDG-PET 诊断价值也很少见,但目前获得的临床数据尚可。由于阴茎癌有 FDG 摄取,因此 FDG-PET/CT 能在未经治疗的阴茎癌患者[95,96]淋巴结分期时提供敏感、特异的信息,但发现微转移病变还有困难,也不能替代外科手术分期[97],在部分患者分期中还是有帮助的[98]。FDG-PET/CT 对阴茎癌的作用还包括在初次分期时意外发现远处转移[96],或 FDG-PET/CT 在其他肿瘤人群中的类似应用,如随访肿瘤复发和(或)评价肿瘤的治疗反应。

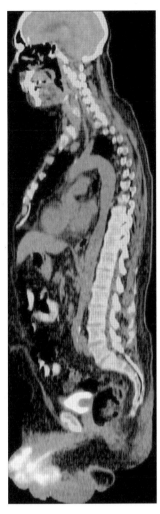

图 9.18 FDG-PET/CT 矢状位融合图像，显示阴茎区显著高代谢的浸润性软组织占位。（见彩图）

（陈薇 译）

参考文献

1. Scher HI, Halabi S, Tannock I, et al. Design and end points of clinical trials for patients with progressive prostate cancer and castrate levels of testosterone: recommendations of the prostate cancer clinical trials working group. J Clin Oncol. 2008;26:1148–59.
2. Scher HI, Morris MJ, Kelly WK, et al. Prostate cancer clinical trial end points: "RECIST"ing a step backwards. Clin Cancer Res. 2005;11:5223–32.
3. Coleman RE, Mashiter G, Whitaker KB, et al. Bone scan flare predicts successful systemic therapy for bone metastases. J Nucl Med. 1988;29:1354–9.
4. Wawroschek F, Vogt H, Wengenmair H, et al. Prostate lymphoscintigraphy and radio-guided surgery for sentinel lymph node identification in prostate cancer. Technique and results of the first 350 cases. Urol Int. 2003;70:303–10.
5. Leijte JA, Hughes B, Graafland NM, et al. Two-center evaluation of dynamic sentinel node biopsy for squamous cell carcinoma of the penis. J Clin Oncol. 2009;27:3325–9.
6. Hadway P, Smith Y, Corbishley C, et al. Evaluation of dynamic lymphoscintigraphy and sentinel lymph-node biopsy for detecting occult metastases in patients with penile squamous cell carcinoma.

BJU Int. 2007;100:561–5.
7. Hadway P, Smith Y, Corbishley C, et al. Sentinel lymph-node biopsy in patients with squamous cell carcinoma of the penis. BJU Int. 2009;103:1199–203.
8. Gardiner RA, Fitzpatrick JM, Constable AR, et al. Human prostatic lymphoscintigraphy. A preliminary report. Br J Urol. 1979; 51:300–3.
9. Zuckier LS, Finkelstein M, Kreutzer ER, et al. Technetium-99 m antimony sulphide colloid lymphoscintigraphy of the prostate by direct transrectal injection. Nucl Med Commun. 1990;11:589–96.
10. Silva Jr N, Anselmi CE, Anselmi OE, et al. Use of the gamma probe in sentinel lymph node biopsy in patients with prostate cancer. Nucl Med Commun. 2005;26:1081–6.
11. Hinev A, Klissarova A, Ghenev P, et al. Radioisotopic detection of sentinel lymph nodes in clinically localized high-risk prostate cancer. J BUON. 2009;14:661–7.
12. Spiess PE, Izawa JI, Bassett R, et al. Preoperative lymphoscintigraphy and dynamic sentinel node biopsy for staging penile cancer: results with pathological correlation. J Urol. 2007;177:2157–61.
13. Spiess PE, Izawa JI, Bassett R, et al. Role of dynamic sentinel node biopsy in penile cancer: our experience. J Surg Oncol. 2006; 93:181–5.
14. Vermeeren L, Valdés Olmos RA, Meinhardt W, et al. Value of SPECT/CT for detection and anatomic localization of sentinel lymph nodes before laparoscopic sentinel node lymphadenectomy in prostate carcinoma. J Nucl Med. 2009;50:865–70.
15. Hungerhuber E, Schlenker B, Frimberger D, et al. Lymphoscintigraphy in penile cancer: limited value of sentinel node biopsy in patients with clinically suspicious lymph nodes. World J Urol. 2006;24:319–24.
16. Heyns CF, Theron PD. Evaluation of dynamic sentinel lymph node biopsy in patients with squamous cell carcinoma of the penis and palpable inguinal nodes. BJU Int. 2008;102:305–9.
17. Shreve PD, Grossman HB, Gross MD, Wahl RL. Metastatic prostate cancer: initial findings of PET with 2-deoxy-2-[F-18]fluoro-D-glucose. Radiology. 1996;199:751–6.
18. Effert PJ, Bares R, Handt S, et al. Metabolic imaging of untreated prostate cancer by positron emission tomography with sup 18 fluorine-labeled deoxyglucose. J Urol. 1996;155:994–8.
19. National Comprehensive Cancer Network: NCCN clinical practice guidelines in oncology. *Prostate Cancer* v.2.2010. 2010.
20. Oyama N, Akino H, Suzuki Y, et al. Prognostic value of 2-deoxy-2-[F-18]fluoro-D-glucose positron emission tomography imaging for patients with prostate cancer. Mol Imaging Biol. 2002;4:99–104.
21. Hillner BE, Siegel BA, Shields AF, et al. Relationship between cancer type and impact of PET and PET/CT on intended management: findings of the national oncologic PET registry. J Nucl Med. 2008; 49:1928–35.
22. Wahl RL. Why nearly all PET of abdominal and pelvic cancers will be performed as PET/CT. J Nucl Med. 2004;45 Suppl 1:82S–95.
23. Schöder H, Herrmann K, Gönen M, et al. 2-[18F] Fluoro-2-deoxyglucose positron emission tomography for the detection of disease in patients with prostate-specific antigen relapse after radical prostatectomy. Clin Cancer Res. 2005;11:4761–9.
24. Seltzer MA, Barbaric Z, Belldegrun A, et al. Comparison of helical computerized tomography, positron emission tomography and monoclonal antibody scans for evaluation of lymph node metastases in patients with prostate specific antigen relapse after treatment for localized prostate cancer. J Urol. 1999;162:1322–8.
25. Morris MJ, Akhurst T, Larson SM, et al. Fluorodeoxyglucose positron emission tomography as an outcome measure for castrate metastatic prostate cancer treated with antimicrotubule chemotherapy. Clin Cancer Res. 2005;11:3210–6.
26. Agus DB, Golde DW, Sgouros G, et al. Positron emission tomography of a human prostate cancer xenograft: association of changes in deoxyglucose accumulation with other measures of outcome following androgen withdrawal. Cancer Res. 1998;58:3009–14.

27. Oyama N, Kim J, Jones LA, et al. MicroPET assessment of androgenic control of glucose and acetate uptake in the rat prostate and a prostate cancer tumor model. Nucl Med Biol. 2002;29:783–90.

28. Morris MJ, Akhurst T, Osman I, et al. Fluorinated deoxyglucose positron emission tomography imaging in progressive metastatic prostate cancer. Urology. 2002;59:913–8.

29. Nelius T, Klatte T, de Riese W, Filleur S. Impact of PSA flare-up in patients with hormone-refractory prostate cancer undergoing chemotherapy. Int Urol Nephrol. 2008;40:97–104.

30. Bucerius J, Ahmadzadehfar H, Hortling N, et al. Incidental diagnosis of a PSA-negative prostate cancer by 18FDG-PET/CT in a patient with hypopharyngeal cancer. Prostate Cancer Prostatic Dis. 2007;10:307–10.

31. Watanabe H, Kanematsu M, Kondo H, et al. Preoperative detection of prostate cancer: a comparison with 11C-choline PET, ^{18}F-fluorodeoxyglucose PET and MR imaging. J Magn Reson Imaging. 2010;31:1151–6.

32. Liu IJ, Zafar MB, Lai YH, et al. Fluorodeoxyglucose positron emission tomography studies in diagnosis and staging of clinically organ-confined prostate cancer. Urology. 2001;57:108–11.

33. Hofer C, Laubenbacher C, Block T, et al. Fluorine-18-fluorodeoxyglucose positron emission tomography is useless for the detection of local recurrence after radical prostatectomy. Eur Urol. 1999;36:31–5.

34. Beattie BJ, Smith-Jones PM, Jhanwar YS, et al. Pharmacokinetic assessment of the uptake of 16beta-^{18}F-fluoro-5alpha-dihydrotestosterone (FDHT) in prostate tumors as measured by PET. J Nucl Med. 2010;51:183–92.

35. Dehdashti F, Picus J, Michalski JM, et al. Positron tomographic assessment of androgen receptors in prostatic carcinoma. Eur J Nucl Med Mol Imaging. 2005;32:344–50.

36. Larson SM, Morris M, Gunther I, et al. Tumor localization of 16beta-18F-fluoro-5alpha-dihydrotestosterone versus ^{18}F-FDG in patients with progressive, metastatic prostate cancer. J Nucl Med. 2004;45:366–73.

37. Elgamal AA, Troychak MJ, Murphy GP. ProstaScint scan may enhance identification of prostate cancer recurrences after prostatectomy, radiation, or hormone therapy: analysis of 136 scans of 100 patients. Prostate. 1998;37:261–9.

38. Polascik TJ, Manyak MJ, Haseman MK, et al. Comparison of clinical staging algorithms and 111indium-capromab pendetide immunoscintigraphy in the prediction of lymph node involvement in high risk prostate carcinoma patients. Cancer. 1999;85:1586–92.

39. Manyak MJ, Hinkle GH, Olsen JO, et al. Immunoscintigraphy with indium-111-capromab pendetide: evaluation before definitive therapy in patients with prostate cancer. Urology. 1999;54:1058–63.

40. Manyak MJ, Hinkle GH, Olsen JO, et al. Multicenter radioimmunoscintigraphic evaluation of patients with prostate carcinoma using indium-111 capromab pendetide. Cancer. 1998;83:739–47.

41. Pucar D, Sella T, Schoder H. The role of imaging in the detection of prostate cancer local recurrence after radiation therapy and surgery. Curr Opin Urol. 2008;18:87–97.

42. Nagda SN, Mohideen N, Lo SS, et al. Long-term follow-up of 111In-capromab pendetide (ProstaScint) scan as pretreatment assessment in patients who undergo salvage radiotherapy for rising prostate-specific antigen after radical prostatectomy for prostate cancer. Int J Radiat Oncol Biol Phys. 2007;67:834–40.

43. Sodee DB, Sodee AE, Bakale G. Synergistic value of single-photon emission computed tomography/computed tomography fusion to radioimmunoscintigraphic imaging of prostate cancer. Semin Nucl Med. 2007;37:17–28.

44. Kahn D, Williams RD, Manyak MJ, et al. 111Indium-Capromab pendetide in the evaluation of patients with residual or recurrent prostate cancer after radical prostatectomy. The ProstaScint study group. J Urol. 1998;159:2041–6;discussion 2046–47.

45. Tsivian M, Wright T, Price M, Tsivian M, Wright T, Price M, et al. 111-In-capromab pendetide imaging using hybrid-gamma camera-computer tomography technology is not reliable in detecting seminal vesicle invasion in patients with prostate cancer. Urol Oncol. 2012;30:150–4.

46. Ellis RJ, Zhou H, Kim EY, et al. Biochemical disease-free survival rates following definitive low-dose-rate prostate brachytherapy with dose escalation to biologic target volumes identified with SPECT/CT capromab pendetide. Brachytherapy. 2007;6:16–25.

47. National Comprehensive Cancer Network: NCCN clinical practice guidelines in oncology. *Bladder Cancer*. v.2.2010. 2010.

48. Kaufman DS, Shipley WU, Feldman AS. Bladder cancer. Lancet. 2009;374:239–49.

49. American College of Radiology: ACR appropriateness criteria: pretreatment staging of invasive bladder cancer. Available at http://www.acr.org/SecondaryMainMenuCategories/quality_safety/app_criteria/pdf/ExpertPanelonUrologicImaging/PretreatmentStagingofInvasivebladdercancerDoc11.aspx. Accessed 17 Dec 2010.

50. American College of Radiology. ACR appropriateness criteria: follow-up imaging of bladder carcinoma. Available at http://www.acr.org/SecondaryMainMenuCategories/quality_safety/app_criteria/pdf/ExpertPanelonUrologicImaging/FollowUpImagingofBladderCarcinomaDoc4.aspx. Accessed 17 Dec 2010.

51. Stenzl A, Cowan NC, De Santis M, et al. The updated EAU guidelines on muscle-invasive and metastatic bladder cancer. Eur Urol. 2009;55:815–25.

52. Apolo AB, Riches J, Schöder H, et al. Clinical value of fluorine-18 2-fluoro-2-deoxy-D-glucose positron emission tomography/computed tomography in bladder cancer. J Clin Oncol. 2010;28:3973–8.

53. Kibel AS, Dehdashti F, Katz MD, et al. Prospective study of [^{18}F]fluorodeoxyglucose positron emission tomography/computed tomography for staging of muscle-invasive bladder carcinoma. J Clin Oncol. 2009;27:4314–20.

54. Heicappell R, Müller-Mattheis V, Reinhardt M, et al. Staging of pelvic lymph nodes in neoplasms of the bladder and prostate by positron emission tomography with 2-[(18)F]-2-deoxy-D-glucose. Eur Urol. 1999;36:582–7.

55. Koyama K, Okamura T, Kawabe J, et al. Evaluation of ^{18}F-FDG-PET with bladder irrigation in patients with uterine and ovarian tumors. J Nucl Med. 2003;44:353–8.

56. Anjos DA, Etchebehere EC, Ramos CD, et al. ^{18}F-FDG-PET/CT delayed images after diuretic for restaging invasive bladder cancer. J Nucl Med. 2007;48:764–70.

57. Kamel EM, Jichlinski P, Prior JO, et al. Forced diuresis improves the diagnostic accuracy of ^{18}F-FDG-PET in abdominopelvic malignancies. J Nucl Med. 2006;47:1803–7.

58. Kosuda S, et al. Preliminary assessment of fluorine-18 fluorodeoxyglucose positron emission tomography in patients with bladder cancer. Eur J Nucl Med. 1997;24:615–20.

59. Kosuda S, Kison PV, Greenough R, et al. Anterior layering of excreted ^{18}F-FDG in the bladder on PET/CT: frequency and cause. Am J Roentgenol. 2007;189:W96–9.

60. Ak I, Can C. F-18 FDG-PET in detecting renal cell carcinoma. Acta Radiol. 2005;46:895–9.

61. Kumar R, Chauhan A, Lakhani P, et al. 2-Deoxy-2-[F-18]fluoro-D-glucose-positron emission tomography in characterization of solid renal masses. Mol Imaging Biol. 2005;7:431–9.

62. Kang DE, White Jr RL, Zuger JH, et al. Clinical use of fluorodeoxyglucose F 18 positron emission tomography for detection of renal cell carcinoma. J Urol. 2004;171:1806–9.

63. Jadvar H, Kherbache HM, Pinski JK, Conti PS. Diagnostic role of [F-18]-FDG positron emission tomography in restaging renal cell carcinoma. Clin Nephrol. 2003;60:395–400.

64. Goldberg MA, Mayo-Smith WW, Papanicolaou N, et al. FDG-PET characterization of renal masses: preliminary experience. Clin Radiol. 1997;52:510–5.

65. Divgi CR, Pandit-Taskar N, Jungbluth AA, et al. Preoperative characterisation of clear-cell renal carcinoma using iodine-124-labelled antibody chimeric G250 (124I-cG250) and PET in patients with renal masses: a phase I trial. Lancet Oncol. 2007;8:304–10.

66. Brouwers AH, Dorr U, Lang O, et al. 131 I-cG250 monoclonal antibody immunoscintigraphy versus [18F]FDG-PET imaging in patients with metastatic renal cell carcinoma: a comparative study. Nucl Med Commun. 2002;23:229–36.

67. De Santis M, Bokemeyer C, Becerer A, et al. Predictive impact of 2-18fluoro-2-deoxy-D-glucose positron emission tomography for residual postchemotherapy masses in patients with bulky seminoma. J Clin Oncol. 2001;19:3740–4.

68. Kollmannsberger C, Oechsle K, Dohmen BM, et al. Prospective comparison of [18F]fluorodeoxyglucose positron emission tomography with conventional assessment by computed tomography scans and serum tumor markers for the evaluation of residual masses in patients with nonseminomatous germ cell carcinoma. Cancer. 2002;94:2353–62.

69. Cremerius U, Effert PJ, Adam G, et al. FDG-PET for detection and therapy control of metastatic germ cell tumor. J Nucl Med. 1998; 39:815–22.

70. Cremerius U, Wildberger JE, Borchers H, et al. Does positron emission tomography using 18-fluoro-2-deoxyglucose improve clinical staging of testicular cancer? Results of a study in 50 patients. Urology. 1999;54:900–4.

71. Hain SF, O'Doherty MJ, Timothy AR, et al. Fluorodeoxyglucose PET in the initial staging of germ cell tumours. Eur J Nucl Med. 2000;27:590–4.

72. Nuutinen JM, Leskinen S, Elomaa I, et al. Detection of residual tumours in postchemotherapy testicular cancer by FDG-PET. Eur J Cancer. 1997;33:1234–41.

73. National Comprehensive Cancer Network: NCCN clinical practice guidelines in oncology. *Testicular Cancer*. v.2.2010. April 1, 2010.

74. Krege S, Beyer J, Souchon R, et al. European consensus conference on diagnosis and treatment of germ cell cancer: a report of the second meeting of the European germ cell cancer consensus group (EGCCCG): part I. Eur Urol. 2008;53:478–96.

75. Huddart RA, O'Doherty MJ, Padhani A, et al. 18fluorodeoxyglucose Positron emission tomography in the prediction of relapse in patients with high-risk, clinical stage I nonseminomatous germ cell tumors: preliminary report of MRC trial TE22—the NCRI testis tumour clinical study group. J Clin Oncol. 2007;25:3090–5.

76. Lassen U, Daugaard G, Eigtved A, et al. Whole-body FDG-PET in patients with stage I non-seminomatous germ cell tumours. Eur J Nucl Med Mol Imaging. 2003;30:396–402.

77. de Wit M, Hartmann M, Kotzerke J, et al. [18F]-FDG-PET in clinical stage I and II non-seminomatous germ cell tumors: first results of the German multicenter trial (abstract). J Clin Oncol. 2005; 23:4504.

78. Albers P, Bender H, Yilmaz H, et al. Positron emission tomography in the clinical staging of patients with stage I and II testicular germ cell tumors. Urology. 1999;53:808–11.

79. Tsatalpas P, Beuthien-Baumann B, Kropp J, et al. Diagnostic value of 18F-FDG positron emission tomography for detection and treatment control of malignant germ cell tumors. Urol Int. 2002; 68:157–63.

80. Becerer A, De Santis M, Karanikas G, et al. FDG-PET is superior to CT in the prediction of viable tumour in post-chemotherapy seminoma residuals. Eur J Radiol. 2005;54:284–8.

81. Lewis DA, Tann M, Kesler K, et al. Positron emission tomography scans in postchemotherapy seminoma patients with residual masses: a retrospective review from Indiana university hospital. J Clin Oncol. 2006;24:e54–5.

82. Haba Y, Williams MV, Neal DE, et al. Stage migration and pilot studies of reduced chemotherapy supported by positron-emission tomography findings suggest new combined strategies for stage 2 nonseminoma germ cell tumour. BJU Int. 2008;101:570–4.

83. Sugawara Y, Zasadny KR, Grossman HB, et al. Germ cell tumor: differentiation of viable tumor, mature teratoma, and necrotic tissue with FDG-PET and kinetic modeling. Radiology. 1999;211:249–56.

84. Stephens AW, Gonin R, Hutchins GD, Einhorn LH. Positron emission tomography evaluation of residual radiographic abnormalities in postchemotherapy germ cell tumor patients. J Clin Oncol. 1996;14:1637–41.

85. Stephens AW, Gonin R, Hutchins GD, Einhorn LH. Adrenal lesions: characterization with fused PET/CT image in patients with proved or suspected malignancy—initial experience 1. Radiology. 2006;238:970–7.

86. Erasmus JJ, Patz EF, McAdams HP, et al. Evaluation of adrenal masses in patients with bronchogenic carcinoma using 18F-fluorodeoxyglucose positron emission tomography. Am J Roentgenol. 1997;168:1357–60.

87. Groussin L, Bonardel G, Silvéra S, et al. 18F-Fluorodeoxyglucose positron emission tomography for the diagnosis of adrenocortical tumors: a prospective study in 77 operated patients. J Clin Endocrinol Metab. 2009;94:1713–22.

88. Metser U, Miller E, Lerman H, et al. 18F-FDG-PET/CT in the evaluation of adrenal masses. J Nucl Med. 2006;47:32–7.

89. Metser U, Miller E, Lerman H, et al. Utility of PET/CT in differentiating benign from malignant adrenal nodules in patients with cancer. Am J Roentgenol. 2008;191:1545–51.

90. Fottner C, Helisch A, Anlauf M, et al. 6-18F-Fluoro-L-dihydroxyphenylalanine positron emission tomography is superior to 123I-metaiodobenzyl-guanidine scintigraphy in the detection of extraadrenal and hereditary pheochromocytomas and paragangliomas: correlation with vesicular monoamine transporter expression. J Clin Endocrinol Metab. 2010;95:2800–10.

91. Cohn SL, Pearson AD, London WB, et al. The international neuroblastoma risk group (INRG) classification system: an INRG task force report. J Clin Oncol. 2009;27:289–97.

92. Monclair T, Brodeur GM, Ambros PF, et al. The international neuroblastoma risk group (INRG) staging system: an INRG task force report. J Clin Oncol. 2009;27:298–303.

93. Kushner BH, Kramer K, Modak S, Cheung NK. Sensitivity of surveillance studies for detecting asymptomatic and unsuspected relapse of high-risk neuroblastoma. J Clin Oncol. 2009;27:1041–6.

94. Jacobsson H, Bremmer S, Larsson SA. Visualisation of the normal adrenals at SPET examination with 111In-pentetreotide. Eur J Nucl Med Mol Imaging. 2003;30:1169–72.

95. Scher B, Seitz M, Reiser M, et al. 18F-FDG-PET/CT for staging of penile cancer. J Nucl Med. 2005;46:1460–5.

96. Graafland NM, Leijte JA, Valdés Olmos RA, et al. Scanning with 18F-FDG-PET/CT for detection of pelvic nodal involvement in inguinal node-positive penile carcinoma. Eur Urol. 2009;56:339–45.

97. Leijte JA, Graafland NM, Valdés Olmos RA, et al. Prospective evaluation of hybrid 18F-fluorodeoxyglucose positron emission tomography/computed tomography in staging clinically node-negative patients with penile carcinoma. BJU Int. 2009;104:640–4.

98. Schlenker B, Scher B, Tiling R, et al. Detection of inguinal lymph node involvement in penile squamous cell carcinoma by 18F-fluorodeoxyglucose PET/CT: a prospective single-center study. Urol Oncol. 2012;30:50–9.

第 **10** 章 儿科泌尿生殖系统肿瘤

Sara J. Abramson, Anita P. Price, Michael J. Sohn

Wilms 瘤(4%)和成神经细胞瘤(8%)为儿童颅外最常见的原发性肿瘤。常发生于 5 岁以下儿童。中胚层肾瘤和 IVS 期成神经细胞瘤多见于 1 岁以下儿童。其余几种原发性肾肿瘤也可能见于儿童。肾上腺皮质癌和嗜铬细胞瘤较少见。本章将介绍这些肿瘤的影像学特征。膀胱横纹肌肉瘤也将在本章有所讨论。

肾肿瘤

肾肿瘤约占儿童恶性肿瘤的 4%[1]。组织学上,很多儿科肾肿瘤被归为 Wilms 瘤,现在被分成了特殊的病理类型(如中胚层肾瘤、透明细胞肉瘤、横纹肌样瘤)。行活检之前,了解患儿的发病年龄、临床病史、潜在的遗传因素以及影像学特征,对诊断非常有价值。近 90%的儿科肾肿瘤为 Wilms 瘤[2]。先天发育异常和综合征,如 Bechwith-Wiedemann 综合征、孤立性偏身肥大症、WAGR 综合征(无虹膜、泌尿生殖系统发育异

S.J. Abramson, M.D., FACR(✉) • A.P. Price, M.D.
Department of Radiology,
Memorial Sloan-Kettering Cancer Center,
1275 York Avenue, New York,
NY 10065, USA
e-mail: abramsos@mskcc.org; pricea@mskcc.org

M.J. Sohn
Department of Radiology, Breast and Imaging Center,
Memorial Sloan-Kettering Cancer Center,
1275 York Avenue, New York,
NY 10065, USA
e-mail: sohnm@mskcc.org

表 10.1 Wilms 肿瘤分期

分期	患者(%)	特征
I	43	局限于肾内
II	20	已扩散至肾外但可被完整切除
III	21	残余肿瘤局限在腹部;非血源性肿瘤;腹腔/盆腔淋巴结
		肿瘤破裂溢出局限在腹部
IV	11	血源性转移(肺、肝、脑);腹腔外淋巴结
V	5	诊断时双侧均有肿瘤

常和智力障碍)、孤立性无虹膜和 Bloom 综合征可见于 10%的 Wilms 瘤患儿[3]。肿瘤的组织病理类型对预后和分期有帮助。根据分期和组织病理学可将 Wilms 瘤分为三类:分化良好型、未分化型、肾源性残余。10%的 Wilms 瘤为未分化型。不同于弥漫未分化,局部未分化,与不良预后无关[3]。

先天性中胚层肾瘤

小儿先天性中胚层肾瘤(CMN),即中胚层肾瘤或胎儿肾错构瘤,是 6 个月以下婴儿最常见的孤立性肾肿瘤[4],发病高峰年龄为 1~3 个月,90%发生于 1 岁以内[5]。CMN 被视为低风险肾肿瘤[2]。尽管最常见的临床表现是腹部巨大包块,但有些病例是由常规产前超声检查检出的[2]。CMN 分为经典型和侵袭性细胞型两个亚型。经典型的影像学表现为孤立大肿物,可伴外周强化。细胞型可出现坏死、囊变、出血、局部强化,肾周浸润[6]。宽边缘的肾切除术是唯一治疗手段。虽然肿瘤

被视为良性的,在不完全切除的病例中仍可能发生局　部复发。肺、脑、骨转移少见[2]。

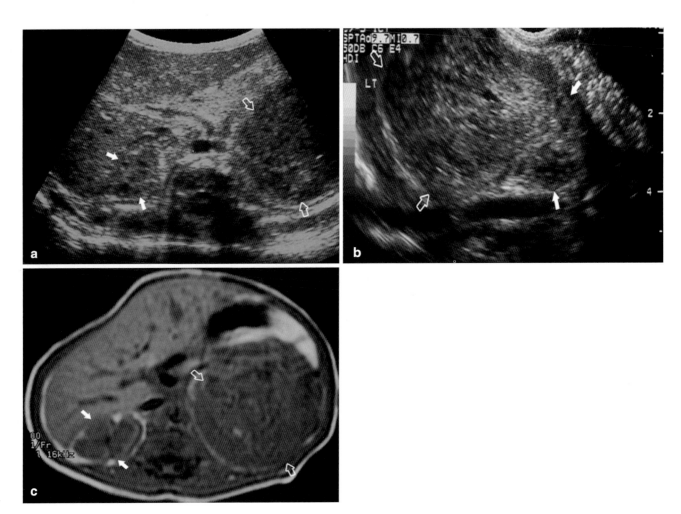

图 10.1　男性患儿,4 周大,常规体检发现腹部肿物。腹部横轴位超声(a)示正常的右肾(实心箭头)和左肾肿物(空心箭头)。矢状位超声(b)示左肾上极肿物回声不均匀(空心箭头)和正常的下极肾实质(实心箭头)。增强后轴位 MRI T1WI(c)示左肾血管性肿物(空心箭头)和正常的右肾(实心箭头)。外科手术证实为先天性中胚层肾瘤(CMN)。

肾母细胞瘤形成

　　肾母细胞瘤形成是指肾源性剩余的多灶性或弥漫性分布[8]。肾源性剩余可以是孤立性或弥散性的,有两种子类型:叶周和叶内。叶周肾源性剩余发生在外周肾皮质,为多发性,而叶内肾源性剩余通常为孤立性或少量的,发生在肾叶中任何位置[9]。Wilms 瘤通常与叶内肾源性剩余相关,尽管其不如叶周肾源性剩余常见。肾源性剩余与 41% 的单侧性 Wilms 瘤和 99% 的双侧性 Wilms 瘤相关。叶内肾源性剩余与此类 Wilms 瘤的危险因素有关,如 Drash 综合征(外阴性别不明和进展性肾衰竭),偶发性无虹膜,WAGR 综合征[2,9]。叶周肾源性剩余与 Beckwith-Wiedemann 综合征和偏身肥大有关[9]。肾源性剩余在超声(US)、CT 平扫及 CT 增强和 MRI 皆为均匀的[7]。肾母细胞瘤形成的患者如出现不均匀或增大的肿物,应考虑 Wilms 瘤的转化。

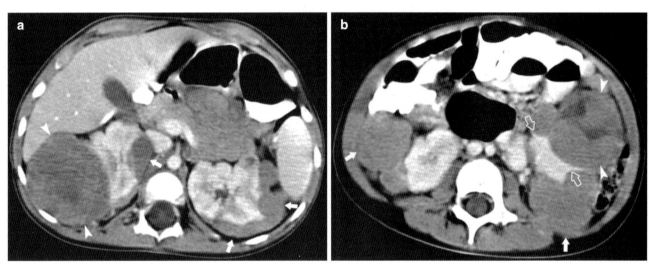

图 10.2　女性患儿,2 岁零 10 个月,腹胀。(a,b)CT 增强检查(CECT)示双肾外周皮质多发均匀强化的扁豆形肿物(实心箭头),符合叶周肾源性剩余。可见如 Rohrschneider 等人描述的呈鹿角状扭曲的左肾中央肾实质(空心箭头)[7]。右肾上极和左肾下极可见不均匀强化的球形肿物(三角箭头),证实该肾母细胞瘤的形成分化良好型 Wilms 瘤。

1,2 期 Wilms 瘤

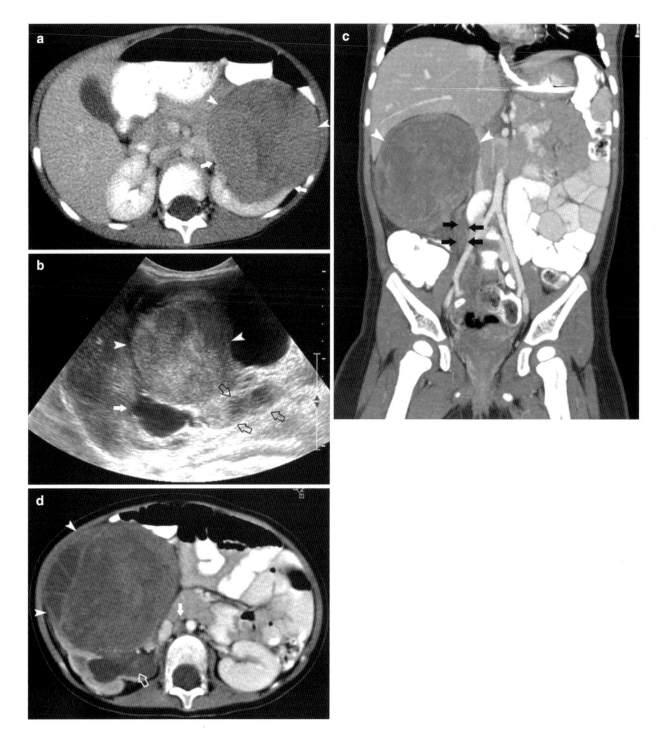

图 10.3　3.5 岁男性患儿,因可疑脾大行超声检查,偶然发现左肾肿物。轴位 CECT(a)示左肾上极不均匀强化肿物(三角箭头),同时可见环形正常肾实质(爪征;箭头)。未见局部扩张或远处转移。手术及病理证实为 1 期分化良好型 Wilms 瘤。2 岁女性患儿,血便、腹痛伴腹胀。矢状位 US(b)和冠状位 CT(c)示右肾中却可见不均匀肿物(三角箭头)和右输尿管近段一息肉样肿物(箭头)。轴位 CT(d)示混杂密度肿物伴外周分隔(三角箭头),主动脉腔静脉间淋巴结(箭头)和右肾盂梗阻伴分层的碎片(空心箭头)。病理检查示肿物侵入右肾盂及右输尿管近段,不伴邻近淋巴结转移,可见梗阻造成的慢性肾盂肾炎和反应性淋巴结。输尿管扩张不会影响 2 期肿瘤的诊断。输尿管扩张少见于 Wilms 肿瘤,但在肉眼血尿、肾积水或无功能肾的患者中应引起怀疑。肉眼血尿不同于镜下血尿,不常见于 Wilms 瘤[10]。

Wilms 瘤破裂

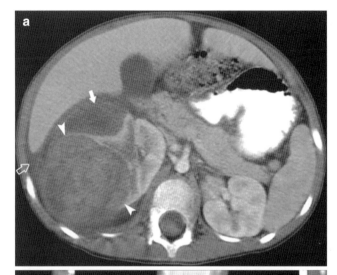

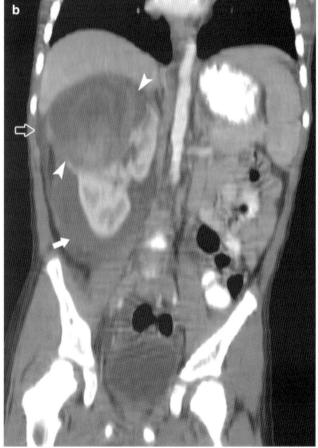

4 期 Wilms 瘤

影像学研究和手术治疗中的外科学及病理学决定 Wilms 瘤的分期。额外的预后标准为组织学,良好的三相组织学(胚芽、基质、上皮成分)或不良组织学(未分化肉瘤成分)。肺转移见于 15%~20% 的病例[12]。

图 10.4　3 岁男性患儿,腹痛 2 周,明显腹胀 2 天。轴位 CT 和冠状位图像(a,b)示一大的不均匀肿物(三角箭头)自右肾上极延伸。包膜下积液(实心箭头)改变了肾脏的外形。包膜下积液和 Gerota 筋膜内积液表示含有 Wilms 瘤破裂的包裹成分。积液沿着右侧直肠旁沟(空心箭头)延伸进入盆腔,提示没有溢出和污染。术前或术中的肿瘤溢出提示肿瘤为Ⅲ期。如诊断时有包裹性腹膜后破裂,会增加术中出现腹膜污染的风险。对有包裹性腹膜后破裂的病例应行局部偏侧放疗,对出现腹膜污染的病例应行全腹放疗[11]。

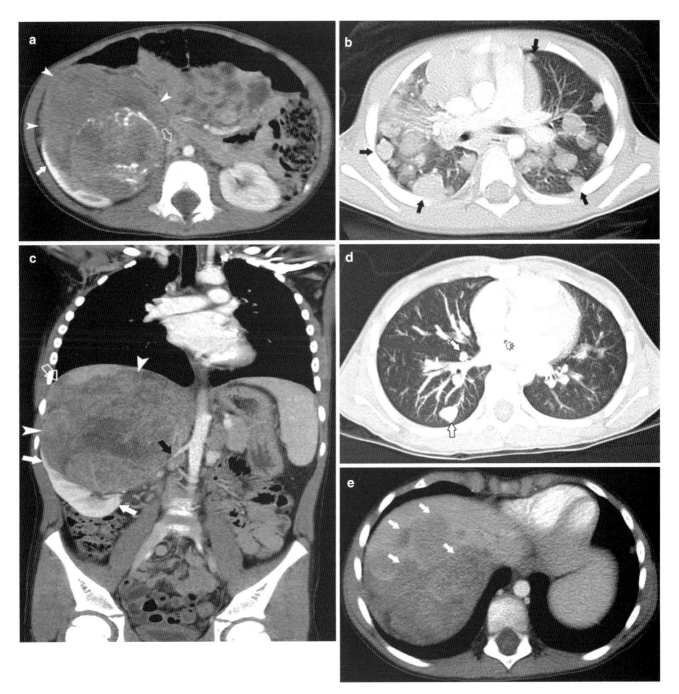

图 10.5 2.5 岁男性患儿,镜下血尿 2 天。轴位 CT(a)示右肾肿物伴钙化(三角箭头),IVC(空心箭)受压。不足 10% 的 Wilms 瘤伴钙化。可见大范围的肺转移(箭头)(b)。未见血管内瘤栓。手术及病理提示Ⅳ期,良好组织型 Wilms 瘤。7 岁男性患儿,发热、乏力、心动过速、苍白。心电图示 IVC 位移。冠状位 CT(c)示右肾肿物(三角箭头)伴正常的右肾下极实质形成的爪征(白箭头),侵入肝脏,包绕右肾动脉(黑箭头)。单侧肾受累,肺、肝远处转移(图 d,e 中箭头)提示 4 期。肝转移见于 10%~15% 的 Wilms 瘤患儿[12]。

双侧 Wilms 瘤

诊断时出现双侧肿瘤,属于 V 期[13]。5% 的患者为同时发生的双侧肿瘤,多见于低龄女患儿(平均年龄 2.5 岁)[8]。异时发生的双侧 Wilms 瘤更多见于原发病出现时不足 1 岁的患儿或患有 Beckwith-Wiedemann 综合征,偏身肥大或先天性无虹膜的患者[8]。双侧病变对外科手术是一大挑战。常行保肾手术和部分肾切除术或单侧肾切除术及双侧肾切除术。

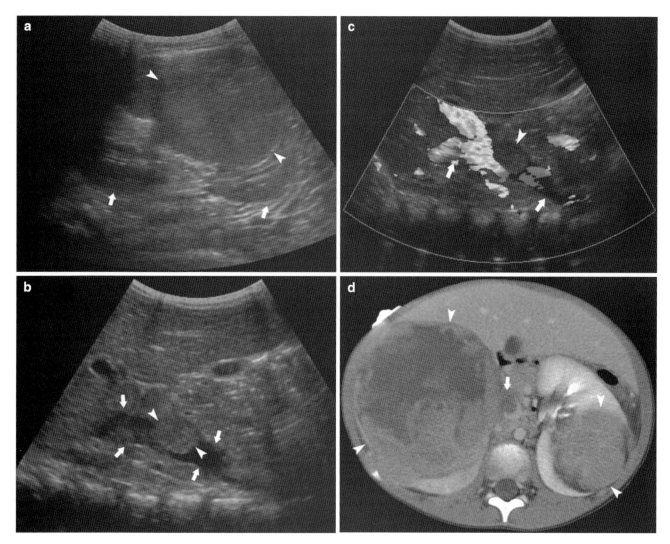

图 10.6　3 岁女性患儿,血尿,腹痛。矢状位超声示肿物(三角箭头)位于左肾中部(图 a 中箭头)。另可见右肾上极肿物。下腔静脉(箭头)检查提示右肾静脉水平一回波性瘤栓(三角箭头),彩色多普勒成像确认栓子为非阻塞性(b,c)。CECT(d)示不均匀的右肾肿物(三角箭头)和较小些的左肾肿物(三角箭头)。IVC 充盈缺损(箭头)提示肿瘤局部瘤栓。栓子并没向头侧延伸至右心房。

肾外 Wilms 瘤

　　肾外 Wilms 瘤是一种极少见的肿瘤,在儿童和成人中的病例报道约有 200 例[14]。腹膜后和盆腔处更常见,可能误诊为成神经细胞瘤或卵巢病变。肾外 Wilms 瘤被认为可发生于任何由前肾、中肾或后肾发育而来的部位[14]。

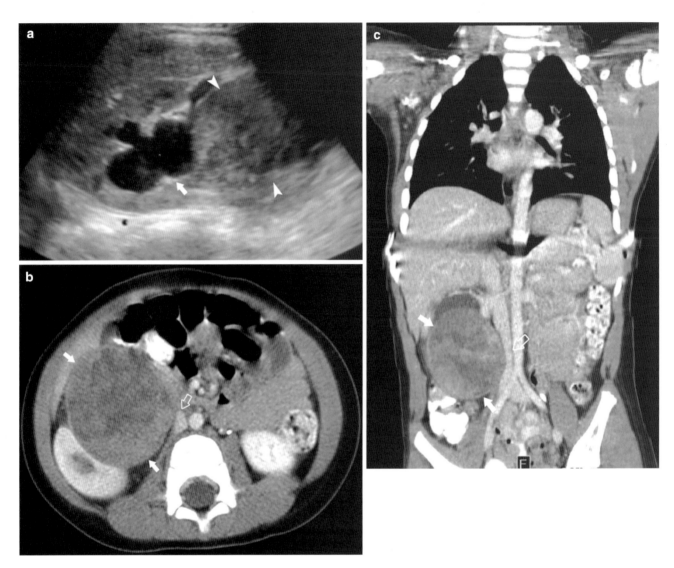

图 10.7　3 岁男性患儿,体检时发现右侧肿物。矢状位超声(a)示孤立肿物(三角箭头),与右肾分界不清并肾盂水平梗阻(箭头)。对比增强 CT 轴位(b)和冠状位重建(c)示右肾下极外凸肿物,密度不均匀(箭头)。肿物压迫肾实质和邻近的 IVC(空心箭头),未见钙化。髓旁成神经细胞瘤术前诊断的 MIBG 扫描(d)示放射性区域与肿物相一致(箭头)。手术探查示肾门附近肿物,肾筋膜未受损,行完全切除。病理证实为肾外 Wilms 瘤。(待续)

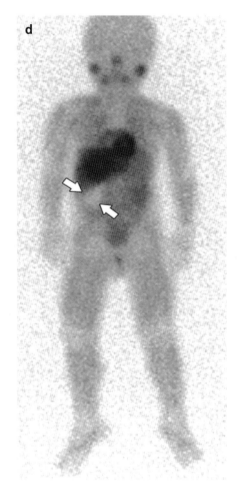

图 10.7(续)

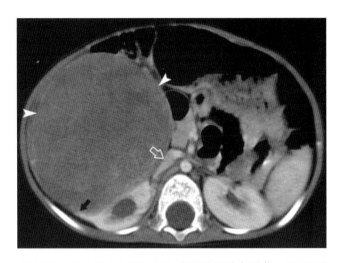

图 10.8　14 个月大的男性患儿,偶然发现腹部肿物。CECT 示右侧肿物(三角箭头)伴爪征(黑箭),提示肿物为肾脏起源。IVC 受压(空心箭头)。IVC 或肾静脉内未见瘤栓。未见局部淋巴结肿大,未见肺、肝、淋巴结转移。放射性核素骨扫描阴性。辅助化疗后行根治性右肾切除术。病理证实为肾透明细胞肉瘤(CCSK)。

肾透明细胞肉瘤

　　肾透明细胞肉瘤(CCSK)为一种侵袭性肾肿瘤,病理上不同于 Wilms 瘤,但在影像学中两者无法区分。好发年龄为 1~4 岁,男性多见[2]。CCSK 以"儿童骨转移性肾肿瘤"著称[12]。99mTc-MDP 骨扫描为分期依据。除了40%~60%患者发生骨转移 [12],CCSK 还可扩散至淋巴结、脑、肝和肺[2]。CCSK 患者较 Wilms 瘤检测周期更长,预后更差,长期生存率为 60~70%[13]。

横纹肌肿瘤

　　肾脏横纹肌样瘤(RTK)为极度浸润性肿瘤[2,12]。超过 50%的肾脏横纹肌肿瘤患者不足 1 岁[2,12],18 个月生存率仅为 20%[2]。10%~15%的 RTK 与原发的同时性或异时性、中线的或后颅窝肿瘤有关[12]。肺转移最常见,其次为肝、淋巴结、骨、脑[2,12]。RTK 影像学表现为源自肾门的不均匀的较大肿物。包膜下积液形成提示坏死和(或)出血,也可能出现肿瘤边缘分叶和线样钙化[2,12]。

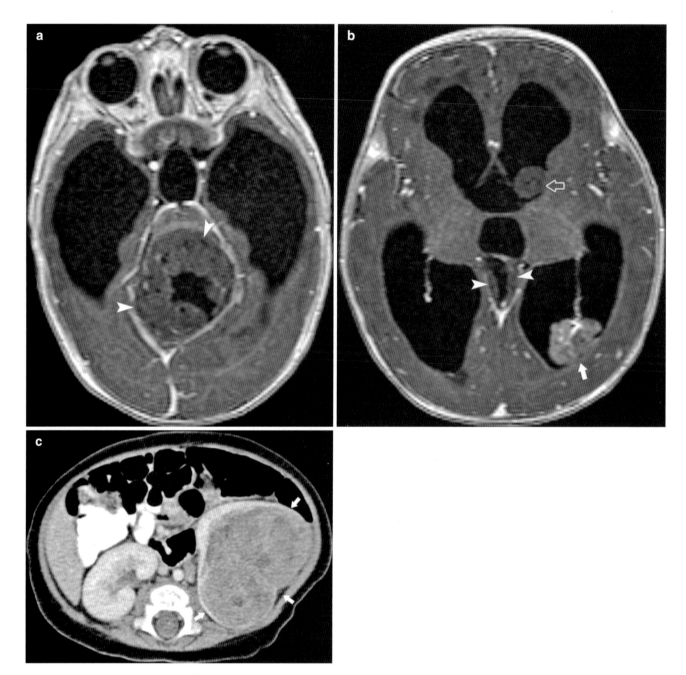

图 10.9 5 个月大女性患儿,间断角弓反张体态,头围迅速增大。增强后轴位 MR 示肿瘤源自小脑蚓部,造成第三脑室及侧脑室梗阻性脑积水(图 a,b 中三角箭头)。左侧脑室的后角另可见分叶强化的肿物(空心箭头)与脉络丛相连通,沿左侧脑室室管膜表面可见无强化肿物(图 b 中箭头)。后颅窝肿物切除术证实为不典型畸胎样横纹肌肿瘤。为检出是否有扩散行腹部 CT(c)示左肾不均匀强化肿物累及肾门(箭头)。左肾切除术证实为肾横纹肌样瘤(RTK)。

髓质肾细胞癌

髓质肾细胞癌(RMC)好发于镰状细胞贫血者或血红蛋白镰状细胞(SC)病患者,而不是纯合子的镰状细胞贫血患者(血红蛋白 SS)[12,15]。发病年龄在 10~40 岁(平均 22 岁),最常见的症状为无痛性肉眼血尿[15]。

肾脏形态增大,但仍保持着原有的形状。肿瘤取代肾盂,浸润肾窦,造成肾盏扩张。RMC 更好发于右侧[15],伴出血和坏死,可出现局部淋巴结、肺、肾上腺及肝转移[15,16]。RMC 为浸润性肿瘤,对放化疗不敏感。确诊后平均生存期为 15 周[2]。

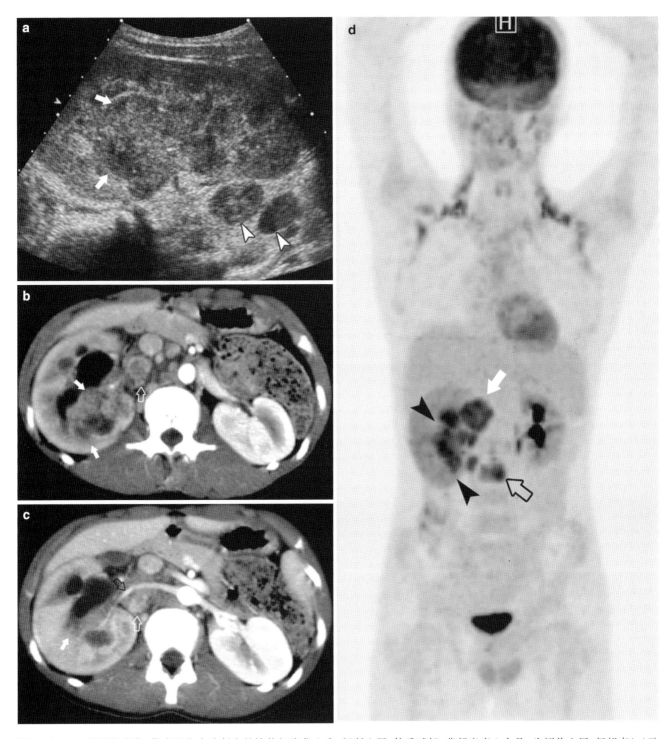

图 10.10　13 岁男性患儿,伴有既往未诊断出的镰状细胞贫血病,间断血尿,体重减轻,背部疼痛 2 个月。为评价血尿,行超声 (a)示实性肿物(箭头)累及右肾盂和腹腔内腹膜后淋巴结(三角箭头)。CECT(b)示肾髓质内不均匀肿物(箭头)。肿物(箭头)延伸至肾盂,阻塞集合系统。(c)右侧主动脉旁淋巴结(白色空心箭头)推挤肾动脉(黑色空心箭头)。FDG-PET 最大密度投影(MIP)(d)示右肾盂内肿瘤 FDG 浓集,邻近肾门淋巴结转移(箭头),L2 椎体转移(空心箭头)。病理证实为肾髓质癌(RMC)。

肾细胞癌

肾细胞癌(RCC)占儿童恶性肾肿瘤的 7% 以下，常发生于 20 岁以下患者[12]。儿童 RCC 与结节性硬化、von Hippel Lindau 综合征、泌尿生殖系统畸形、治疗后的成神经细胞瘤有关。成神经细胞瘤治疗和确诊 RCC 之间的平均时间间隔为 11 年[18]。据报道,20%的患者在诊断时有肝、肺或脑转移[2]。单纯的影像学检查不足以鉴别 RCC 和 Wilms 瘤。尽管 Wilms 瘤和 RCC 的发生率比例在儿童中约为 30:1，但在 11~20 岁阶段,两者的发生率接近[2]。钙化分别见于 25% 的 RCC 和 9% 的 Wilms 瘤[2]。

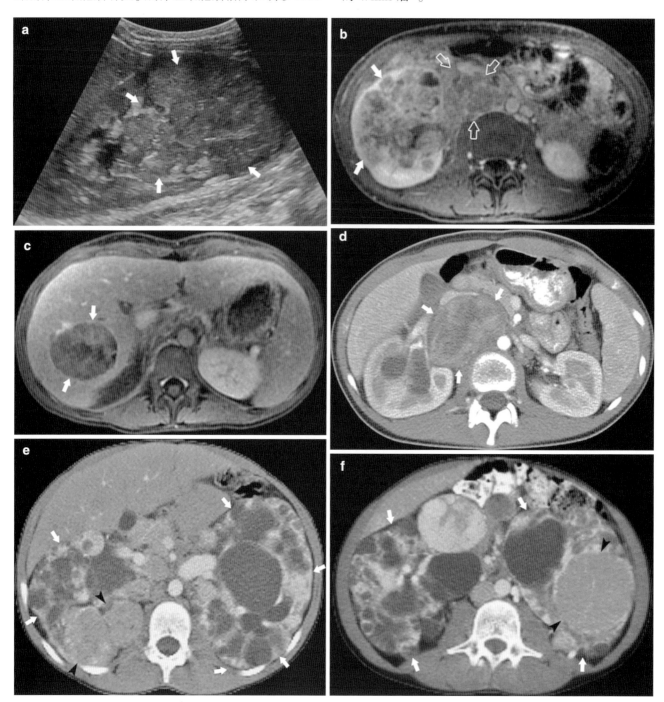

图 10.11　14 岁女性患儿,贫血,间断性镜下血尿 6 个月。矢状位超声(a)示右肾下极浸润性肿物(箭头)。增强后轴位 MRI T1WI(b,c)示右肾下极肿物(箭头),扩散至邻近淋巴结(空心箭头)。CECT(d)示腹膜后淋巴结(箭头),右肾动脉和 IVC 受压。病理示 XpⅡ/TFE 3 易位相关 RCC,一种近期被描述的病种,占儿科 RCC 的 1/3。11 岁男性患儿,随访可见已知的结节性硬化和增大的囊性肾(箭头)(e,f)和增大的肾肿物(三角箭头)。活检证实为透明细胞癌(RCC)。

白血病

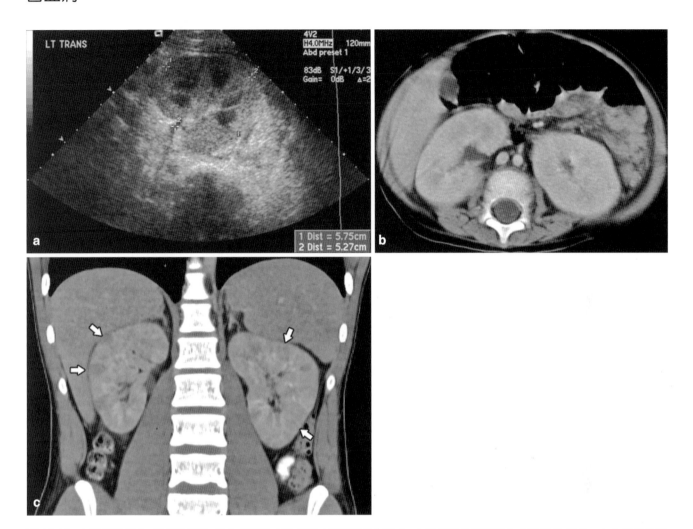

图 10.12　2 岁男性患儿,近期诊断为 ALL,超声(a)和 CT(b)示双肾均匀增大,大于该年龄段正常大小限度的 95%。白血病累及肾脏的影像学表现可以是双肾增大伴皮髓质分化消失和肿物,孤立或多发[12]。肾脏是白血病的(保护区),在疾病活跃期和骨髓缓解期均可出现影像学改变。17 岁患者,颈部淋巴结肿大、乏力 1 个月。冠状位重建 CT(c)示双肾增大伴多个低密度浸润性病灶(箭头)。病理证实为 T 细胞成淋巴细胞性白血病。

淋巴瘤

由于肾脏不含有淋巴组织,淋巴瘤患者的肾脏累及途径为血行播散或由腹膜后病变直接累及[12]。淋巴瘤的肾累及更常表现为多发肿物,单一肿物及均匀性肾肥大较少见。在 MR 上,病灶在 T1WI 上呈均匀的低信号,在 T2WI 上呈高信号伴不均匀增强[12]。霍奇金淋巴瘤的肾累及不常见。非霍奇金淋巴瘤,特别是 Burkitt 和 T 细胞成淋巴细胞性淋巴瘤常累及肾脏[19]。

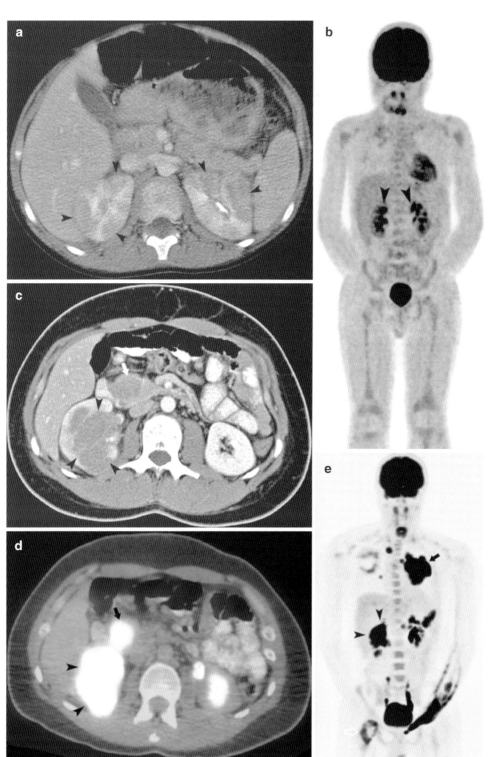

图 10.13　7 岁男性患儿,诊断为 Burkit 淋巴瘤,轴位 CT (a)示弥漫性肾脏低衰病灶(三角箭头),肾脏形态失常。FDG-PET 扫描 MIP 图像(b)示肾脏病灶处 FDG 浓集(三角箭头)。除了弥漫性病灶,淋巴瘤也可表现为孤立的肾肿物。17 岁男性患儿,诊断为弥散性大 B 细胞淋巴瘤,轴位 CT(c)示右肾肿物(三角箭头)。腹膜后淋巴结转移(箭头)明显。肾肿物(三角箭头)和周围邻近的淋巴结转移有高 FDG 浓集,如轴位融合 PET-CT 图像 (d)所示。MIP 图像(e)示肾脏受累(三角箭头),前纵隔肿物(三角箭头)及右股骨近段受累(空心箭头)。(图 d 见彩图)

膀胱/前列腺横纹肌肉瘤

　　膀胱和前列腺的横纹肌肉瘤（RMS）占全部 RMS 病例的 10%，常发生于 9 岁以下儿童。在仅累及膀胱的病例中，男女比例为 3:1[20]。RMS 的分期极其复杂[21,22]。发病位置和组织学是重要因素。不同于原发膀胱和前列腺 RMS，非膀胱/非前列腺泌尿生殖器原发 RMS 有较好的预后。临床表现为排尿困难、血尿、尿潴留。膀胱/前列腺 RMS 有浸润性，呈水螅状或类似葡萄串状（葡萄状肉瘤）。90%的膀胱 RMS 属于胚胎型。葡萄簇状胚胎性 RMS 有较好的预后[21,22]。放化疗缩小肿瘤使保留膀胱功能的外科手术成为可能，而不会牺牲治愈率[21,23]。

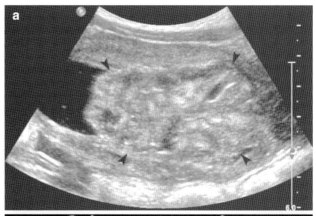

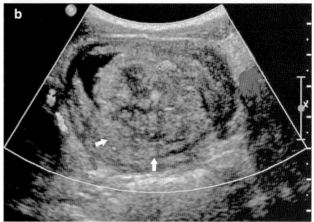

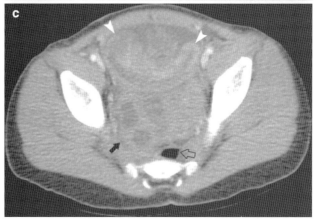

图 10.14　6 岁男性患儿，血尿、排尿困难。膀胱矢状位超声（a）示膀胱底不均匀肿物（三角箭头）。横断面彩色多普勒超声图像示肿瘤与膀胱壁分界不清，可见极少的血流信号（b）。病理证实为胚芽状横纹肌肉瘤（RMS），葡萄串样子类。3 岁男性患儿，腹痛、腹胀、血尿。CECT（c）示葡萄样膀胱内肿物呈不均匀强化（三角箭头）。直肠受膀胱后肿物（实心箭头）压迫移位（空心箭头），在较大 RMS 病例中常见，无法判断病变的起源是膀胱还是前列腺。活检证实了胚芽状 RMS，葡萄串样子类。（图 b 见彩图）

成神经细胞瘤

成神经细胞瘤(NB)为儿童最常见的颅外肿瘤,占儿科全部恶性病变的8%[24,25],是婴儿最常见的肿瘤[25]。尽管多数肿瘤发生于2~5岁的儿童,NB也可见于新生儿、青少年、成年人[26]。NB源自发育出交感神经系统的原始神经嵴细胞。因此,NB可发生于交感神经链的任何部位或肾上腺髓质。肿瘤大部分见于肾上腺髓质或其他腹膜后部位[27],但原发性肿瘤可发生在颈部(5%)[28]、后纵隔(20%)和盆腔(5%)。

至少60%的患者在初诊时已有转移,通常发生在骨、骨髓、淋巴结[29](图10.16)及肝脏[27],其他少见的转移部位包括胸膜(图10.17)、肺实质[30,31]和中枢神经系统(CNS)[32-36](图10.18)。

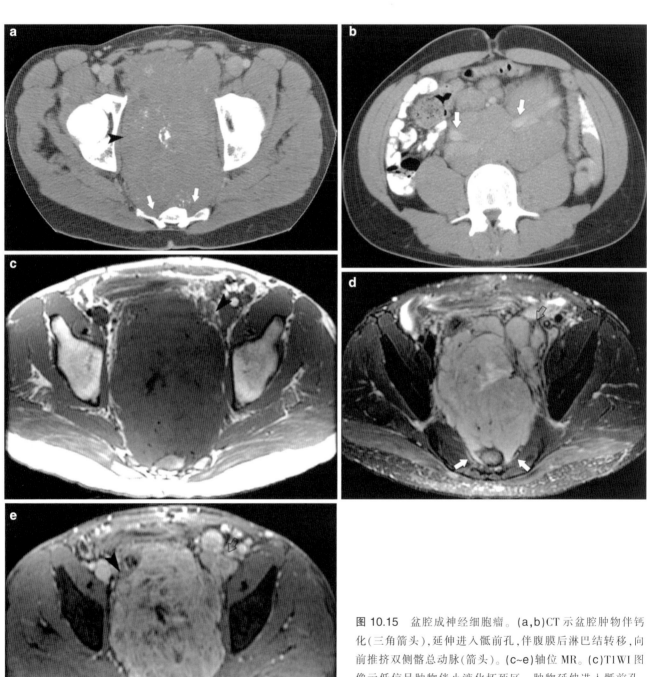

图10.15 盆腔成神经细胞瘤。(a,b)CT示盆腔肿物伴钙化(三角箭头),延伸进入骶前孔,伴腹膜后淋巴结转移,向前推挤双侧髂总动脉(箭头)。(c~e)轴位MR。(c)T1WI图像示低信号肿物伴小液化坏死区,肿物延伸进入骶前孔。(d)T2WI脂肪饱和序列图像示肿物伴液化坏死区(箭头)和结节(空心箭头)。(e)增强后T1WI示不均匀强化的肿物(三角箭头)和结节(空心箭头)[27]。

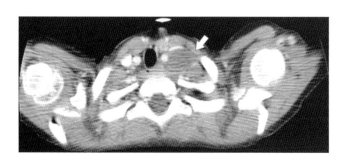

图 10.16　左锁骨上淋巴结。NB 具有累及左锁骨上淋巴的倾向（"菲尔绍"淋巴结，箭头）。前纵隔和肺门淋巴结转移少见。该淋巴结用于诊断和评估生物学标记物的组织取样，避免了巨大腹部肿物无法切除的患者行诊断性腹部手术的需要[29]。

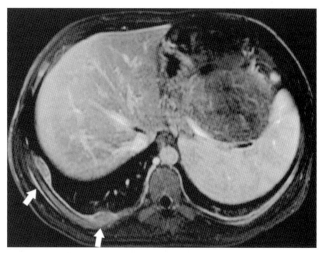

图 10.17　胸膜转移。增强后轴位 MRT1WI 示右侧胸膜转移（箭头）。胸膜转移在成神经细胞瘤中不常见，通常见于复发[27]。

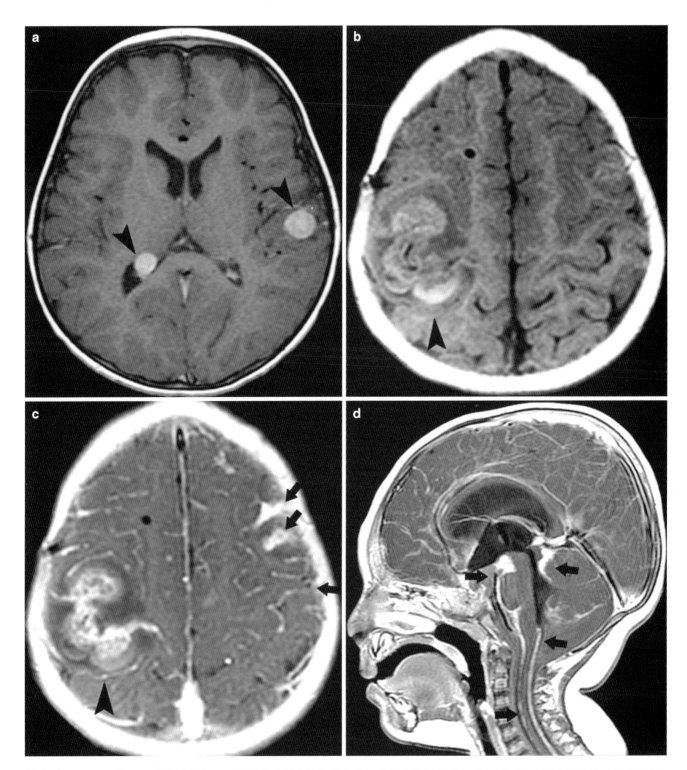

图 10.18 CNS 转移。(a)增强后轴位 MR T1WI 示左侧大脑半球和右侧脑室内转移(三角箭头)。(b)另一例患者的轴位 T1WI 平扫示右侧大脑半球出血转移,增强后可见强化。(c)注意软脑膜病变(箭头)。(d)另一例患者的增强后矢状位 MR T1WI 示脑积水和延伸的软脑膜病变(箭头)。CNS 转移不常见且通常见于复发[32,33,36]。

表 10.2　国际成神经细胞瘤分期系统(INSS)[37]

1	局部肿瘤,完全切除;双侧淋巴结阴性
2A	局部肿瘤,次全切除;全部淋巴结阴性
2B	局部肿瘤,次全切除或是全切除;同侧淋巴结阳性,对侧淋巴结阴性
3	肿瘤跨中线,伴或不伴局部淋巴结累及;或单侧肿瘤伴对侧淋巴结转移;或跨中线肿瘤伴双侧淋巴结转移
4	远处转移至淋巴结、骨、骨髓、肝脏或其他器官
4S	<1 岁患儿;肿瘤局限于原发器官(1、2a 或 2b),肿瘤播散局限至皮肤、肝脏或骨髓(<10%)

表 10.3　成神经细胞瘤风险分组

低风险	中风险	高风险
Ⅰ期(完全切除的)	Ⅱ期无 MYCN 但<50%切除的	Ⅱ,Ⅲ,Ⅳ期,或 IVS 伴 MYCN
Ⅱ期无 MYCN 且>50%切除	Ⅲ<18 个月,无 MYCN	Ⅲ期>18 个月且不良组织学类型
IVS 期无 MYCN,DNA 指标>1,良好组织学类型且无体征	Ⅲ期>18 个月不伴 MYCN 且良好组织学类型	Ⅳ期 12~18 个月,无 MYCN,不良组织学类型且 DNA 指标为 1
	Ⅳ期<12 个月且无 MYCN	Ⅳ期>18 个月
	Ⅳ期 12~18 个月,无 MYCN,良好组织学类型,且 DNA 指标>1	
	IVS 期无 MYCN,不良组织学类型或 DNA 指标为 1	
95%生存率	>90%生存率	30%~40%生存率

分期和预后

国际成神经细胞瘤分期系统 INSS 作为一套分期系统,包含了放射学发现、外科学可切除性以及转移性病变[37]。

其他一些因素也影响成神经细胞瘤的预后,包括诊断时的年龄、原发部位、病史以及特定生物学因子[27]。诊断时年龄小于 1 岁的患者生存率明显增加。此外,原发于腹部外和良好的 Shimada 组织学类型[38]也与生存率提高相关。一些生物学因子被发现与预后相关[39]。MYCN 致癌基因——染色体 2 上的一个 DNA 片段的放大(>10 倍),与不良预后紧密相关。多数小于 1 岁的患者没有放大[40]。婴儿的 DNA 倍性也与预后有关[41]。不足 1~2 岁的儿童中 DNA 指标大于 1 与良好预后相关,然而 DNA 倍性等于或小于 1 与较低的生存率有关[40]。整套标记物对于某个特定的患者而言不会随时间改变,因而良好的形式不会转变成不良疾病,反之亦然[42]。将 INSS 与这些其他重要的因子结合起来,使判断低、中和高风险成为可能。治疗和预后即基于该综合风险分类系统[40,43-45]。

临床表现

成神经细胞瘤患儿的体征多变,常与转移性疾病相关。大部分患者就诊时已发生转移,许多患者伴有苍白、体重下降、烦躁。腹部的明显肿物可能与肝转移或肝大的原发性肿瘤有关。肿瘤可能穿过椎间孔进入硬膜外间隙(哑铃状肿瘤)造成脊髓压迫产生的神经症状。蝶骨受累可能导致出血进入周围软组织而造成眼眶周围瘀斑和眼球突出("浣熊眼")[42,46]。

诊断时已处于进展期疾病者常出现由于骨转移而造成的弥散性骨痛、无法负重及跛行。颈部和椎体上沟肿瘤可出现霍纳综合征。肿瘤和结节挤压双侧肾动脉时还有可能引起高血压[46]。

肿瘤分泌血管活性肠肽(VIP)的患儿可能出现难治性腹泻,肿瘤切除后腹泻减轻[47]。一些在婴儿期有肌肉挛缩性脑病的患者可能有潜在的成神经细胞瘤[48,49]。成神经细胞瘤也可能在常规产前超声筛查或尿儿茶酚胺筛查中发现[52-55]。

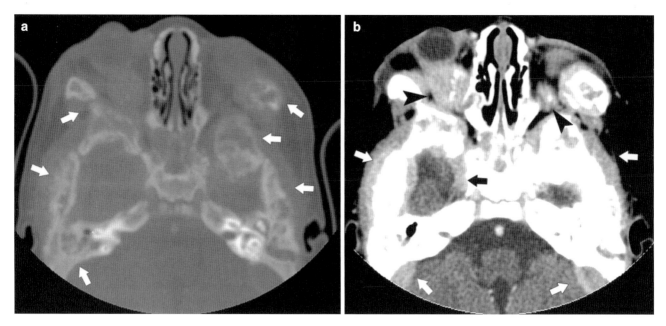

图 10.19 广泛的骨和软组织转移。2 岁男性患儿,突眼,"浣熊眼",大量骨转移,伴软组织病变延伸进入眼眶且压迫视神经造成的目盲。(a)CT 骨窗示几乎全部颅盖骨受累(箭头)。(b)同一层面的软组织窗示明显的软组织受累(箭头),延伸进入眼眶并导致右侧突眼(三角箭头)[42,46]。

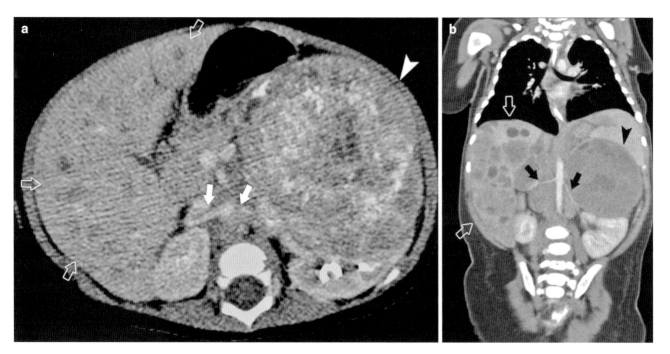

图 10.20 2 岁患儿,双侧肾动脉结节包裹致高血压。轴位(a)及冠状位(b)CT 图像示左侧肾上腺部分钙化的肿物(三角箭头)及结节,向下推挤左肾并包绕腹主动脉、肠系膜上动脉及双侧肾动脉(箭头)。另可见多发肝转移灶(空心箭头)。高血压在 NB 中不常见,若发生则是由于肾动脉压迫,而非儿茶酚胺的分泌所致。当结节尺寸减小,高血压减轻[46]。

IVS NB

IVS 期疾病为一个特殊分组,生存率高于 90%[40,44]。按照定义,这些患儿小于 1 岁且可能有肝脏、皮肤和骨髓转移(<10%骨髓受累)但没有皮质骨转移,这些肿瘤常为囊性[55,56]。如未伴发肝转移,则与肾上腺出血鉴别较为困难[57,58]。这些肿瘤多是在常规产前超声筛查中发现的[51,59-62]。常表现为皮肤结节(见图 10.22),活检示转移性 NB[27]。这些皮下结节并非年长的成神经细胞瘤患者的特征[27]。大量的肝脏浸润常见。这些肿瘤大多具有良好的生物学特征并会自行消退 (见图 10.23)。在多数病例中,使用系列的超声检查来观察和密切随访可见到肿瘤和转移最终自行消退而不需要任何治疗(见图 10.24)[63,64]。

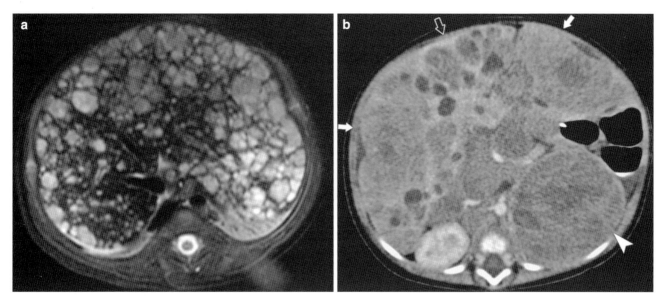

图 10.21　肝转移。(a)T2WI 脂肪饱和序列轴位 MR 图像示 IVS NB 婴儿有弥漫性肝转移。(b)另一例婴儿的增强后轴位 CT 示左肾上腺肿物(三角箭头)及结节伴广泛的肝脏浸润。部分肝脏表现为弥散性浸润(箭头)而部分肝脏示局灶结节(空心箭头)[27,42,46]。

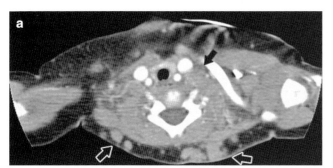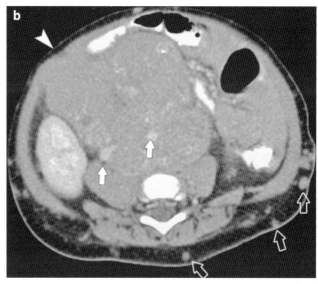

图 10.22　皮下结节。4 个月大女性患儿,发现皮下结节。儿科医生触诊发现腹部肿物,CECT 示(a)左锁骨上淋巴结(箭头)及多个皮肤结节。(b)椎前大肿物伴沙砾样钙化(三角箭头),明显挤压和包裹主动脉。IVC 受压向前、侧面移位(根据定义,椎前肿物被视为Ⅲ期疾病)。另可见多个皮下结节(空心箭头)。结节活检示成神经细胞瘤。尽管该患者有 IVS 期疾病的特征,椎前原发病灶伴骨转移归为Ⅳ期[27,40,46]。

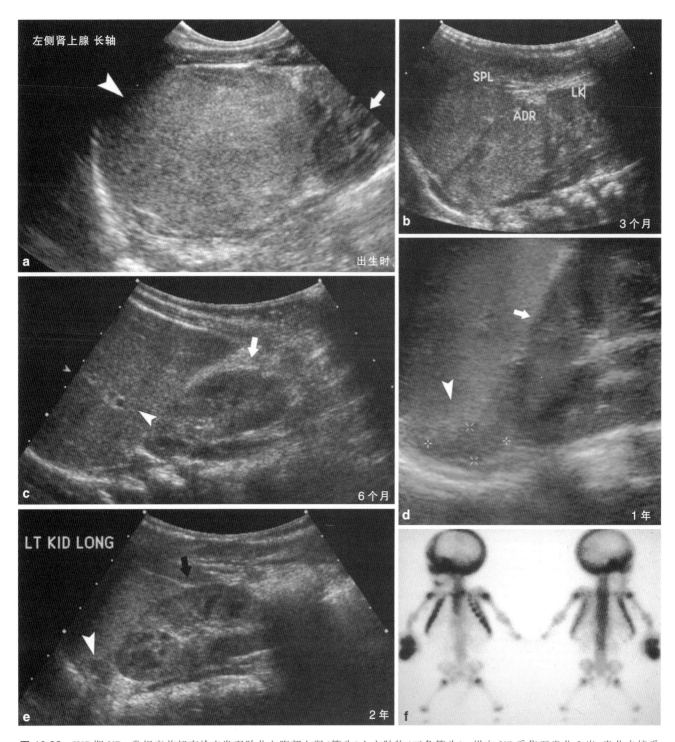

图 10.23　IVS 期 NB。常规产前超声检查发现胎儿左腹部左肾(箭头)上方肿物(三角箭头)。纵向 US 采集至患儿 2 岁,患儿未接受治疗。(a)出生时,左肾上腺肿物(三角箭头)向下推挤左肾(箭头)。(b)3 个月时,肿物仍较大,但较前有所缩小。(c)6 个月时,肿物明显缩小。(d)1 岁时,微小的剩余病灶。(e)2 岁时,肿物少量残存,并伴微小强回声灶,即钙化。(f)正常骨扫描。无骨皮质疾病,且<10%的骨髓受累,被认为是 IVS 期[40,51,52,54]。

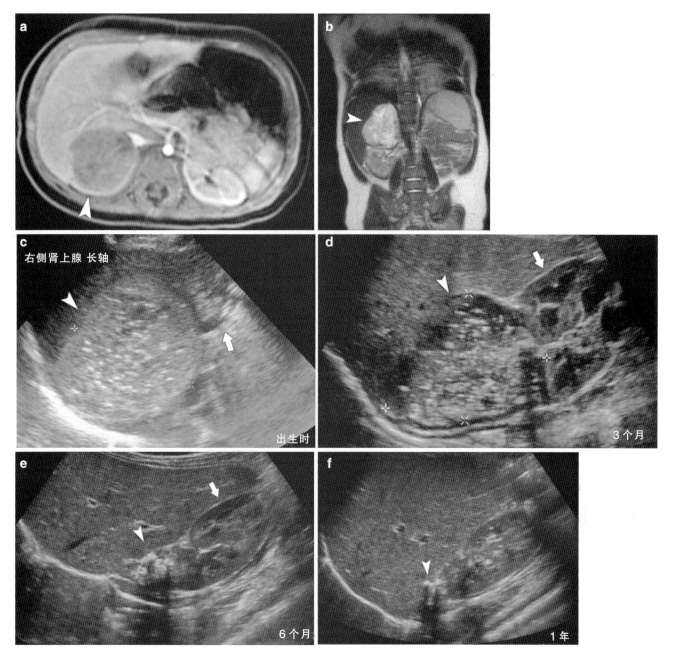

图 10.24　新生儿 IVS 期 MR 图像 (a,b)。(a)增强后轴位 MR T1WI 示右肾上腺无强化肿物,无肝转移。(b)冠状位 T2WI 示右肾上腺典型不均匀高信号肿物(三角箭头)。高信号区域提示坏死。纵向 US 图像(c~f):(c)出生时,右肾上腺大肿物(三角箭头)向后推挤右肾(箭头),肿物回声不均匀伴高回声的钙化。(d)3 个月时,肿物较前缩小但仍较大(三角箭头),肾脏仍被向后推挤(箭头)。(e)6 个月时,肿物明显缩小(三角箭头)伴钙化及声影。右肾较前复位(箭头)。(f)1 岁时,微小肿物。继续对该患者每隔 3~6 个月随访直至肿物的软组织成分(三角箭头)完全消失,钙化可能持续存在[63,64]。

成像分析

平片

对成神经细胞瘤的评估需要原发肿瘤和其他受累部位的影像。胸片可显示后纵隔肿物及伴发的肋骨转移（见图 10.25）或由于膈脚后病变致椎旁线增宽。腹平片可显示肝脏增大或腹盆腔肿物，有时伴钙化。骨平片可显示不规则的干骺端下异常，这些可能伴骨膜反应。病变通常为双侧对称的。尽管成神经细胞瘤转移为溶骨性的，仍可能见到因伴发的骨梗死而形成的硬化区。

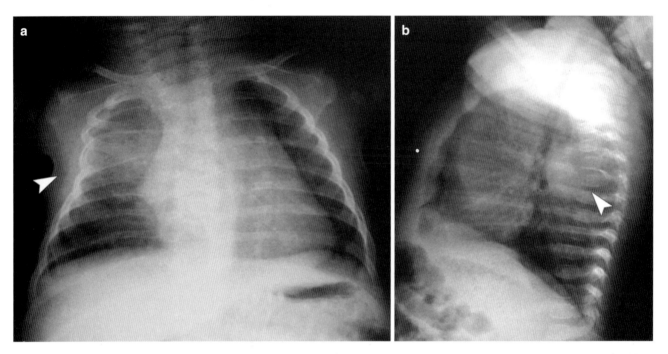

图 10.25　4 个月大患儿，哮喘。正位（a）及侧位（b）平片示后纵隔软组织肿物（三角箭头）延伸入右侧，伴肿瘤挤压造成的肋骨转移和侵蚀。这并不能代表骨性纵隔受累[42, 46]。

超声

超声是检出儿童肝脏增大或腹腔、盆腔肿瘤最常用的筛查手段。超声检查可见腹膜后、不均匀回声的

肿物,内见高回声钙化灶后伴声影,可确定肿物与肝脏、肾脏、主动脉、IVC 的关系。彩色多普勒超声可分辨出肿瘤内及周围血流。然而,单独使用超声不足以评估病变范围。

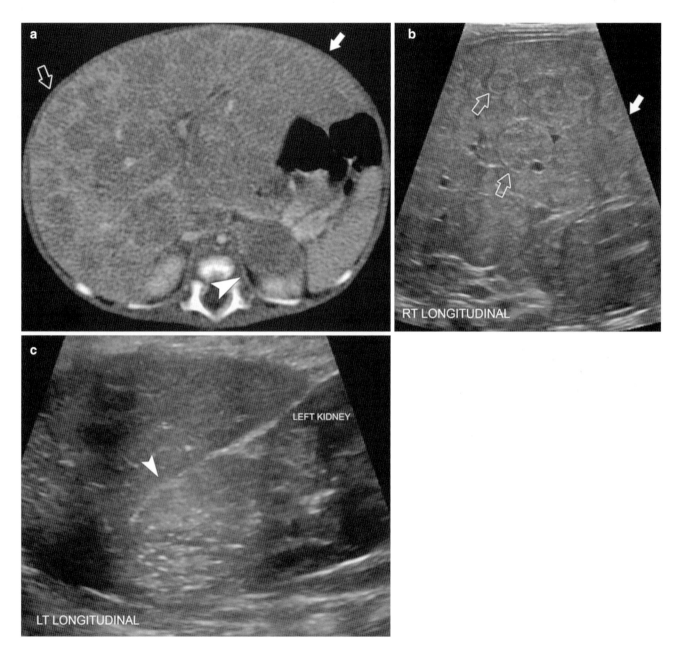

图 10.26 3 周大婴儿,腹膨隆。CT 及 US 可见肝转移。(a)轴位 CECT 示左肾上腺肿物(三角箭头)及广泛肝转移。有典型 IVS 期的弥散性浸润(箭头)和局灶结节(空心箭头),可见腹膜后结节。(b,c)纵向 US 示弥散性(箭头)和局灶性(空心箭头)的肝脏受累与 CT 发现相对应。左肾上腺不均匀肿物(三角箭头)。腹膜后淋巴结的评估见 CT 和 MR。US 难以评价疾病的完整范围[27,42,46]。

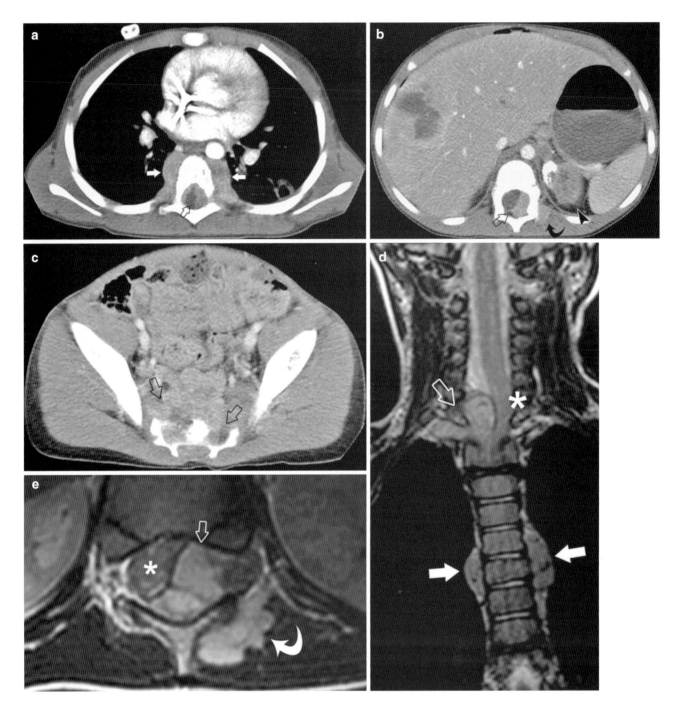

图 10.27 CT 和 MR 初步评估病变范围对比。胸部(a)、腹部(b)和盆腔(c)的强化后轴位 CT 示椎旁软组织延伸入胸、腹的椎间孔(空心箭头)。可见双侧胸部椎旁结节(实心箭头)。部分钙化的肾上腺肿物(三角箭头),肝转移及肿瘤进入左后方软组织(弯曲箭头)。另可见骶前转移伴进入骶孔(空心箭头)。同一患儿的 T2 加权 MR 图像(d~g)更精确地显示了硬膜外病变的范围及其对脊髓的影响。此为 MR 的优势之一。此外,还可见原发性肿瘤、肝转移和骨病。(d)冠状位示椎旁肿物(实心箭头)和椎内延伸(空心箭头)以及脊髓压迫(星号)。(待续)

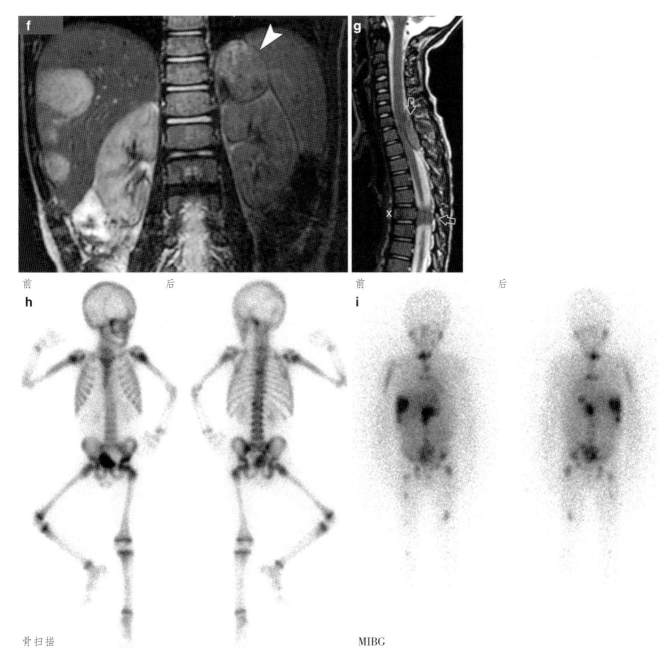

图 10.27(续)　(e)水平面示硬膜外肿瘤(空心箭头)伴脊髓位移(星号),还可见软组织肿物(弯曲箭头)。(f)冠状位图像示原发左肾上腺肿物(三角箭头)及肝转移。(g)矢状位图像示多层椎内病变(空心箭头)及骨转移(X)。骨扫描(h)示髓内病变,MIBG(i)示软组织病变和骨转移。注意 MIBG 显示的骨的跨度较骨扫描更高。MIBG 不区分髓质和皮质骨病变。骨扫描仅显示皮质骨受累[45, 67]。

磁共振成像、计算机体层扫描及核医学研究

99mTc 亚甲基二磷酸盐放射性核素骨显像(骨扫描)及 123I 间碘苯甲胍(MIBG)的 MRI 或 CT 可作为指导分期、可切除性、预后及随访的手段。已证实单独行 MR 可与 CT 及骨扫描相媲美,且比单独行 CT 评价病变范围的效果更好。结合 MR 与骨扫描,可获得最精确的分期信息。单独行 CT 在评价骨累及方面相对欠精确[65]。使用 MR 和 MIBG 综合评价病变范围也有裨益[66]。

MRI 检查不受电离辐射对病变进行评价[67],不要求口服或经静脉注射对比剂。但由于检查时间较长,经常需要对患儿行全身麻醉。原发病灶清晰可见,且肿瘤与周围血管和其他结构的关系也能清晰分辨(见图 10.27)[68]。

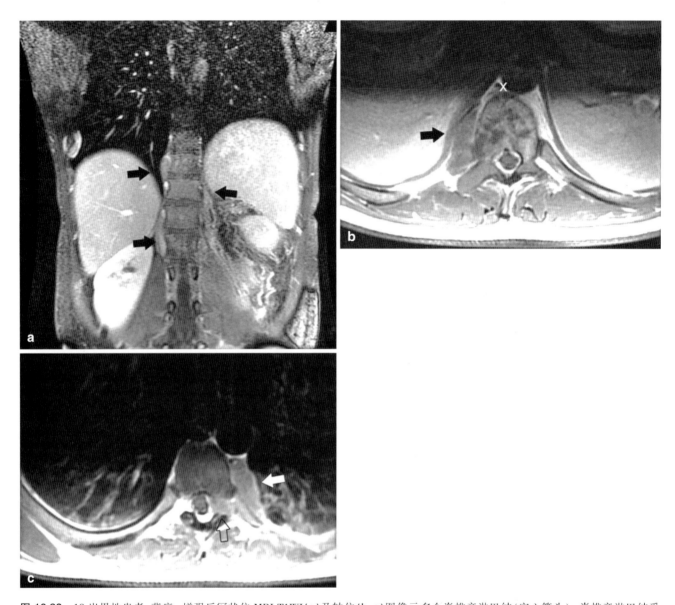

图 10.28　18 岁男性患者,背痛。增强后冠状位 MRI T1WI(a)及轴位(b,c)图像示多个脊椎旁淋巴结(实心箭头)。脊椎旁淋巴结受累常见。左侧脊椎旁淋巴结延伸进入邻近椎间孔并造成脊髓消失(图 c 中空心箭头),这在成神经细胞瘤中较常见。应行 MR 以评估硬膜外病变的范围和可能的脊髓压迫。还应注意(b)图椎体(X)中异常的不均匀信号[67]。

淋巴结和肝脏受累同样可见(见图 10.28)。肝脏受累使用 MR 更易评价(见图 10.29)。MR 检出骨及硬膜外病变的能力尤其重要(见图 10.30)[69]。这些在 CT 上无法得到足够的评价。MR 对骨病变的评估不仅在分期方面,还对指导可能的骨髓活检部位十分重要,应在疾病可能出现处而非仅常规的髂嵴处行活检(见图 10.31)[70-75]。治疗后的骨髓 MR 评价可能非常困难。骨髓再生可能与病变表现相似[76]。对于低度和中度风险疾病的患者,可用 MR 和 US 随访。CT 在高风险疾病患者的随访中有用,其在 MR 或 US 上不易发现的

小钙化结节可能是复发的前兆。

鉴于成神经细胞瘤的诊断经常不是事先完成的,CT 通常是 US 之后的首选检查。必须强调的是,如果使用 CT,则应始终保证最低的辐射剂量连同 ALARA(只要能合理完成即可)原则[77,78]。配合合适的口服及团注颈静脉对比剂注射,CT 是评价成神经细胞瘤的最佳方式。快速的扫描时间免除了很多患儿全身麻醉的必要。腹膜内脂肪含量较少使较小患儿的评估受限。譬如 MR 对腹盆腔多的平面成像能力对放射学家和外科学家都极为有用。进入椎间孔的病变范围在 CT

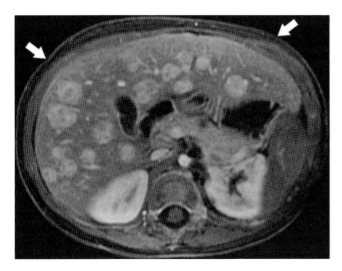

图 10.29　增强后轴位 MR T1WI 示肝脏多发转移(箭头)，肝脏受累在 MR 上显示更佳[68]。

上并不能得到最佳的呈现，MR 对完全性地评价病情是必要的(见图 10.32)。CT 显示骨转移的能力差[65]。骨扫描、MIBG 或 MR 上异常的部位在 CT 上可能看上去是正常的。诊断时在 CT 上表现异常的骨持续表现异常，甚至在它们恢复正常之后也是，如前述检查所示(见图 10.33)。骨膜反应和骨质破坏及伴发的软组织肿物可见(见图 10.34)。

高达 60% 的患者在诊断时已有骨转移，因此骨扫描对全面评估十分重要。在高达 74% 的病例中，原发性肿瘤在骨扫描显示较强的活性(见图 10.35)[79]。该检查无法识别其他软组织病变。全身影像学检查对检出无症状的骨累及很重要。随访扫描常可显示治疗的反应。新发的活性区域高度提示复发性疾病。

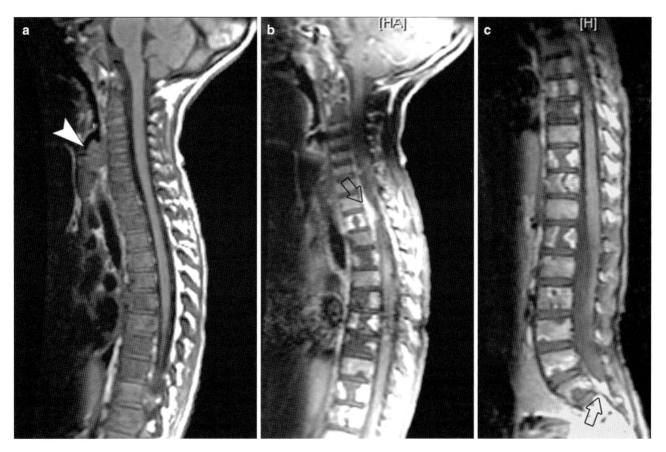

图 10.30　NB 患者的骨受累。原发上段胸椎 NB 患儿的胸椎矢状位 T1WI 图像(a)，胸部和腰椎增强后矢状位 T1WI(b,c)。T1WI 图像的不均匀低信号和增强检查示骨髓病变不均匀强化。原发性肿瘤(三角箭头)部分显示如图 a 所示。此外，上胸部和上骶骨的硬膜外扩张(空心箭头)。骨髓受累常为弥散而不均匀的。MR 在定位病变水平、判断范围方面效果极佳。增强后 T1WI 图像还能检出既往治疗后患者的新发骨髓受累[73,74]。

MIBG 扫描同时显示骨和软组织病变，但无法区分髓质和皮质骨受累（见图 10.36）[80-82]。MIBG 是儿茶酚胺前体的类似物，可被产生儿茶酚胺的细胞摄取。它最初是用来检出嗜铬细胞瘤，但在儿童患者中，主要用于评估成神经细胞瘤（见图 10.37）。高达 30% 的成神经细胞瘤患者在诊断或复发时可能并非 MIBG 阳性[80-82]。当 CT 或 MR 上显示出复发性疾病，而 MIBG 为阴性时，利用 2-[氟-2,418]-氟代-2-脱氧-D-葡萄糖的正电子发射断层成像（PET）对确认新发疾病有帮助（见图 10.38）[83,84]。PET 用于评估成神经细胞瘤的完整作用尚未确定（见图 10.39）[84,85]。然而，PET 对于显示 MIBG 上不可见的小的残余软组织转移非常有帮助，而 MIBG 可能在显示骨和骨髓沉积方面更有优势[86,87]。PET 64 或其他示踪剂，诸如 111In-喷曲肽偶有用于 MIBG 阴性的肿瘤患者[88]。

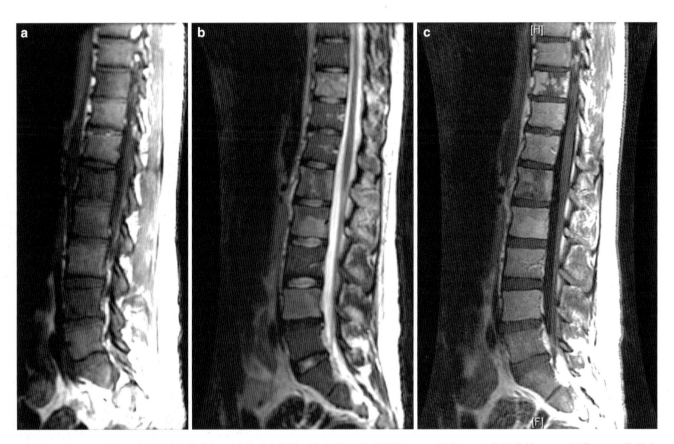

图 10.31 NB 患者的骨髓病变。矢状位 MR 图像示弥散的不均匀的骨髓受累伴 T1WI 图像（a）上信号降低，T2WI 图像（b）上信号升高，及增强图像（c）上不均匀强化。

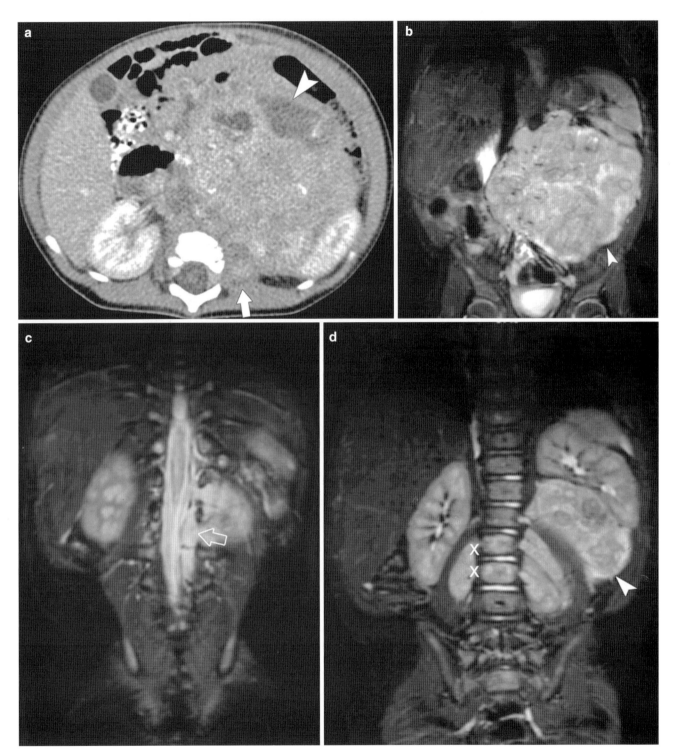

图 10.32　融合肿物和结节。轴位、冠状位增强 CT(a,b)示左侧部分钙化的肿物和结节。肿物、结节互相融合(三角箭头),该融合横跨中线。NB 的中线定义为从肿瘤到椎体对侧的外侧面。根据 INSS,判断为Ⅲ期病变。肿物与左腰大肌分界不清。冠状位 MR T2WI 图像(c,d)示左侧多层面的硬膜外延伸(空心箭头)。MR 更清晰地显示硬膜外病变。还应注意两个下段腰椎的骨髓受累(x 所示)。MR 可提供关于硬膜外和骨髓病变的重要信息[45]。

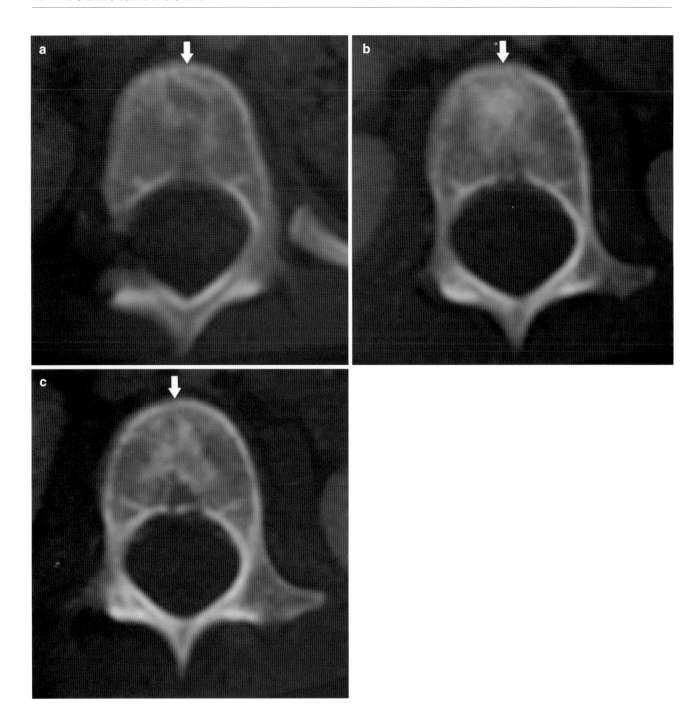

图 10.33 CT 上的骨 E 病灶。图示 CT 上典型的骨改变(实心箭头)。它们可为溶骨性(a)、硬化性(b)或混合性(c)。在诊断时,多数患者有骨受累。在骨扫描和 MIBG 扫描阳性时,CT 可能不显示该病。另一方面,CT 可能显示骨改变。它们通常为骨内的溶骨区,但也可能由于伴发的儿童骨坏死而为硬化性。诊断时在 CT 上见到的骨病灶会持续存在,即使患者治疗后且骨扫描和 MIBG 转为正常也会存在。因此,活跃的骨病变范围无法在 CT 上评估。除非病灶伴骨膜反应和伴发软组织肿物出现,提示新发病变,CT 无法用于评估骨病变的活跃度[46]。

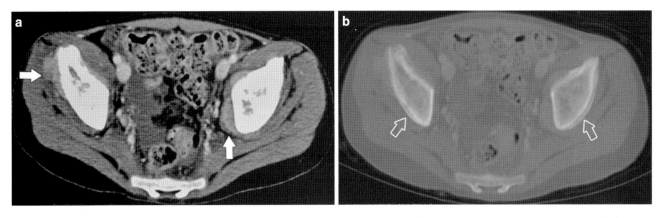

图 10.34 CT 下的新发骨病变。水平面增强 CT 软组织(a)和骨窗(b)。双侧髂骨骨膜反应(实心箭)提示活跃的骨转移。

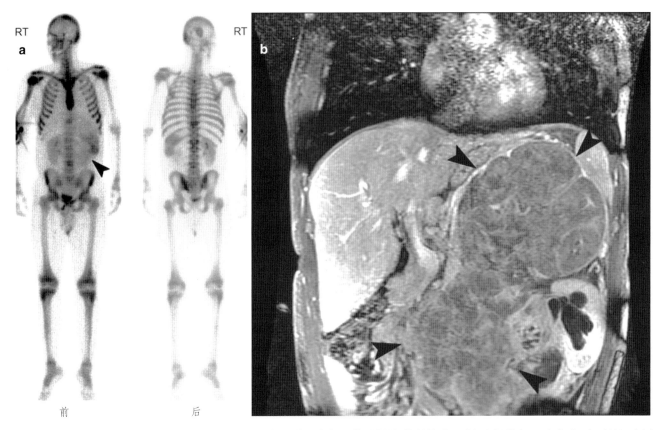

图 10.35 NB 的骨摄取。男性患儿,背痛数月。(a)前、后位骨扫描图像示颅骨、椎骨转移。原发左侧肿瘤(三角箭头)亦可见轻度摄取。(b)冠状位 T1WI 增强 MR 图像示左侧巨大不均匀肿物与淋巴结融合,范围由膈肌至盆腔(三角箭头)[78]。

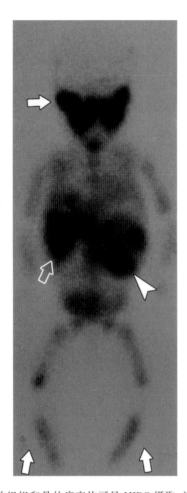

治疗

　　低风险疾病患儿接受最低程度的治疗。推荐单纯外科治疗或 US 密切观察(4S 疾病)。中等风险患儿还需接受化疗。最综合的治疗方法适用于高风险疾病患儿。这类患者的预后有所保留。无论在诊断还是化疗管理后,外科治疗均可延长高级别病患的生存期。高风险患者的谨慎随访很有必要, 以尽早检出复发,从而使这些患者可接受新的化疗疗程以期治愈疾病。

　　当病变复发,可显示于原发部位或他处。淋巴结、骨、骨髓受累常见,也可见发生于肺实质(见图 10.40)和 CNS 的远期复发。高风险疾病常在治疗完成后前 1~2 年内复发;因此,密切监控患者很重要。

图 10.36　软组织和骨的病变均可见 MIBG 摄取。该 MIBG 扫描示左侧肿物和淋巴结(三角箭头),以及活动的轨道(空心三角箭头)和多数长骨(箭头)均存在示踪剂摄取,骨的异常可为皮质骨或骨髓。

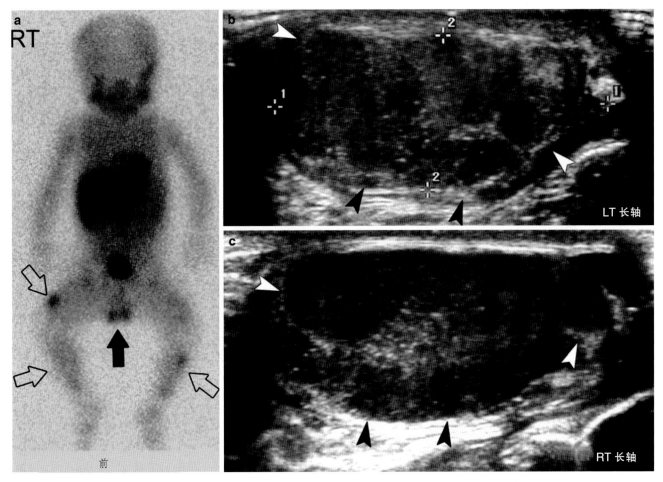

图 10.37　NB 睾丸受累。(a)4 个月大的男性患儿,阴茎病变,睾丸增大。MIBG 扫描显示睾丸(三角箭头)摄取及多处骨摄取(空心三角箭)。全部经活检证实为 NB。左(b)右(c)睾丸长轴位 US 图像示双侧睾丸不均匀肿物(三角箭头)。进一步影像检查示左肾上腺肿物及淋巴结。患儿生物学特征为不良,依照Ⅳ期高危险疾病治疗。此为一低龄患儿,或被认为是 IVS 疾病,但病变范围和生物学因子将其推至了高危类别的病例。患儿之后多次复发,包括 CNS 病变。

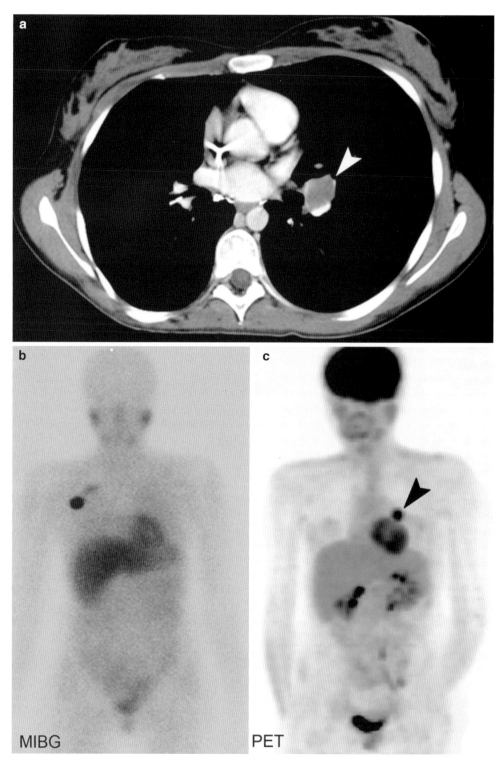

图 10.38   假阴性 MIBG 扫描。水平面 CECT(a)示左肺门新发转移性肿物(三角箭头)。MIBG 扫描为阴性(b)。PET(c)示 NB 手术切除后转移性病灶(三角箭头)。PET 对于那些在 CT 或 MR 上新出现的,但在 MIBG 上无浓集的可疑发现可能有用。高达 30%的患儿在诊断或复发时 MIBG 可能是阴性[46]。

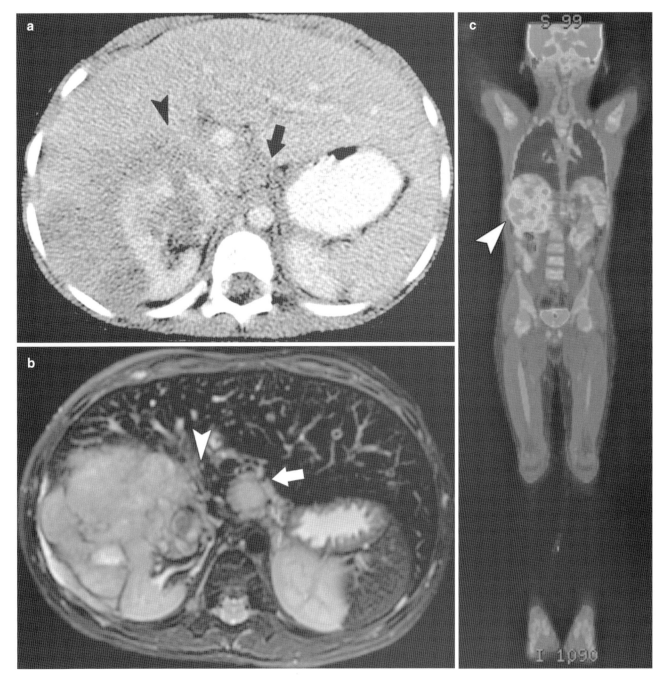

图 10.39　侵袭性 NB。轴位增强 CT(a)示侵袭性 NB 侵犯肾脏(三角箭头)伴多发腹膜后淋巴结转移(箭头)。相应的 T1WI 增强轴位 MR(b)更清楚地显示了右肾肿瘤(三角箭头)和腹部淋巴结(箭头)。PET(c)示肿物(三角箭头)和淋巴结内 FDG 浓集。右肾上极与肿瘤分界不清[66]。(图 c 见彩图)

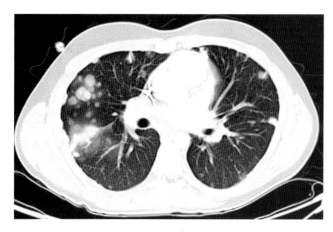

图 10.40　肺转移性疾病。轴位 CT 图像来自一位还发生了 CNS 复发的患者。

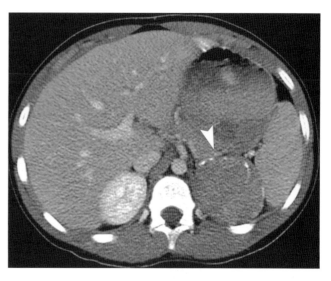

图 10.41　肾上腺皮质肿瘤。水平面增强 CT 示左侧肾上腺肿物伴环形钙化(三角箭头)。8 岁女性患儿,因阴毛发育、粉刺、声音低沉就诊。化验示雄激素增高[89]。

结论

NB 系一种生物学多样性的疾病。治疗和随访基于放射学、外科学、组织学和生物学发现。患者诊断和随访时选择合适的影像方式至关重要。

肾上腺皮质肿瘤

肾上腺皮质肿瘤在儿童少见,多数发生于 5 岁以前。女男比例至少为 2:1。不同于成人,几乎全部的儿童肾上腺皮质肿瘤为功能性的。由于肿瘤性性激素的产生,多数发生男性化。多毛症,阴蒂或阴茎增生,粉刺,体臭,加速线性生长为最常见的体征。不发生男性化的肿瘤常产生库欣综合征的体征(肥胖、满月脸、皮肤纹路、高血压)[89]。多由于相关症状引起注意,由于腹部肿物而做出的诊断少见[90]。

这些肿瘤与 Li-Fraumeni 征,多发 1 型内分泌瘤形成,以及 Beckwith-Wiedemann 征相关。在南巴西,一大群患儿被发现与 Li-Fraumeni 的 TP53 变异相关[78,91]。

只依据组织病理学辨别良恶性肾上腺皮质肿瘤很困难[90]。许多肿瘤表现良恶性混合的特征。这些肿瘤常被归类为"功能性肾上腺皮质肿瘤"。大于 200g 和大于 5cm 的肿瘤更倾向于侵袭性。发现时为 I 期肿瘤的不足 5 岁的患儿预后更好,分期与预后密切相关,密切随访至关重要[92]。

超声可能检出肿物。特征性的星形回声与肾上腺皮质肿瘤相关[46]。CT 或 MR 对病变范围评价更合适。高达 30% 的肿瘤在 CT 上可见钙化(见图 10.41)[89]。这些肿瘤有延伸入下腔静脉的倾向。下腔静脉受侵是一个不良预后的征象且必须在手术前评估。侵袭性肿瘤还可转移至淋巴结、肺、肝脏和骨[93]。

肾上腺腺瘤和肾上腺皮质癌都可能包含一些细胞内脂质,造成异相位图像信号强度损失。直接增强的图像上均匀的强化更有可能是腺瘤。由于出血和坏死,T1WI 和 T2WI 上癌倾向于不均匀信号（见图 10.42)[94]。手术为主要治疗手段,米托坦化疗也有应用。

嗜铬细胞瘤

嗜铬细胞瘤在儿童少见。它们起源于肾上腺髓质或沿着盆、腹、胸或颈的交感神经链。在儿童中,这些肿瘤比成人更经常地位于非肾上腺,且典型者发生于主动脉弓旁或膀胱附近[93]。非肾上腺嗜铬细胞瘤通常指副神经节瘤[90]。在儿童中,高达 30% 为双侧且少于 10% 为恶性[93]。恶性的病理诊断基于包膜和血管侵犯,核多形性和不典型有丝分裂。然而,病理预测因子是不确定的,且复发发生于病理诊断为良性的肿瘤[95]。

嗜铬细胞瘤与多发内分泌瘤形成综合征,von Hippel-Lindau 综合征,Sturge Weber 综合征和多发神经纤维瘤有关;然而,多数零星偶发起源[90]。临床症状为高血压,伴相关的头痛,出汗,恶心和呕吐。肿瘤更常见于大龄儿童和青少年,且更常见于男性患儿。由血、尿儿茶酚胺增高及出现它们的代谢物而做出诊断[95]。

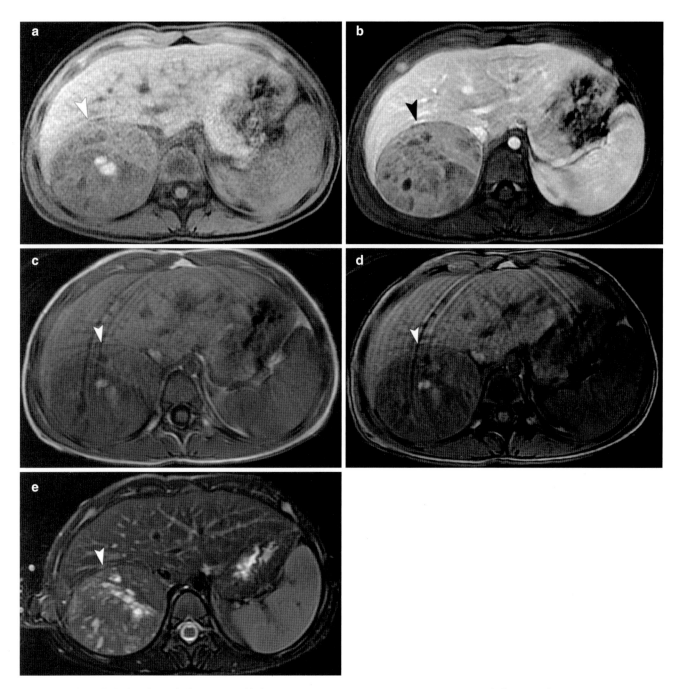

图 10.42　肾上腺皮质肿瘤(三角箭头)。MR 轴位 T1WI(a)和 T1WI 增强(b)示 T1WI 上不均匀低信号肿物伴出血。增强后极低强化。同相位(c)和异相位(d)T1WI 图像示没有信号丢失。T2WI 图像(e)示高信号区提示坏死区域。3 岁女性患儿,阴毛发育,阴蒂增大,腋臭。患儿还有骨成熟伴骨龄增加[94]。

肿物可能较大,大至 6cm,可在超声,CT,MR 上见到。在 CT 和 MR 上,肿瘤表现为增强后明显强化。在 MR 上,特征性地为 T2WI 上高信号(灯泡征)[94]。必须行手术前 MIBG 以检出病变的多发部位(见图

10.43)[90]。

早期诊断和完全手术切除在管理上至关重要。密切随访是必要的,因为临床,实验室或病理特征都不能可靠地预测复发或区分良恶性[95]。

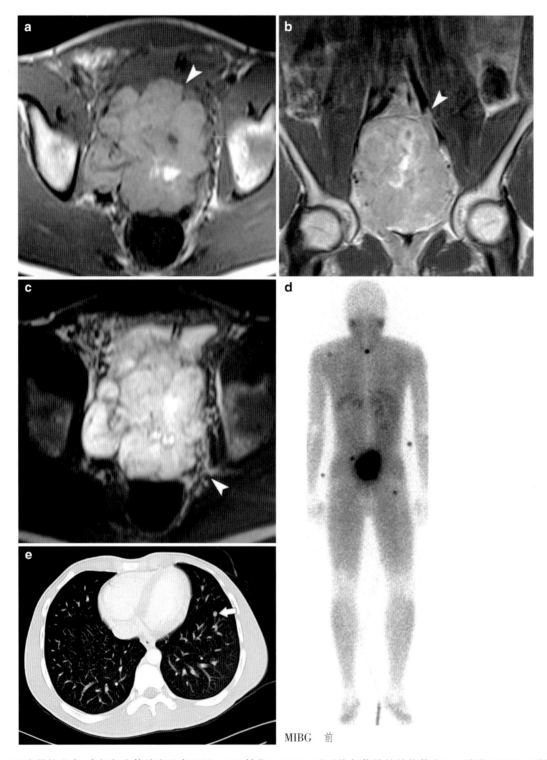

MIBG　前

图 10.43 17 岁男性患者,常规年度体检发现高血压。MRI 轴位 T1WI(a)示不均匀信号的肿物伴出血。增强 T1WI(b)示肿瘤强化。T2WI(c)示特征性的高信号(灯泡征)。MIBG(d)示盆腔肿物和骨多发浓集。CT 轴位(e)示肺转移(箭头)。患者最终在多次复发后死亡[90,94]。

鸣谢：感谢 Yvette Mingo 女士在手稿方面的帮助，Carolina Montalvo 和 Michael Sohn 在图片方面的帮助。

（赵金坤 李之珺 译）

参考文献

1. Li J. Cancer incidence among children and adolescents in the United States, 2001–2003. Pediatrics. 2008;121:e1470.
2. Lowe LH, Isuani BH, Heller RM, et al. Pediatric renal masses: Wilms tumor and beyond. Radiographics. 2000;20:1585–603.
3. National Cancer Institute. Wilms tumor and other childhood kidney tumors treatment (PDQ). Available at http://www.cancer.gov/cancertopics/pdq/treatment/wilms/Patient/page1. Accessed 24 Jan 2012.
4. Miniati D, Gay AN, Parks KV, et al. Imaging accuracy and incidence of Wilms' and non-Wilms' renal tumors in children. J Pediatr Surg. 2008;43:1301–7.
5. Mullen EA, Weldon C, Kreidberg JA. Pediatric renal tumors. In: Ellis Avner WH, Niaudet P, Norishige Y, editors. Pediatric nephrology. 6th ed. Berlin/Heidelberg: Springer; 2009. p. 1431–55.
6. Chaudry G, Perez-Atayde AR, Ngan BY, et al. Imaging of congenital mesoblastic nephroma with pathological correlation. Pediatr Radiol. 2009;39:1080–6.
7. Rohrschneider WK, Weirich A, Rieden K, et al. US, CT and MR imaging characteristics of nephroblastomatosis. Pediatr Radiol. 1998;28:435–43.
8. Owens CM, Brisse HJ, Olsen OE, et al. Bilateral disease and new trends in Wilms tumour. Pediatr Radiol. 2008;38:30–9.
9. Sethi AT, Narla LD, Fitch SJ, et al. Best cases from the AFIP: Wilms tumor in the setting of bilateral nephroblastomatosis. Radiographics. 2010;30:1421–5.
10. Ritchey M, Daley S, Shamberger RC, et al. Ureteral extension in Wilms' tumor: a report from the National Wilms' Tumor Study Group (NWTSG). J Pediatr Surg. 2008;43:1625–9.
11. Rutigliano DN, Kayton ML, Steinherz P, et al. The use of preoperative chemotherapy in Wilms' tumor with contained retroperitoneal rupture. J Pediatr Surg. 2007;42:1595–9.
12. Siegel MJ, Chung EM. Wilms' tumor and other pediatric renal masses. Magn Reson Imaging Clin N Am. 2008;16:479–97. vi.
13. Smets AM, de Kraker J. Malignant tumours of the kidney: imaging strategy. Pediatr Radiol. 2010;40:1010–8.
14. Taguchi S, Shono T, Mori D, et al. Extrarenal Wilms tumor in children with unfavorable histology: a case report. J Pediatr Surg. 2010; 45:e19–22.
15. Blitman NM, Berkenblit RG, Rozenblit AM, et al. Renal medullary carcinoma: CT and MRI features. AJR Am J Roentgenol. 2005; 185:268–72.
16. Hakimi AA, Koi PT, Milhoua PM, et al. Renal medullary carcinoma: the Bronx experience. Urology. 2007;70:878–82.
17. Armah HB, Parwani AV, Surti U, et al. Xp11.2 translocation renal cell carcinoma occurring during pregnancy with a novel translocation involving chromosome 19: a case report with review of the literature. Diagn Pathol. 2009;4:15.
18. Fleitz JM, Wootton-Gorges SL, Wyatt-Ashmead J, et al. Renal cell carcinoma in long-term survivors of advanced stage neuroblastoma in early childhood. Pediatr Radiol. 2003;33:540–5.
19. Abramson SJ, Price AP. Imaging of pediatric lymphomas. Radiol Clin North Am. 2008;46:313–38. ix.
20. Wong-You-Cheong JJ, Woodward PJ, Manning MA, et al. From the archives of the AFIP: neoplasms of the urinary bladder: radiologic-pathologic correlation. Radiographics. 2006;26:553–80.
21. National Cancer Institute. Childhood rhabdomyosarcoma treatment (PDQ). Available at http://wwwcancergov/cancertopics/pdq/treatment/childrhabdomyosarcoma/HealthProfessional/page5 2010. Accessed 25 Jan 2012.
22. Pappo A. Pediatric bone and soft tissue sarcomas. Berlin/New York: Springer; 2006.
23. Arndt C, Rodeberg D, Breitfeld PP, et al. Does bladder preservation (as a surgical principle) lead to retaining bladder function in bladder/prostate rhabdomyosarcoma? Results from intergroup rhabdomyosarcoma study iv. J Urol. 2004;171:2396–403.
24. Grovas A, Fremgen A, Rauck A, et al. The National Cancer Data Base report on patterns of childhood cancers in the United States. Cancer. 1997;80:2321–32.
25. Gurney JG, Ross JA, Wall DA, et al. Infant cancer in the U.S.: histology-specific incidence and trends, 1973 to 1992. J Pediatr Hematol Oncol. 1997;19:428–32.
26. Kushner BH, Kramer K, LaQuaglia MP, et al. Neuroblastoma in adolescents and adults: the Memorial Sloan-Kettering experience. Med Pediatr Oncol. 2003;41:508–15.
27. DuBois SG, Kalika Y, Lukens JN, et al. Metastatic sites in stage IV and IVS neuroblastoma correlate with age, tumor biology, and survival. J Pediatr Hematol Oncol. 1999;21:181–9.
28. Abramson SJ BW, Ruzal-Shapiro C, et al. Cervical neuroblastoma in eleven infants: a tumor with favorable prognosis. Clinical and radiologic (US, CT, MRI) findings. Pediatr Radiol. 1993; 23:253–7.
29. Abramson SJ BW, Stolar C. Stage IV N neuroblastoma: MRI diagnosis of left supraclavicular "Virchow's" nodal spread. Pediatr Radiol. 1996;26:717–9.
30. Cowie F, Corbett R, Pinkerton CR. Lung involvement in neuroblastoma: incidence and characteristics. Med Pediatr Oncol. 1997; 28:429–32.
31. Kammen BF, Matthay KK, Pacharn P, et al. Pulmonary metastases at diagnosis of neuroblastoma in pediatric patients: CT findings and prognosis. AJR Am J Roentgenol. 2001;176:755–9.
32. Matthay KK, Brisse H, Couanet D, et al. Central nervous system metastases in neuroblastoma: radiologic, clinical, and biologic features in 23 patients. Cancer. 2003;98:155–65.
33. D'Ambrosio N, Lyo JK, Young RJ, et al. Imaging of metastatic CNS neuroblastoma. AJR Am J Roentgenol. 2010;194:1223–9.
34. Kramer K, Kushner BH, Modak S, et al. Compartmental intrathecal radioimmunotherapy: results for treatment for metastatic CNS neuroblastoma. J Neurooncol. 2010;97:409–18.
35. Croog VJ, Kramer K, Cheung NK, et al. Whole neuraxis irradiation to address central nervous system relapse in high-risk neuroblastoma. Int J Radiat Oncol Biol Phys. 2010;78:849–54.
36. Aronson M, Smoker WR, Oetting GM. Hemorrhagic intracranial parenchymal metastases from primary retroperitoneal neuroblastoma. Pediatr Radiol. 1995;25:284–5.
37. Brodeur GM, Pritchard J, Berthold F, et al. Revisions of the international criteria for neuroblastoma diagnosis, staging, and response to treatment. J Clin Oncol. 1993;11:1466–77.
38. Shimada H, Ambros IM, Dehner LP, et al. Terminology and morphologic criteria of neuroblastic tumors: recommendations by the International Neuroblastoma Pathology Committee. Cancer. 1999; 86:349–63.
39. Brodeur GM, Fong CT. Molecular biology and genetics of human neuroblastoma. Cancer Genet Cytogenet. 1989;41:153–74.
40. Brodeur GM. Neuroblastoma: biological insights into a clinical enigma. Nat Rev Cancer. 2003;3:203–16.
41. Kaneko Y, Knudson AG. Mechanism and relevance of ploidy in neuroblastoma. Genes Chromosomes Cancer. 2000;29:89–95.
42. Kushner B. Neuroblastoma: a disease requiring a multitude of imaging studies. J Nucl Med. 2004;45:1172–88.
43. Schmidt ML, Lukens JN, Seeger RC, et al. Biologic factors determine prognosis in infants with stage IV neuroblastoma: a prospective Children's Cancer Group study. J Clin Oncol. 2000;18: 1260–8.

44. Castleberry RP, Pritchard J, Ambros P, et al. The International Neuroblastoma Risk Groups (INRG): a preliminary report. Eur J Cancer. 1997;33:2113–6.

45. Monclair T, Brodeur GM, Ambros PF, et al. The International Neuroblastoma Risk Group (INRG) staging system: an INRG Task Force report. J Clin Oncol. 2009;27:298–303.

46. Abramson SJ. Adrenal neoplasms in children. Radiol Clin North Am. 1997;35:1415–53.

47. Tiedeman K, Pritchard J, Long R, et al. Intractable diarrhoea in a patient with vasoactive intestinal peptide-secreting neuroblastoma. Eur J Pediatr. 1981;137:217–9.

48. Altman A, Baehner RL. Favorable prognosis for survival in children with coincident opsomyoclonus and neuroblastoma. Cancer. 1976;37:846–52.

49. Baker ME, Kirks DR, Korobkin M, et al. The association of neuroblastoma and myoclonic encephalopathy: an imaging approach. Pediatr Radiol. 1984;15:185.

50. Toma P, Lucigrai G, Marzoli A, et al. Prenatal diagnosis of metastatic adrenal neuroblastoma with sonography and MR imaging. AJR Am J Roentgenol. 1994;162:1183–4.

51. Sauvat F, Sarnacki S, Brisse H, et al. Outcome of suprarenal localized masses diagnosed durint the preinatal period: a retrospective multicenter study. Cancer. 2002;94:2474–80.

52. Yamamoto K, Hanada R, Kikuchi A, et al. Spontaneous regression of localized neuroblastoma detected by mass screening. J Clin Oncol. 1998;16:1265–9.

53. Woods WG, Gao RN, Shuster JJ, et al. Screening of infants and mortality due to neuroblastoma. N Engl J Med. 2002;346:1041–6.

54. Nishihira H, Toyoda Y, Tanaka Y, et al. Natural course of neuroblastoma detected by mass screening: a 5-year prospective study at a single institution. J Clin Oncol. 2000;18:3012–7.

55. Hendry GMA. Cystic neuroblastoma of the adrenal gland—a potential source of error in ultrasound diagnosis. Pediatr Radiol. 1982;12:204–6.

56. Atkinson GS ZG, Lorenzo RI. Cystic neuroblastoma in infants: radiographic and pathologic features. AJR Am J Roentgenol. 1986; 146:113–7.

57. Burbige K. Prenatal adrenal hemorrhage confirmed by postnatal surgery. J Urol. 1993;150:1866–9.

58. Strouse P. Antenatal sonographic findings of fetal adrenal hemorrhage. J Clin Ultrasound. 1995;23:442–6.

59. Forman HP, Leonidas JC, Berdon WE, et al. Congenital neuroblastoma: evaluation with multimodality imaging. Radiology. 1990; 175:365–9.

60. Ho PTC, Estroff JA, Kozakewich H, et al. Prenatal detection of neuroblastoma: a ten-year experience from the Dana-Farber Cancer Institute and Children's Hospital. Pediatrics. 1993;92:358–64.

61. Fenart D, Deville A, Donzeau M, et al. Neuroblastoma retroperitoneal diagnostique in utero. J Radiol. 1983;64:359–61.

62. Acharya S, Jayabose S, Kogan S, et al. Prenatally diagnosed neuroblastoma. Cancer. 1997;80:304–10.

63. Guglielmi M, De Bernardi B, Rizzo A, et al. Resection of primary tumor at diagnosis in stage IV-S neuroblastoma: does it affect the clinical course? J Clin Oncol. 1996;14:1537–44.

64. Nickerson HJ, Matthay KK, Seeger RC, et al. Favorable biology and outcome of stage IV-S neuroblastoma with supportive care or minimal therapy: a Children's Cancer Group study. J Clin Oncol. 2000;18:477–86.

65. Siegel MJG, Ishwaran H, Fletcher BD, et al. Staging of neuroblastoma at imaging: report of the radiology diagnostic oncology group. Radiology. 2002;223:168–75.

66. Pfluger T, Schmied C, Porn U, et al. Integrated imaging using MRI and ^{123}I metaiodobenzylguanidine scintigraphy to improve sensitivity and specificity in the diagnosis of pediatric neuroblastoma. AJR Am J Roentgenol. 2003;181:1115–24.

67. Kornreich L, Horev G, Kaplinsky C, et al. Neuroblastoma: evaluation with contrast enhanced MR imaging. Pediatr Radiol. 1991;

21:566–9.

68. Shulkin BL, Shapiro B, Hutchinson RJ. Iodine-131-metaiodobenzylguanidine and bone scintigraphy for the detection of neuroblastoma. J Nucl Med. 1992;33:1735–40.

69. Siegel MJ, Jamroz GA, Glazer HS, Abramson CL. MR imaging of intraspinal extension of neuroblastoma. J Comput Assist Tomogr. 1986;10:593–5.

70. Tanabe M, Yoshida H, Ohnuma N, et al. Imaging of neuroblastoma in patients identified by mass screening using urinary catecholamine metabolites. J Pediatr Surg. 1993;28:617–21.

71. Couanet DGA, Hartmann O, et al. Bone marrow metastases in children's neuroblastoma studied by magnetic resonance imaging. Prog Clin Biol Res. 1988;27:547–55.

72. Dietrich RKH, Lenarsky C, et al. Neuroblastoma: the role of MR imaging. AJR Am J Roentgenol. 1987;148:937–42.

73. Ruzal-Shapiro CBW, Cohen M, Abramson S. MR imaging of diffuse bone marrow replacement in pediatric patients with cancer. Radiology. 1991;181:587–9.

74. Tanabe M, Ohnuma N, Iwai J, et al. Bone marrow metastasis of neuroblastoma analyzed by MRI and its influence on prognosis. Med Pediatr Oncol. 1995;24:292–9.

75. Tanabe M, Takahashi H, Ohnuma N, et al. Evaluation of bone marrow metastasis of neuroblastoma and changes after chemotherapy by MRI. Med Pediatr Oncol. 1993;21:54–9.

76. Lebtahi N, Gudinchet F, Nenadov-Beck M, et al. Evaluating bone marrow metastasis of neuroblastoma with iodine-123-MIBG scintigraphy and MRI. J Nucl Med. 1997;38:1389–92.

77. Brody AS, Frush DP, Huda W, et al. Radiation risk to children from computed tomography. Pediatrics. 2007;120:677–82.

78. Achatz MI, Hainaut P, Ashton-Prolla P. Highly prevalent TP53 mutation predisposing to many cancers in the Brazilian population: a case for newborn screening? Lancet Oncol. 2009;10:920–5.

79. Podrasky AE, Stark DD, Hattner RS, et al. Radionuclide bone scanning in neuroblastoma: skeletal metastases and primary tumor localization of 99mTc-MDP. AJR Am J Roentgenol. 1983;141:469–72.

80. Bouvier JF, Philip T, Chauvot P, et al. Pitfalls and solutions in neuroblastoma diagnosis using radiciodine MIBG: an experience with 50 cases. Prog Clin Biol Res. 1988;271:707–20.

81. Vik TA, Pfluger T, Kadota R, et al. (123)I-mIBG scintigraphy in patients with known or suspected neuroblastoma: results from a prospective multicenter trial. Pediatr Blood Cancer. 2009;52:784–90.

82. Brodeur GM. Molecular pathology of human neuroblastomas [review]. Semin Diagn Pathol. 1994;11:118–25.

83. Sharpe S, Shulkin BL, Gelfand MJ, et al. 123I-MIBG-scintigraphy and 18F-FDG PET in neuroblastoma. J Nucl Med. 2009;50:1237–43.

84. Shulkin BL, Hutchinson RJ, Castle VP, et al. Neuroblastoma: positron emission tomography with 2-[fluorine-18]-fluoro-2-deoxy-D-glucose compared with metaiodobenzylguanidine scintigraphy. Radiology. 1996;199:743–50.

85. Taggart DR, Han MM, Quach A, et al. Comparison of iodine-123 metaiodobenzylguanidine (MIBG) scan and [8F] fluorodeoxyglucose positron emission tomography to evaluate response after iodine 131 MIBG therapy for relapsed neuroblastoma. J Clin Oncol. 2009;27:5343–9.

86. Kushner BH, Yeung H, Larson SW, et al. Extending positron emission tomography scan utility to high risk neuroblastoma: flourine-18 fluorodeoxyglucose positron emission tomography as sole imaging modality in follow-up of patients. J Clin Oncol. 2001;19:3397–405.

87. Hossein J. 1-123 MIBG scintigraphy or FDG PET for the imaging of neuroblastoma. J Nucl Med. 2009;50:1237–43.

88. Manil L, Edeline V, Lumbroso J, et al. Indium-111-pentetreotide scintigraphy in children with neuroblast-derived tumors. J Nucl Med. 1996;37:893–6.

89. Liou LS, Kay R. Adrenocortical carcinoma in children. Review and

recent innovations. Urol Clin North Am. 2000;27:403–21.

90. McHugh K. Renal and adrenal tumours in children. Cancer Imaging. 2007;7:41–51.

91. Ribeiro RC, Sandrini F, Figueiredo B, et al. An inherited p53 mutation that contributes in a tissue-specific manner to pediatric adrenal cortical carcinoma. Proc Natl Acad Sci U S A. 2001;98:9330–5.

92. Tucci Jr S, Martins AC, Suaid HJ, et al. The impact of tumor stage on prognosis in children with adrenocortical carcinoma. J Urol. 2005;174:2338–42. discussion 2342.

93. Cohen M. Imaging of children with cancer. St. Louis: Mosby Yearbook, Elsevier 1992; p. 134–76.

94. Elsayes KM, Mukundan G, Narra VR, et al. Adrenal masses: MR imaging features with pathologic correlation. Radiographics. 2004;24 Suppl 1:S73–86.

95. Ciftci AO, Tanyel FC, Senocak ME, et al. Pheochromocytoma in children. J Pediatr Surg. 2001;36:447–52.

索 引

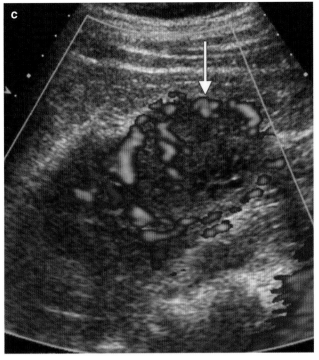

图 1.11c

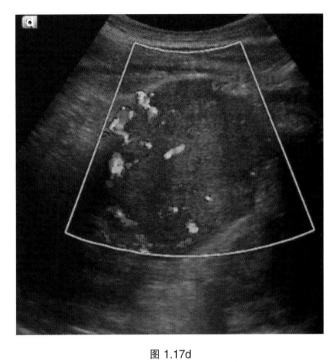

图 1.17d

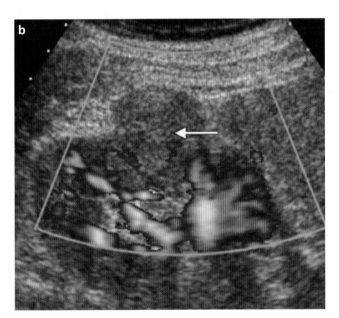

图 1.14b

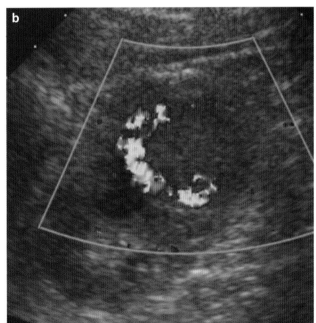

图 1.20b

彩图 1

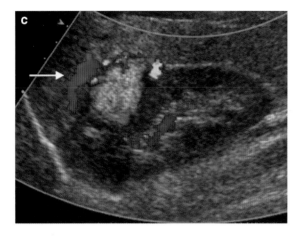

图 1.23c

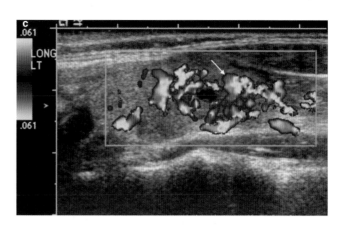

图 5.13c

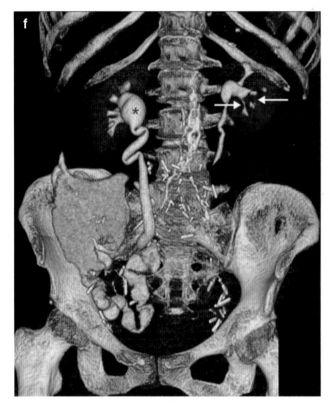

图 2.3f

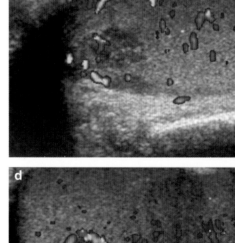

图 5.14

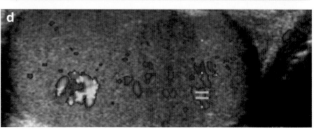

图 4.24c

图 6.4c,d

彩图 2

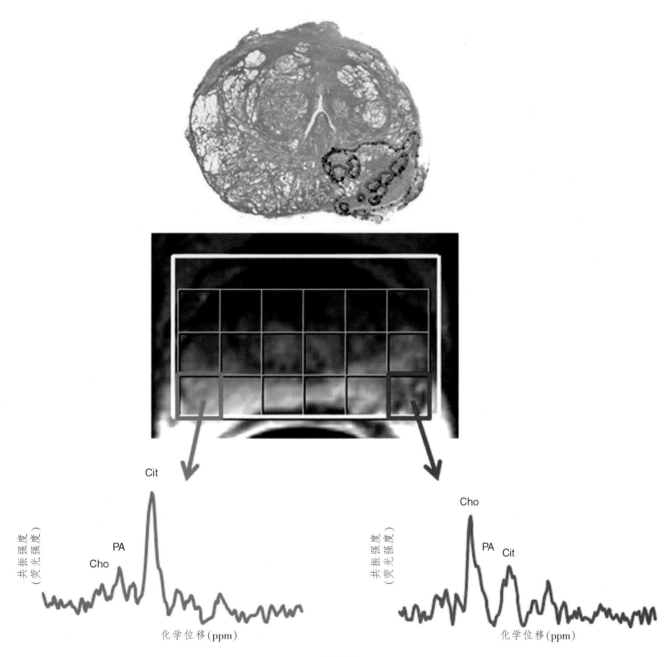

图 4.4

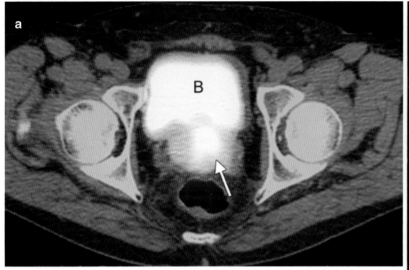

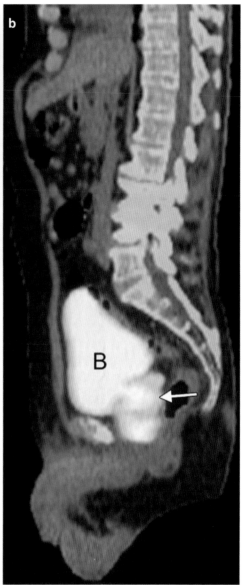

图 4.6

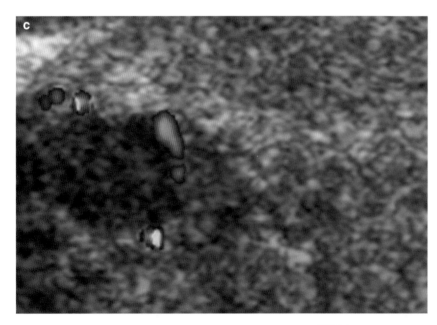

图 6.2c

彩图 4

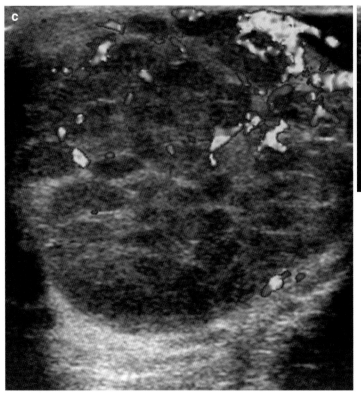

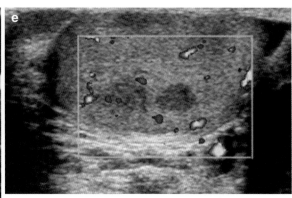

图 6.6c,e

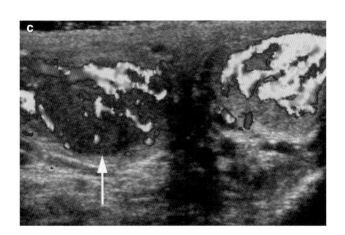

图 6.9c

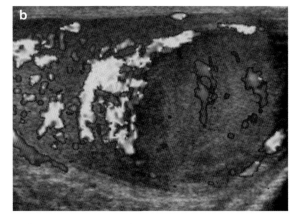

图 6.12b

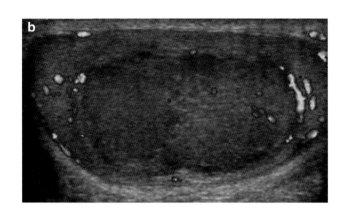

图 6.11b

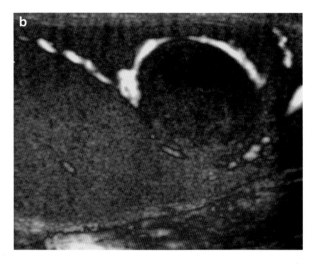

图 6.13b

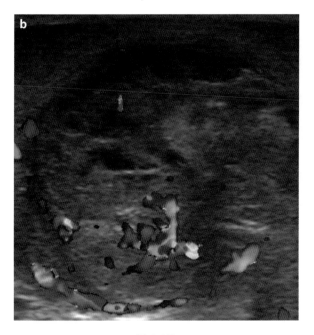

图 6.14b

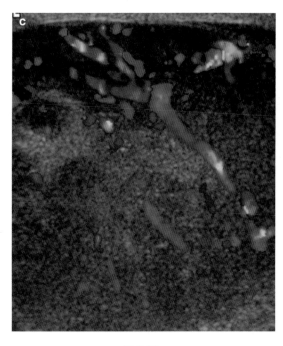

图 6.20c

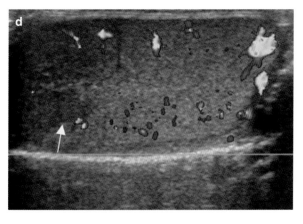

图 6.18d

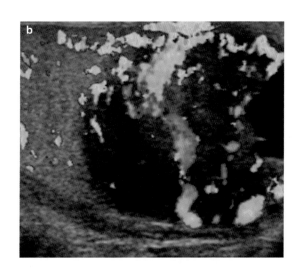

图 6.21b

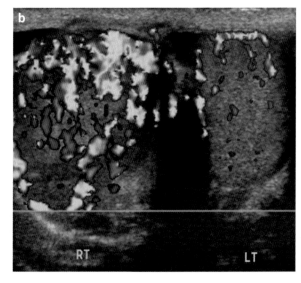

图 6.19b

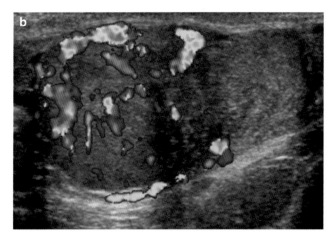

图 6.23b

彩图 6

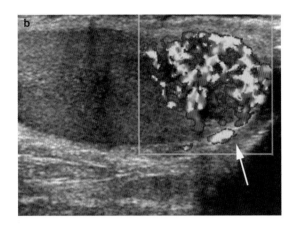

图 6.24b

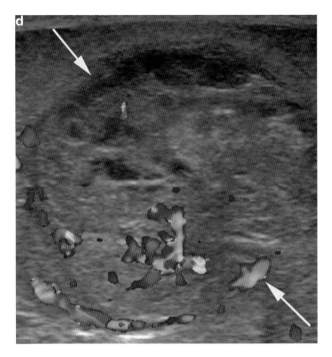

图 6.82d

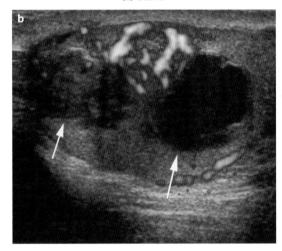

图 6.25b

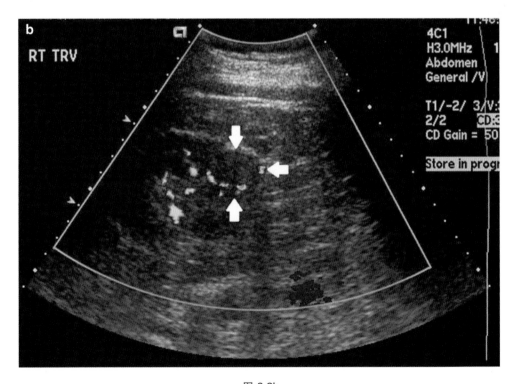

图 8.2b

彩图 7

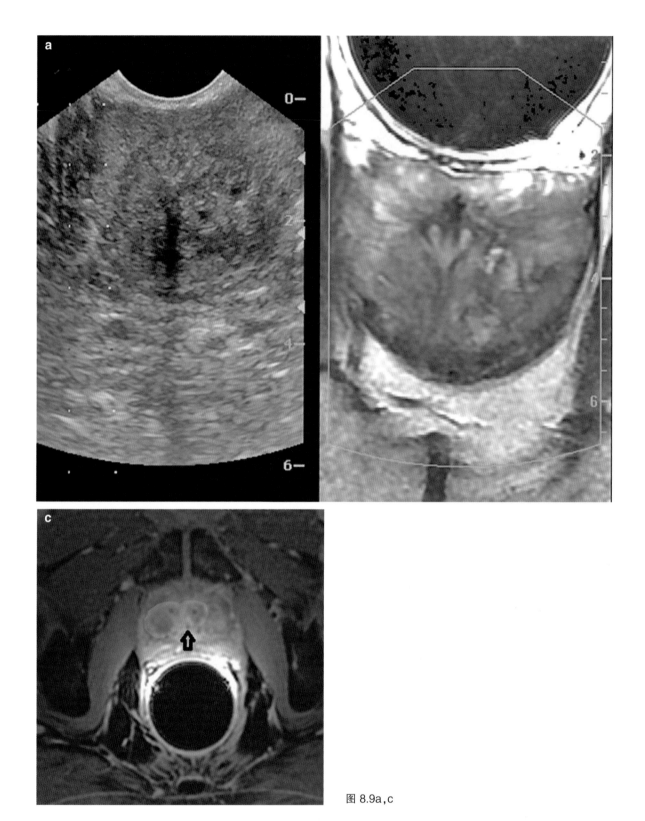

图 8.9a,c

彩图 8

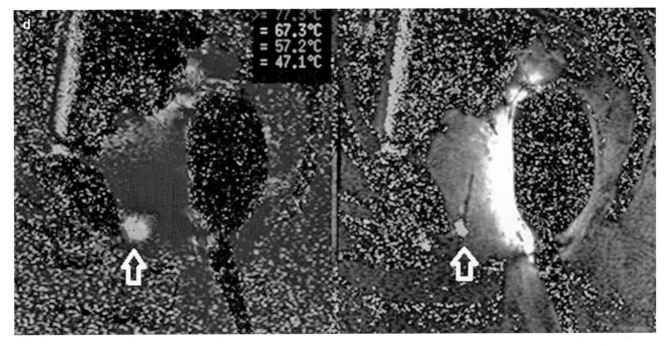

图 8.9d

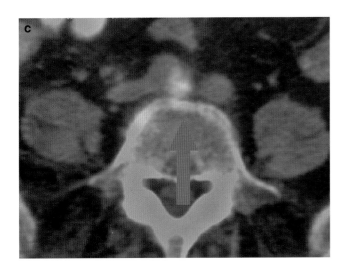

图 9.1c

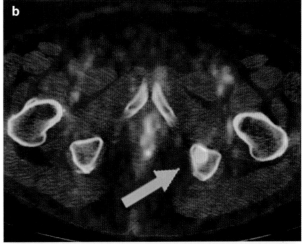

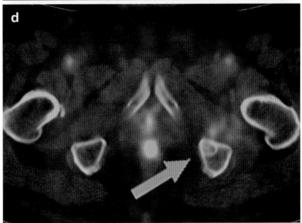

图 9.4b,d

彩图 9

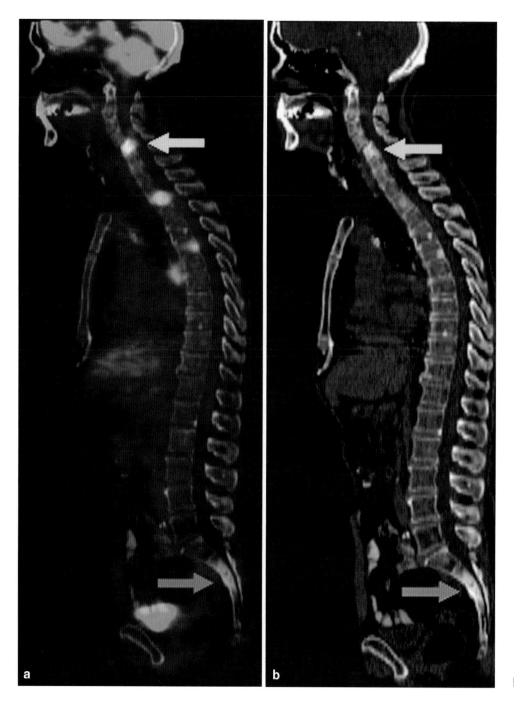

图 9.5

彩图 10

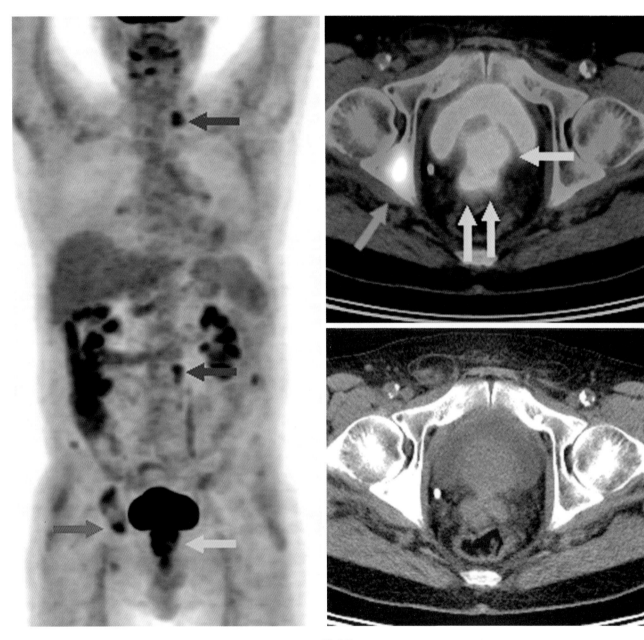

图 9.7

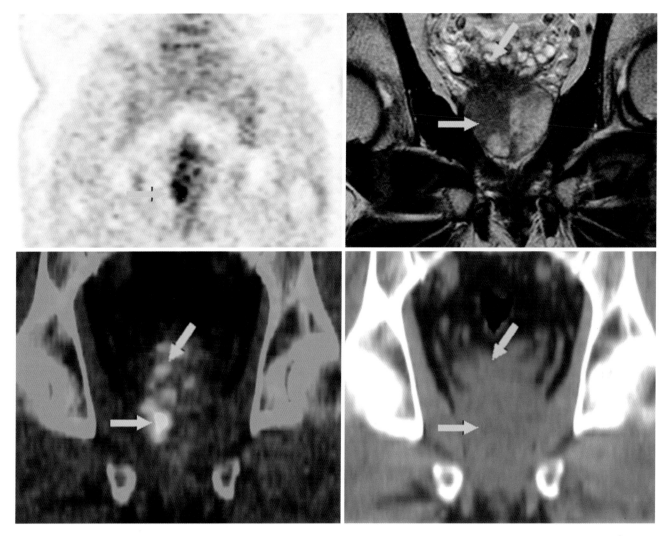

图 9.8

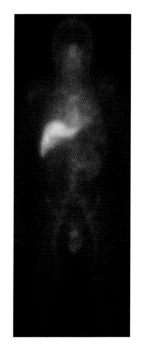

图 9.10

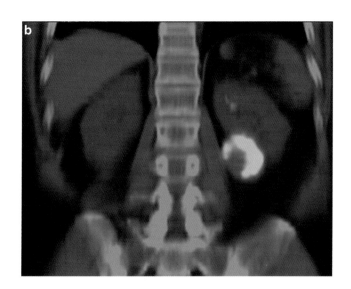

图 9.13b

彩图 12

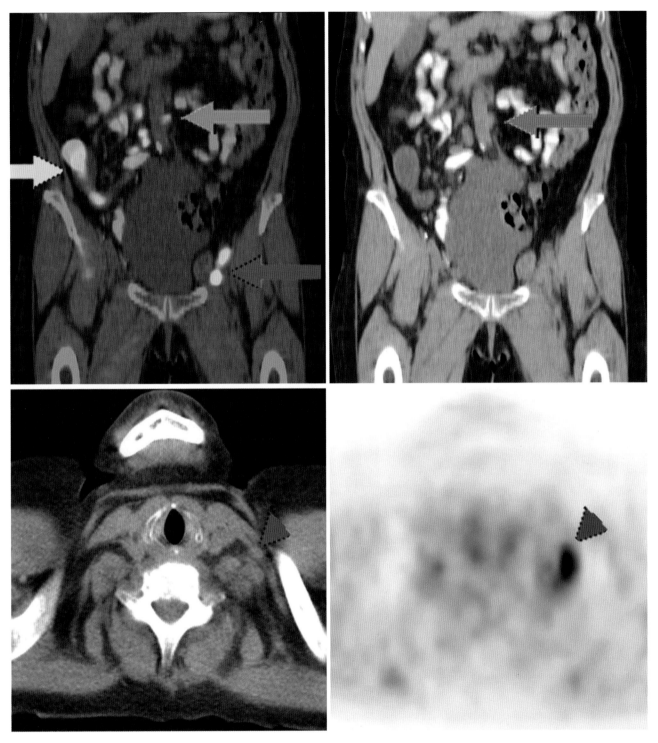

图 9.11

彩图 13

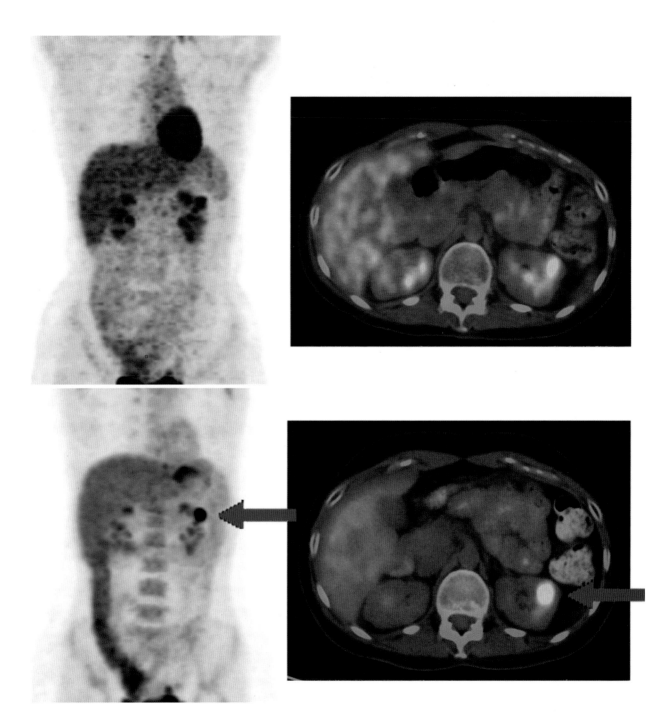

图 9.12

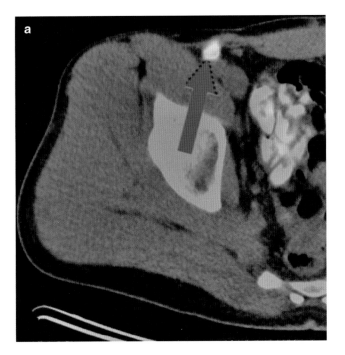

图 9.15a

图 9.16b

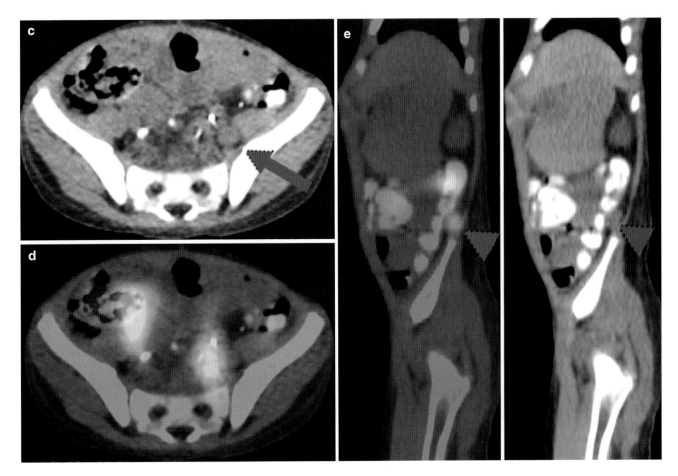

图 9.17c~e

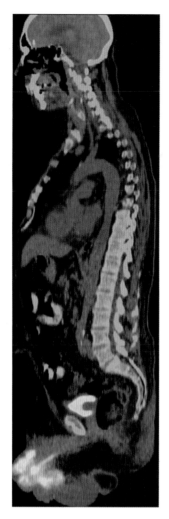

图 9.18

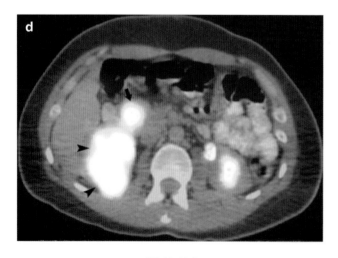

图 10.13d

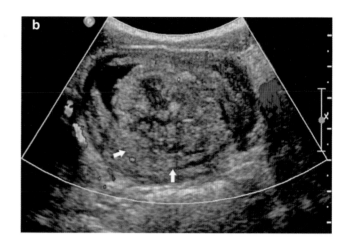

图 10.14b

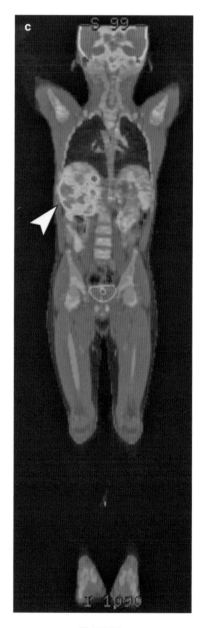

图 10.39c

彩图 16